孤独症儿童评估手册

徐 云 著

西北大学出版社

·西安·

图书在版编目（CIP）数据

孤独症儿童评估手册 / 徐云著. —西安：西北
大学出版社，2022.10
　　ISBN 978-7-5604-4999-9

　　Ⅰ．①孤…　Ⅱ．①徐…　Ⅲ．①小儿疾病—
孤独症—诊断—手册　Ⅳ．①R749.940.4-62

　　中国版本图书馆 CIP 数据核字（2022）第 168366 号

孤独症儿童评估手册

著　　者	徐　云
出版发行	西北大学出版社
地　　址	西安市太白北路 229 号
邮　　编	710069
电　　话	029 - 88302590
网　　址	http：//nwupress. nwu. edu. cn
电子邮箱	xdpress@ nwu. edu. cn
经　　销	新华书店
印　　装	西安华新彩印有限责任公司
开　　本	787mm×1092mm　1/16
印　　张	17.75
字　　数	330 千字
版　　次	2022 年 10 月第 1 版　2022 年 10 月第 1 次印刷
书　　号	ISBN 978-7-5604-4999-9
定　　价	58.00 元

本版图书如有印装质量问题，请拨打 029 - 88302966 予以调换。

研究合作单位

浙江工业大学心理学系

南京特殊教育师范学院特殊教育学院

云南省昆明市盘龙区培智学校

福建省厦门市同安区特殊教育学校

江西省赣州市赣县区特殊教育学校

广西省南宁市培智学校

浙江省杭州市杨绫子学校

浙江省杭州市湖墅学校

浙江省宁波市象山县培智学校

浙江省杭州市萧山区特殊教育学校

黑龙江省齐齐哈尔市培智学校

福建省晋江市特殊教育学校

湖北省宜昌市特殊教育学校

山东省青岛市晨星实验学校

浙江省温州市特殊教育学校

浙江省杭州市东城教育集团

前　言

孤独症，又称自闭症，全名为孤独症谱系障碍（autism spectrum disorder，ASD），是典型孤独症、阿斯伯格综合征、雷特综合征、童年瓦解性障碍四种神经发育障碍的总称。该病起病于儿童早期，是严重危害儿童行为、语言和社会交往等多方面的复杂的精神疾病。自 1943 年美国首次发现并报道这一障碍以来，孤独症成为世界上患病人数增长较快的病症之一。2021 年，美国疾病控制与预防中心相关报告显示，每 44 名美国儿童中就有一名是孤独症儿童。我国孤独症人口的情况也不容乐观。2001 年，我国 0～6 岁精神残疾儿童抽样调查显示，孤独症是造成儿童精神残疾的主要原因。2006 年，中国第二次全国残疾人抽样调查的数据表明，孤独症导致的 0～6 岁精神残疾儿童约为 4.1 万人。目前，基本上认为我国孤独症发病率在 0.7% 左右。2015 年，联合国推测全球孤独症人士约为 6 700 万人，其中 0～14 岁儿童及青少年约为 1 820 万人。中国尚未有较大规模的孤独症流行病学调查，以国家统计局 2014 年发布的总人口 136 782 万人为例，若按亚洲国家 1% 的孤独症患病率来推算，则中国孤独症人数约有 1 368 万人，其中孤独症儿童人数在 300 万人以上，成年孤独症人数在 1 000 万人以上。截至 2019 年 2 月，世界卫生组织官方报道显示，全球每 160 名儿童中就有 1 名是孤独症儿童。

如今，孤独症已不再是一种罕见病症，孤独症儿童的数量已经超过了患白血病或艾滋病儿童的数量的总和，成为全球公共健康问题。家长为孤独症儿童承受了巨大的经济和精神压力，社会也为孤独症儿童"走丢"、意外伤害或失火等承担了很大的损失。大多孤独症人士可以创造社会财富，而部分低功能孤独症人士如果得到有效的早期干预，那么生活自理和家庭独立应该可以实现。由于对孤独症人士的不了解、不理解，社会大众对他们有所"歧视"。加上专业知识的缺乏，使他们在生存、教育、发展、就业等方面"举步维艰"，使他们的家庭"雪上加霜"。近年来，"两会"上相关议案、提案不少，社会呼声很高，均表明孤独症带来的难题已经成为一个重大的社会问题和民生问题。

本书是项目组近年来部分研究成果的汇总，从孤独症儿童的心理特征、孤独症儿童的心理评估、心理评估的理论基础、心理评估的信度与效度、心理评估工具的编制、心理评估工具的选择与应用、孤独症儿童的筛查性评估、孤独症儿童诊断性评估、孤独症儿童综合性评估、行为问题评估、个别化教育计划的制订十一个角度展开，细致地介绍并讨论了孤独症儿童的心理评估，此外还附加了实用的评估量表和干预指南。在项目组的材料和研究结果基础上，根据国内的发展现状，联合南京特殊教育师范学院特殊教育学院和其他 8 省的 14 所特殊和融合教育学校，对孤独症伴有智力障碍的特殊儿童开发出了"孤独症关键能力系统干预"方案，并进行了本土化大面积实验研究，取得了重大突破。本书对方案中涉及的相关评估工具也进行了系统的介绍，希望能为相关从业人员提供一定的实用性参考。

由于作者时间和精力有限，书中难免存在不足之处，恳请各位读者批评指正。

作者
2020 年 10 月

目　　录

第一章　孤独症儿童的心理特征 ……………………………………… 1

第一节　孤独症的定义 ……………………………………………… 1

一、孤独症的定义厘清 ………………………………………… 1

二、孤独症定义的变化发展 …………………………………… 2

第二节　西方对孤独症研究的进展 ……………………………… 4

一、流行病学 …………………………………………………… 4

二、病因和危险因素 …………………………………………… 5

三、诊断与治疗 ………………………………………………… 6

四、社会政策与支持 …………………………………………… 7

五、对社会经济的影响 ………………………………………… 8

第三节　国内对孤独症研究的现状 ……………………………… 9

一、我国儿童孤独症研究发展回顾 …………………………… 9

二、国内对孤独症研究现状分析 ……………………………… 11

第四节　对孤独症研究现状的评价 ……………………………… 17

第五节　孤独症儿童的心理特征 ………………………………… 18

一、社会交往障碍 ……………………………………………… 18

二、言语发展障碍 ……………………………………………… 19

三、兴趣狭窄及行为刻板重复 ………………………………… 21

四、其他表现 …………………………………………………… 21

第二章　孤独症儿童的心理评估 …………………………………… 23

第一节　心理评估的概念 ………………………………………… 23

一、心理评估的定义 …………………………………………… 23

二、心理评估的作用 …………………………………………… 23

三、心理评估的基本程序和常用方法 ………………………… 24

四、孤独症儿童的心理评估 …………………………………… 25

五、心理评估与心理测量的区别 ……………………………… 26

第二节　心理评估的类型 ………………………………………… 28

一、常模参照评估与标准参照评估 …………………………… 28

二、正式评估和非正式评估 …………………………………… 29

三、筛查性评估、诊断性评估和治疗性评估 ……………………………… 30

第三节　心理评估的过程 …………………………………………………… 33
一、确定评估目的和评估对象 …………………………………………… 33
二、设计评估方案 ………………………………………………………… 34
三、实施评估 ……………………………………………………………… 37

第四节　心理评估的注意事项 ……………………………………………… 37
一、目的要明确 …………………………………………………………… 37
二、收集资料要广泛 ……………………………………………………… 38
三、灵活应用各种方法进行资料收集 …………………………………… 38
四、静态评估和动态评估的有机结合 …………………………………… 38
五、评估与干预互相结合 ………………………………………………… 38
六、远程评估与教育问题 ………………………………………………… 39

第五节　孤独症儿童心理评估的意义 ……………………………………… 40
一、落实孤独症儿童有关教育和发展的法律法规需要 ……………… 40
二、充分体现孤独症儿童教育中因材施教的原则 …………………… 44
三、有助于提高孤独症儿童教育的管理水平和质量 ………………… 45

第三章　心理评估的理论基础 ……………………………………………… 46
第一节　测量和量表 ………………………………………………………… 46
一、测量 …………………………………………………………………… 46
二、量表 …………………………………………………………………… 48

第二节　孤独症儿童心理测量的性质 ……………………………………… 52
一、孤独症儿童心理测量的含义 ………………………………………… 52
二、孤独症儿童心理测量的特征 ………………………………………… 52

第三节　测验的定义和分类 ………………………………………………… 54
一、测验的定义 …………………………………………………………… 54
二、测验的分类 …………………………………………………………… 55

第四章　心理评估的信度与效度 …………………………………………… 60
第一节　测量误差 …………………………………………………………… 60
一、测量误差的定义 ……………………………………………………… 60
二、常见的测量误差来源 ………………………………………………… 62

第二节　信　度 ……………………………………………………………… 63
一、定义 …………………………………………………………………… 63
二、种类及估计方法 ……………………………………………………… 64

第三节　效　度 ……………………………………………………………… 68
一、效度的定义 …………………………………………………………… 68

二、种类及估计方法 ……………………………………………… 69

第四节 调节好受测者的身心状态 ……………………………… 76

一、调节身体状况 ………………………………………………… 76

二、调节心理状况 ………………………………………………… 76

第五节 选择恰当的检验方法 …………………………………… 76

一、检验信度时的注意事项 ……………………………………… 77

二、检验效度时的注意事项 ……………………………………… 77

第五章 心理评估工具的编制 ……………………………………… 78

第一节 心理评估工具的编制流程 ……………………………… 78

一、确定评估工具的目的 ………………………………………… 78

二、制定编题计划 ………………………………………………… 79

三、编辑项目或题目 ……………………………………………… 80

四、项目的试测和分析 …………………………………………… 81

五、合成测验 ……………………………………………………… 82

六、将评估工具标准化 …………………………………………… 83

七、对评估工具的鉴定 …………………………………………… 86

八、编写评估工具说明书 ………………………………………… 86

第二节 心理评估工具的标准化 ………………………………… 87

一、题目的编排 …………………………………………………… 87

二、施测过程的标准化 …………………………………………… 88

第六章 心理评估工具的选择与使用 ……………………………… 90

第一节 心理测验的选择 ………………………………………… 90

一、所选的测验必须符合测量目的 ……………………………… 90

二、所选的测验要适用于孤独症儿童 …………………………… 91

三、所选的测验必须具有良好的心理测量学性能 ……………… 91

第二节 测验的使用 ……………………………………………… 92

一、测验人员应具备的条件 ……………………………………… 92

二、施测过程中的一些注意事项 ………………………………… 94

第七章 孤独症儿童的筛查性评估 ………………………………… 97

第一节 孤独症早期筛查概述 …………………………………… 99

一、孤独症的早期表现 …………………………………………… 99

二、孤独症早期筛查的意义 ……………………………………… 101

第二节 孤独症早期筛查工具 …………………………………… 102

一、初级筛查工具 ………………………………………………… 102

二、重点筛查工具 ………………………………………………… 109

第三节　孤独症早期筛查程序 …………………………………………… 113

一、国内外孤独症早期筛查流程 ………………………………… 113

二、我国孤独症早期筛查中存在的问题与建议 ………………… 114

第八章　孤独症儿童诊断性评估 ……………………………………… 116

第一节　孤独症的诊断 ………………………………………………… 116

一、DSM-V 诊断标准 …………………………………………… 116

二、CCMD-3 诊断标准 ………………………………………… 117

三、ICD-10 的诊断标准 ………………………………………… 118

四、鉴别诊断 ……………………………………………………… 119

五、有关药物的应用 ……………………………………………… 120

第二节　孤独症的诊断工具 …………………………………………… 121

一、婴幼儿孤独症筛查量表 ……………………………………… 121

二、儿童孤独症评定量表 ………………………………………… 122

三、孤独症行为量表 ……………………………………………… 122

四、Achenbach 儿童行为量表 …………………………………… 122

五、婴儿—初中生社会生活能力量表 …………………………… 122

六、心理教育评定量表中文修订版 ……………………………… 124

七、智力测试 ……………………………………………………… 125

第九章　孤独症儿童综合性评估 ……………………………………… 127

第一节　孤独症儿童评估的重要性及常见的评估方式 …………… 128

一、发育评估 ……………………………………………………… 128

二、心理评估 ……………………………………………………… 129

三、专科评估 ……………………………………………………… 129

四、常用教育评估 ………………………………………………… 130

第二节　孤独症儿童发展评估系统 …………………………………… 132

一、系统简介 ……………………………………………………… 132

二、系统功能 ……………………………………………………… 132

第三节　孤独症儿童发展评估表概述 ………………………………… 135

一、编制目的 ……………………………………………………… 135

二、适用对象及评估时间 ………………………………………… 135

三、评估表的结构 ………………………………………………… 135

四、评分方法 ……………………………………………………… 137

五、评估记录表的填写 …………………………………………… 137

六、效果评估表的填写 …………………………………………… 138

七、教育与康复效果折线图的制作 ……………………………… 139

第十章　行为问题的评估 ……………………………………………… 140

　第一节　行为问题的概念 …………………………………………… 140

　　一、概念 ……………………………………………………………… 140

　　二、孤独症儿童行为问题的功能 ………………………………… 140

　　三、孤独症儿童行为问题的研究现状 …………………………… 141

　第二节　几种常用的儿童行为评定量表简介 …………………… 142

　　一、康纳斯行为评定量表及其修订本 …………………………… 142

　　二、阿肯巴克儿童行为量表及相关量表 ………………………… 144

　　三、儿童孤独症评定量表 ………………………………………… 144

　　四、孤独症儿童关键技能检核表 ………………………………… 145

　　五、孤独症儿童社交技能检核表 ………………………………… 145

　第三节　功能性行为评估方法简介 ……………………………… 146

　　一、功能性行为评估的定义 ……………………………………… 146

　　二、功能性行为评估的操作程序与表格 ………………………… 148

第十一章　个别化教育计划的制订 ………………………………… 156

　第一节　个别化教育计划的内容 ………………………………… 156

　　一、定义 ……………………………………………………………… 156

　　二、基本构成 ……………………………………………………… 157

　第二节　个别化教育计划的制订过程 …………………………… 158

　　一、确定个别化教育计划委员会组成人员 ……………………… 158

　　二、编写个别化教育计划草案 …………………………………… 159

　　三、形成正式文件 ………………………………………………… 166

　第三节　个别化教育计划举例 …………………………………… 167

　　一、背景情况 ……………………………………………………… 167

　　二、目前的心理发展和成就水平 ………………………………… 167

　　三、长期教育目标、短期教学目标和评价标准 ………………… 168

　　四、相关服务和辅助性设施 ……………………………………… 170

　　五、转衔服务 ……………………………………………………… 171

　　六、计划实施的起讫日期及委员会成员的签名 ………………… 171

　附录一　阿肯巴克儿童行为量表（CBCL） ……………………… 172

　附录二　早期社会交流量表 ……………………………………… 178

　附录三　沟通与象征行为发展量表（CSBS-DP） ……………… 182

　附录四　婴幼儿孤独症筛查量表（CHAT） ……………………… 184

　附录五　儿童孤独症评定量表（CARS） ………………………… 185

　附录六　孤独症儿童行为量表（ABC） …………………………… 188

附录七　婴儿—初中生社会生活能力量表 ………………………………… 190

附录八　康纳斯教师评定量表 …………………………………… 195

附录九　孤独症儿童关键技能检核表 …………………………… 196

附录十　孤独症儿童社交技能检核表 …………………………… 200

附录十一　孤独症儿童关键技能干预指南 ……………………… 205

附录十二　KONTAKT 训练 ……………………………………… 234

附录十三　SPACE 评估和 JASPER 干预相关材料 …………… 240

附录十四　Muni 测试共同注意行为 …………………………… 246

附录十五　儿童偏好物调查表 …………………………………… 247

附录十六　回合式教学（DTT）结合关键反应训练（PRT）的具体干预方案

……………………………………………………………… 248

附录十七　基于机器人的共同注意训练课程 …………………… 250

参考文献 …………………………………………………………… 258

后记 ………………………………………………………………… 265

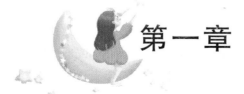

第一章

孤独症儿童的心理特征

第一节　孤独症的定义

近年来，随着孤独症发病率的爆发性上升，孤独症已经成为一种常见病。由于难以用药物治愈，且持续终生，孤独症已成为医学、心理学、教育学等相关学科领域密切关注的焦点。本章根据美国《精神障碍诊断与统计手册》（Diagnostic and Statistical Manual of Mental Disorders，DSM-Ⅴ）诊断标准，对孤独症的相关概念进行阐述，并集中探讨了国内外学者从病因学、诊断与治疗、家庭状况和社会支持等多个方面的研究发现。

一、孤独症的定义厘清

"孤独症"自古就有，但在很长一段时间内却是不为人知的一种疾病。孤独症又称自闭症，它们同是英文 autism 的中文译名。autism 一词源于希腊语 autor，原意为"自我"，此处用来描述孤独症患者的突出特征——自我兴趣。在精神病学中，该词意为"退缩与自我专注"。"孤独症"这一译法为国内医学界、特殊教育领域所常用，"自闭症"则通用于中国、新加坡、日本与马来西亚等国家。

孤独症是一种严重的身心发育障碍疾病，是由于大脑、神经系统病变引起的广泛性发育障碍，是涉及感知觉、情感、言语、思维、动作和行为等多方面的神经发育障碍。其症状包括不正常的社交能力、沟通能力、兴趣和行为模式。

孤独症谱系障碍（autism spectrum disorder，ASD），简称自闭症。2013 年出版的美国《精神障碍诊断与统计手册》（第五版）（DSM-Ⅴ）中认为，孤独症是一种出现于儿童发育早期的神经发育障碍，主要包括两大核心症状：①持续性地出现社会沟通和社会交往障碍，具体表现为社交与情感的交互性缺陷、非语言行为交流缺陷、发展维持和理解人际关系缺陷。②兴趣狭窄和重复刻板的行为模式，具体表现为重复刻板的语言和行为、僵化固守惯例、固定局限的兴趣活动、感知觉反应异常。在新的定义中，包括以往划分的典型孤独症（autistic disorder）、阿斯伯格综合征（Asperger syndrome）、雷特综合征（Rett syndrome）、童年瓦解性障碍（childhood disintegrative disorder）四项在内的亚类统一归类为"孤独症谱系障碍"。这一变化说明，孤独症谱系障碍并非单一的发育障碍，而是有很多发展形态各异的亚型，且严重程度由轻到重不等，其表现在个体的行为特征、语言和社会性发展特点上差异性极大。

二、孤独症定义的变化发展

1908 年，Heller 报道了首例童年瓦解性障碍，此病症后来与典型孤独症、阿斯伯格综合征、雷特综合征等同归类为孤独症谱系障碍。1911 年，瑞士精神病学家 E. Bleuler 确立了精神分裂症的概念，并认为精神分裂症患者约有 5% 在童年期发病。同年，他用"自闭（autism）"这个词来形容那些患有精神分裂症的儿童中经常表现出的社交回避和脱离现实现象。1925 年，苏联精神病学家苏克哈列娃在诊所内发现了一名特别的男孩，她描述他为："内倾类型，有自闭的倾向。"一开始，她对于"自闭"这个词的用法和 E. Bleuler 一致，但是后来她在越来越多的儿童身上看到了类似的表现，于是她决定重新定义这个词。她后来是这样描述那些儿童的："与同伴疏离，说话方式刻板，有狭隘强烈的兴趣。"由此可见，她当时对于孤独症特征的描述已经与现代自闭症的三大基本症状十分相近，但是由于当时对孤独症儿童认识的局限，加之对特殊儿童的关注度不够高，造成了她的发现未能在全世界范围内得到及时的传播。

直到 1943 年，美国医生 Leo Kanner 发现并报告了 11 位孤独症儿童，孤独症才正式进入美国精神病学界的字典，进而进入全世界公众的视线。报告中是这样描述的："他们对周围的人相当冷漠，发出像鹦鹉一样的声音，单调重复性行为导致他们的持续性活动受限。"Kanner 称这种障碍为"情感接触的自闭性障碍（autistic disturbances of affective contact）"。Kanner 对于孤独症的发现与发展有着重要的贡献，但是由于时代的局限性，他对孤独症的认识其实存在一定的误解。例如，他早期认为孤独症儿童是不存在智力低下的情况，但是后来的研究发现孤独症儿童中约有 70% 都存在着不同程度的智力低下问题。时隔一年，奥地利医生 Hans Asperger 发现 4 名男孩的症状与 Kanner 医生所描述的临床表现相似，但在语言和认知方面并无显著的异常。这种症状被医生描述为一种"孤独性精神病"，后被英国心理学家 Lorna Wing 命名为"阿斯伯格综合征"。1952 年，美国精神医学学会发布美国《精神障碍诊断与统计手册》（第一版），即 DSM-I，将孤独症列为青春期之前出现的儿童精神分裂症。1968 年，美国《精神障碍诊断与统计手册》（第二版），即 DSM-Ⅱ，继续将孤独症划分为青春期之前出现的儿童精神分裂症，表现为自闭、不正常和孤僻的行为（汪文鋆，徐云，1989）。可以说整个 20 世纪 50—70 年代，在孤独症尚未引起临床工作者和医学研究者的广泛关注时，这种症状一度被认为是儿童精神分裂症。直到 1978 年，M. Rutter 提出了有关孤独症的四个观点，分别是：社会功能的延迟或偏离；不同程度的人际沟通的障碍；怪异行为、刻板运动或姿势；幼儿 30 个月前起病。1980 年，他更是直接指出社会性障碍才是孤独症的核心问题。Rutter 的观点也直接影响了 20 世纪 80 年代 DSM-Ⅲ 中关于孤独症诊断标准的确立。美国《精神障碍诊断与统计手册》（第三版）中创立了一个新的诊断类别——广泛性发育障碍（pervasive developmental disorders，PDD），早期婴儿孤独症则第一次被作为一项单独的诊断类型被囊括其中。这时候，孤独症的"广泛性"概念表示该症状开始影响儿童社交、语言和认知三个方面的多种功能。美国《精神障碍诊断与统计手册》（第三版修订版），即 DSM-Ⅲ-R，更是进一步明确了孤独症的三大类基本症状：社会交往障碍、言语沟通障碍、兴趣狭窄及刻板行为。之后的一个时期里，研究者们在广泛性发育障碍的范畴下不断地对孤独症的亚类进行细化和标准化，以提供具有操作性的诊断标准。

1994 年，美国《精神障碍诊断与统计手册》（第四版），即 DSM-Ⅳ 正式发布，在这一版中，广泛性发育障碍中囊括了孤独症、阿斯伯格综合征、雷特综合征、童年瓦解性障碍和非特异性的广泛性发育障碍（pervasive developmental disorders not otherwise specified，PDD-NOS）。2013 年，历时 19 年研究，备受关注的美国《精神障碍诊断与统计手册》（第五版），即 DSM-Ⅴ 发布，多个疾病障碍的分类和诊断发生了重大的变化，孤独症就是其中之一。DSM-Ⅴ "孤独症谱系障碍"代替了"广泛性发育障碍"，重新定义了这一病症，而且重点突出了孤独症是一种"谱系"障碍的特点。同时，第五版手册新增了对孤独症谱系障碍严重程度的划分，依据孤独症谱系障碍的具体表现情况，依次分为需要支持（一级）、需要大量支持（二级）、需要极大支持（三级）。

2018 年 6 月，世界卫生组织发布了新的《国际疾病分类》（第 11 版），（International Classification of Disease，ICD-11）。ICD-11 也使用"孤独症谱系障碍"代替了"广泛性发育障碍"，并且提供了孤独症患者有智力障碍和没有智力障碍的详细区分方法。孤独症的定义随着医学的进步和人们对疾病的认知不断发生着变化，这些变化在一定程度上使得医学诊断更加聚焦于孤独症的系列症状，提高了诊断的准确性，也有利于诊断和干预的相互结合，提高后期干预的针对性。

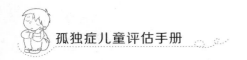
第二节　西方对孤独症研究的进展

　　2022 年是 Kanner 医生发现并报告儿童孤独症的 79 周年。在这几十年里，西方对孤独症的研究可谓是逐年加深。从国外的文献数量看，在 Web of Science 数据库里搜索与孤独症相关的英文文献，时间为 1950 年至 2021 年的文献数量共有 186 442 篇。通过中国知网搜索与自闭症/孤独症相关的文献，1977 年至 2021 年中共计 59 162 篇。从西方文献的研究领域看，有超过 50% 的文献主要集中在流行病学、病因和危险因素、诊断与治疗的研究上，孤独症对社会经济的影响也逐渐成为近几年学术界深入研究的热点。

一、流行病学

　　据世界卫生组织统计，亚洲、欧洲和北美洲国家的孤独症患病率为 1% ~ 2%，但每个国家和地区的患病率有所不同。20 世纪 80 年代以前，孤独症儿童的平均患病率只有 0.2‰(S. Xiang, et al., 2010)。那时由于人们对孤独症的认识程度不够，且尚未明确孤独症的诊断标准，大多数医生都是依据 Kanner 的标准判断儿童是否患有孤独症。Kielinen 等人将 Kanner 诊断标准与 DSM-Ⅵ和 ICD-10 的标准进行对比调查，发现 Kanner 标准的阳性率明显较官方发布的疾病诊断标准低，部分没有显著孤独症特质的儿童可能就被忽略了，因此，该时期的孤独症患病率估计值明显偏低。20 世纪 80—90 年代，全球儿童孤独症的患病率呈上升趋势。这一时期虽然有新标准出现，但新标准对自闭症和典型自闭症的概念界定模糊，使用出现混淆，直接导致各国报道的患病率差异较大。绝大部分国家的患病率超过了 0.5‰，部分国家最高达 12.1‰(樊越波等，2008)。各国发布的数据显示，在欧美，2006 年英国报道的孤独症患病率为 1.16%，2012 年美国儿童孤独症的患病率达到 1.47%(G. Baird, et al., 2006)。在亚洲，日本于 2008 年报道的孤独症患病率为 1.81%，韩国在 2011 年报道的孤独症患病率更是高达 2.64%(Y. Kawamura, et al., 2008; Y. S. Kim, et al., 2011)。孤独症在男女患病率上呈现显著的差异。男孩孤独症的患病率大于女孩，且孤独症患病率的男女比例平均为 4 ~ 6∶1。2021 年 12 月，美国疾病预防控制中心统计数据显示，每 44 名 8 岁儿童中就有 1 名被确诊为孤独症谱系障碍，患病率达到了 2.3%。

　　从首例孤独症被报道以来，长达七十多年的流行病学研究均表明，儿童孤独症的患病率从最初的 4.5/10 000 已经上升至 100 ~ 300/10 000。鉴于有些国家和地区尚未有全面的孤独症流行病学调查，无法搜集到完整的患病数据，但毋庸置疑的是，儿童孤独症患病率正在逐年增加，因此实际的患病率可能比报道的患病率还要高。

二、病因和危险因素

孤独症一般发病于儿童早期，一旦发生便伴随个体一生，尚无有效的药物可以治愈。儿童孤独症的复杂性，使得西方科学家多年来致力于研究孤独症的发病机制和危险因素。研究者们一致认为，孤独症的致病原因主要是基因的异常，而这种异常是患儿家长在遗传过程中传下来的缺陷基因所致。目前被发现的孤独症致病基因有数百种，其中15%左右的自闭症已明确病因，如脆性X综合征、结节硬化症、苯丙酮尿症等遗传性疾病。近年来西方研究者进一步发现，孤独症具有高度的异质性，这说明每一位孤独症患者的发病原因和机制都具有很大的差异。这也就意味着孤独症并非仅由单一基因异常引起，而是存在多个与孤独症关联的基因，如CHD8基因、CNTNAP2基因、De Novo基因等，这些基因被研究者们认为可能造成了孤独症的核心症状。A. Ronald等有关双生子的研究发现，同卵双生子患有孤独症的概率高达90%，异卵双生子患有孤独症的同病率为 0～5%（A. Ronald，et al.，2006）。同卵双生子是由一个受精卵分裂而成，他们接受同样的染色体和基因物质，按理应同时患有孤独症，但患病率实际上只达到了90%，还有10%的差异必然受到其他因素的影响。

20世纪70年代后期，Bernard Rimland提出"冰箱母亲"理论。该理论认为，引发儿童孤独症的病因来自儿童父母冷漠、疏远的家庭关系，儿童自身的大脑并无异常。由于儿童在成长过程中，遭受父母的排挤和虐待，感受不到家庭的温暖，阻碍了儿童心理和情绪情感的正常发展，迫使他们失去了社会交往的兴趣，逐渐丧失了原有的社交技能。后来的科学研究推翻了这一理论，并提出孤独症儿童的父母与其他正常儿童的父母没有本质的区别，孤独症也并非心理疾病。它不是因为缺乏家庭的温暖和父母的关爱所致，而是一种以遗传和大脑结构异常为主要致病因素的病症。

另有一些被认为可能是造成孤独症的高危因素，如病毒感染与免疫异常、母亲孕期受到的外界环境刺激等。曾经广为流传的麻疹—风疹—流行性腮腺炎（MMR）三联疫苗假说，已被大量的临床试验证实，与孤独症发病增加没有因果关系。Atladottir等对母亲孕期感染与儿童孤独症的关系进行了研究，结果发现母亲孕期前三个月病毒感染与后代孤独症的发生有关，且母亲怀孕3～6个月时患有细菌感染与后代孤独症也有关联（H. O. Atladottir，et al.，2010）。可见，孕期病毒感染与后代罹患孤独症有显著的相关性。通过对孤独症患儿进行免疫测试，发现患儿自身存在一种或多种自身免疫功能障碍。病毒可能通过胎盘进入胎儿体内，扰乱胎儿正常的神经系统发育，导致胎儿免疫系统在形成过程中受损，从而增加胎儿罹患孤独症的风险。另外，孤独症可能与母亲孕期受到的外界刺激有关。例如在情绪和心理上，孕妇精神压力过大，情绪不稳定，易抑郁焦躁；平日里被动吸烟、酗酒或接触过有毒物质，或是与物理环境有关。研究者发现，随着社会工业化的发展，大量汽车尾气的排放、垃圾焚烧和工厂排放的有毒物质造成的环境污染对胎儿和婴幼儿患孤独症有极大的影响（H. E. Volk, et al.，2013）。

三、诊断与治疗

孤独症的诊断与评估是后续治疗、干预和教育最重要的基础，唯有确切的诊断才能对症下药。从"早期婴幼儿自闭症"到"孤独症谱系障碍"，从早期Kanner对自闭症的描述到美国《精神障碍诊断与统计手册》（第五版），孤独症和相关障碍的诊断标准引起过争议，也先后发生了较大的变化。1980年，美国《精神障碍诊断与统计手册》（第三版）（DSM-Ⅲ）将婴幼儿自闭症包含在广泛性发育障碍中，并指出具体障碍表现为"早在幼儿30个月起，便出现少有对他人的反馈、沟通技能的损害、对各种环境奇怪的反应"。1987年，DSM-Ⅲ修订版（DSM-Ⅲ-R）中将自闭症的诊断标准提升为需满足16条诊断中的8条，涉及社交、沟通及限制性兴趣或活动三大领域。在这一标准中，诊断孤独症出现的时间由30个月起延伸至36个月起。美国《精神障碍诊断与统计手册》（第四版）（DSM-Ⅳ）中则继续沿用广泛性发育障碍的范畴，并将这一障碍数量细化为五个亚型：孤独症、阿斯伯格综合征、雷特综合征、童年瓦解性障碍和诽特异性的广泛性发育障碍，且起始年龄均为36个月（陈文雄，2013）。2013年发布的美国《精神障碍诊断与统计手册》（第五版）（DSM-Ⅴ），对孤独症有关的诊断标准、特征以及严重程度重新做了详细的描述。DSM-Ⅴ相较于DSM-Ⅳ最主要有以下更新：①定义。DSM-Ⅴ中用"孤独症谱系障碍"替换了"广泛性发育障碍"。②核心症状。DSM-Ⅴ将DSM-Ⅳ原有的三大核心症状合并成两个维度。研究者认为语言交流障碍和社会交往障碍是两个密不可分的维度，要求孤独症的诊断必须同时拥有社会/交流障碍和重复、刻板行为这两组症状。③严重程度。新的诊断标准中根据自闭症的程度分为轻、中、重三个等级，判别需要帮助和支持的程度。DSM-Ⅴ对孤独症进行了最新的更改和描述，既完善了孤独症谱系障碍的辨别分类，大大地提高了诊断的同质性，也为更多医学者提供了较为精准的判断细则。2018年最新发布的ICD-11与DSM-Ⅴ相比较，同样使用了"孤独症谱系障碍"这一说法，并且将孤独症谱系障碍的核心症状定义为社交障碍和狭隘刻板的行为，而没有将之前的语言障碍归入第三个核心障碍。两者不同之处主要在于ICD-11提供了孤独症患者有智力障碍和没有智力障碍的详细区分方法，同时强调成年患者和女性患者可能对本身孤独症症状的隐藏。并且由于ICD-11是推荐给全球各国使用，其标准更加宽泛，考虑了国际文化间的差异。比如ICD-11

不强调儿童对玩具的具体玩法，而着重于儿童玩玩具时的刻板程度，而 DSM-V 则将儿童对某些玩具的玩法作为诊断的一条标准。综合来说，ICD-11 的发布对使用 DSM-V 为标准的孤独症诊断，不会产生太大的影响。

孤独症至今病因不明，也没有医学仪器可以直接检测和诊断孤独症。在国外，早期筛查和发现是诊断孤独症的第一步。儿童在进行日常健康体检时，由家长或医生填写孤独症早期筛查量表，以判断儿童是否存在患有孤独症的风险，以及是否需要接受进一步的诊断和追踪检测。

迄今为止，还没有可以完全治愈孤独症的有效药物。医生、科研人员和康复训练师经过共同努力和多次尝试，并积累了诸多经验后，总结得出：儿童孤独症越早发现、越早干预，康复效果越好，治愈率越高。因此，从当前众多的治疗方法看，最常用的是使用高强度和密集化的技巧性训练来帮助孤独症儿童改善和提高社会交往技能和语言沟通能力。

当前，早期干预和教育训练成为治疗孤独症的主要途径。现有的药物主要为治疗焦虑、癫痫等的药物，虽不能解决孤独症的核心症状，但也对缓解患儿的其他症状起到了辅助治疗的作用，以减轻孤独症患者冲动、多动和情绪烦躁等状况。

四、社会政策与支持

国外较早开展了有关孤独症儿童社会政策与支持体系的建设与保障机制。美国从 20 世纪 70 年代开始，颁布实施了《全体残障儿童教育法》(*Education for All Handicapped children Act*)、《残疾人教育法》(*Individuals with Disabilities Education Act，IDEA*)等法案，保护孤独症儿童的权利与权益。各州根据法律法规的规定专门设立儿童孤独症早期干预和早期教育的康复服务机构。很多孤独症儿童早在学龄前就已经享受到特殊教育系统中的教育服务。2000 年，美国国会通过《家庭支持法》(*Family Support Act*)，法案中明确规定，政府应采取一切可能的措施，给予残疾人群体和家庭充分的社会支持。这一法案颁布后，让包括孤独症儿童在内的特殊需要儿童及其家庭的经济负担一定程度上得到了缓解。在美国还有许多为孤独症儿童提供专业服务和研究的机构组织，这些机构组织拥有专业的临床心理学家、儿科医生、康复治疗师和其他获得职业资格的专业人才，建立起了一支多学科、跨领域的人才队伍，其中最为著名的是"美国孤独症之声"。英国一直坚持立法先行的制度建设，因此在过去的十几年里，得益于英国法律和社会政策的调整和支持，残疾儿童的康复服务得到了强有力的保障，主要的法律有《教育法案》(*Education Act*)、《精神健康法案》(*Mental Health Act*)和具有"残疾人宪法"之称的《慢性病和残疾人法案》(*Chronic Diseases and Disabled Persons Act*)。英国政府负责特殊需要儿童康复服务的主体为国家医疗保健服务系统、国家社会服务系统、国家教育服务系统。在国家政策和制度的支持下，英国又建立了一整套的社区医疗服务系统，社区中还有孤独症协会、特殊教育需求咨询会等多种多样的项目满足残疾儿童多样化的个性需求。

在亚洲，第二次世界大战后，日本在大力发展九年义务教育的同时，开始加强对特殊需要儿童义务教育的援助。国家颁布了《偏僻地方教育振兴法》《关于国家援助就学困难儿童和学生就学奖励的法律》和《关于特殊教育的充实和振兴》等相关法令以支持特殊教育。1967 年，日本政府开展了对孤独症儿童教育情况的初步调查。随着孤独症儿童人数的快速上涨，日本政府创立孤独症儿童教育学校，并颁布《发育障碍者支援法》，十分重视孤独症儿童的早期发现与教育。从 2007 年开始，日本教育、医疗、保健等相关部门合作建立了"早期综合支援示范区协议会"，为孤独症在内的早期发育障碍儿童提供全面的社会支持体系。

为了增加人们对孤独症的认识，争取早期发现、早期干预，改善孤独症人士的生存状况，2007 年 12 月 18 日，由卡塔尔提出，另有 50 个国家共同提案，联合国大会通过第 62/139 号决议，决定从 2008 年开始，每年的 4 月 2 日定为"世界提高孤独症意识日"（world autism awareness day）。从 1943 年世界上出现第一个正式被报告为孤独症的病例开始至 2008 年，已经有了 65 年的历程，可以说人类对于孤独症的认知、对于自身疾病的认识迈出了新的历史性一步。

"世界孤独症日"对于我们人类社会而言，提醒着我们应该共同努力积极实现孤独症人士的早期发现、早期干预，普通人与孤独症人士之间要相互尊重、相互理解与相互关心。作为普通人，不应只把孤独症人士看作怜悯的对象，而应把 4 月 2 日这一天作为审视和增强自身道德观念、社会责任的契机。作为孤独症人士及其直接相关的人员，如孤独症患者家属、学者专家、医护人员等，也应把 4 月 2 日作为继续齐心协力服务这个群体的"加油站"。人们应努力让每年的 4 月 2 日成为孤独症人士可以自信与愉快生活的节日。

五、对社会经济的影响

对社会经济发展影响而言，Knapp 等根据英国 1∶110 的患病率，综合考虑了住房成本、年龄和孤独症的能力水平，估计政府用于供养孤独症儿童和成人的年度总成本为 277 亿英镑。其中，59% 为医疗服务支出，36% 为因成年孤独症事业的经济损失，剩余 5% 为家庭支出（M. Knapp et al.，2007）。统计表明，2015 年估计的孤独症数值要比肥胖症、注意力缺陷多动障碍、中风和高血压的社会保障成本还要高。预计到 2025 年由孤独症产生的经济负担将超过肥胖症和注意力缺陷多动障碍的总和（J. P. Leigh，et al.，2015）。

在美国，有智力障碍的孤独症个体每人每年的支出约 230 万美元，而非智力障碍的孤独症个体每人每年的成本仅在140万美元左右。在英国，也同样如此。因而，伴有智力障碍的孤独症个体每年的经济支出比没有智力障碍的孤独症个体几乎高出2倍。

Birenbaum等早在20世纪80年代中旬的一项研究中表明，相比同一时期所有美国儿童每年414美元的医疗卫生支出，儿童孤独症平均每年的医疗卫生支出约为1 000美元，成人孤独症约支出1 700美元。而这些数据，在最近几年发生了巨大的变化（Birenbaumet A. et al.，1990）。Leslie等在分析了全美42个州的孤独症医疗补助计划的相关报销数据后发现，在2000年，17岁及以下的孤独症儿童平均每人的医疗保健费用是22 079美元，到了2003年，支出费用总体上涨了3.1%，达到22 772美元（D. L. Leslie et al.，2010）。Liptak通过美国国家医疗卫生平台获得的信息分析得出，孤独症个体平均每年到门诊治疗42次，平均就诊时间为30分钟左右，每次购买22种处方药物用以治疗，而其中1/3的孤独症人士需服用精神治疗的药物。总体上，孤独症个体每年的医疗卫生支出为6 132美元，其中就诊治疗费用为3 992美元，占了医疗卫生支出总额的65%（G. S. Liptak，2006）。面对如此高额的医疗费用，Peacock等指出，在美国参与医疗救助计划的孤独症儿童的花费比正常儿童高出6倍，但同时，国外医疗救助中为孤独症儿童治疗的可报销费用还是相当可观的（G. Peacock et al.，2012）。

在国内，据财政部2015年公布的全国一般公共预算支出的决算数据，其中涉及孤独症的决算包括：儿童医院支出39.26亿元，福利医院支出1.26亿元，精神病医院支出46.07亿元，精神卫生机构支出7.59亿元，总计94.18亿元，占本年度医疗卫生与计划生育支出（11 953.18亿元）的0.79%。初步核算，2015年个人卫生总支出为12 164亿元，占据年度总卫生费用的29.97%（国家卫生健康委员会，2016）。从文献资料来看，针对中国孤独症儿童医疗卫生支出和卫生负担等问题目前尚在研究阶段。

如上所述，孤独症的社会成本可能会随着孤独症人数的增加而不断增加，它告诉我们一个不争的事实：孤独症已成为全球公共健康问题，其造成的经济成本和社会负担将是巨大的。

第三节　国内对孤独症研究的现状

一、我国儿童孤独症研究发展回顾

1. 20世纪80—90年代

20世纪80年代初，陶国泰教授在国内首次发现和诊断出4例孤独症儿童，并发表了题为《婴儿孤独症的诊断和归属问题》的论文，这是我国对儿童孤独症的初次探讨。1984 年，陶国泰教授创立南京儿童心理卫生研究中心，不到两年的时间共收治了 12 例孤独症儿童。1987 年，陶国泰教授在美国发表的一篇《中国婴儿孤独症》的研究报告中提到，当时由于国内缺乏对儿童孤独症的了解，很多孤独症婴儿被错误地诊断为儿童精神分裂症、智力发育落后等。直到 1989 年，我国开始有了"儿童孤独症"的诊断。1990 年，北京大学精神卫生研究所才开始分析 1986 年以来所有确诊的孤独症患者。

如果说 20 世纪 80 年代是中国儿童孤独症研究的空白期，那么 90 年代到 21 世纪之前，我国儿童孤独症的研究正式进入了全面探索时期。1990—1999 年之间，关于孤独症的期刊文献共有 146 篇。1994 年，北京市受国家教委委托，展开了为期两年的"孤独症儿童学前教育和义务教育训练"的实践研究。1996 年，又进行了为期三年的"孤独症儿童的教育诊断和教育训练"的实践研究。同时，一批由孤独症儿童家长自发组织的孤独症教育康复机构应运而生。例如，1993 年，孤独症儿童家长田惠平女士创立了国内第一家为孤独症儿童及其家庭提供服务的民办教育机构，致力于研究出一套针对孤独症儿童及其家庭的积极有效的服务模式。同年 10 月，秉承帮助孤独症儿童和家长的宗旨，北京市孤独症儿童康复协会成立，是国内首个由政府承认和批准的，集孤独症儿童诊治、研究和康复训练等多方位服务于一体的社会团体。

虽然我国对儿童孤独症的研究起步较晚，理论研究和实践经验较为薄弱，出版物更是屈指可数，但有一批学者已经开始意识到了孤独症对我国儿童及社会的影响，孤独症的研究也逐步受到了关注和重视。

2. 21 世纪初至今

进入 21 世纪，我国对儿童孤独症的研究步入迅速发展时期。首先，对于孤独症的认识上升到了国家层面。2001 年，中国残疾人联合会对 0~6 岁残疾儿童进行了抽样调查，结果显示，孤独症成为精神残疾的主要致残原因。2006 年，我国第二次残疾人抽样调查中，儿童孤独症首次被纳入精神残疾的范围。同年 6 月，国务院批准将孤独症康复纳入《中国残疾人事业"十一五"发展纲要（2006—2010 年）》的工作计划中。2008 年，国家发布了重新修订的《残疾人保障法》，明确了孤独症人士应享有的康复和教育、就业与社会生活的权利。继此之后，2009 年发布的《关于进一步加快特殊教育事业发展的意见》明确指出，将孤独症儿童纳入义务教育体系。2010 年，卫生部发布我国第一部有针对性的《儿童孤独症诊疗康复指南》，系统地为孤独症儿童的诊断和早期康复提供了具体的工作方向。2011—2015 年，国家残疾人事业发展"十二五"期间，在中央财政的支持下，近 4 万名贫困孤独症儿童接收了康复训练补助，国家积极推动各地制定政策，对各地区贫困儿童在内的所有孤独症儿童实施康复救助。另外，在国家和各地政府的支持下，高校、研究所和康复机构开展了儿童孤独症的遗传学、病因学、神经机制、康复治疗、教育干预等一系列的研究，科研成绩硕果累累。2000—2021年间，在中国知网上，仅以"自闭症/孤独症"为篇名发表的期刊论文共计8 654篇，相关文献的发表量呈现逐年上升趋势，而文献作者不仅有临床工作者，还有专业的心理学家、特殊教育专家等。

新闻媒体的介入，加大了社会对儿童孤独症的发展及其现实问题的关注。2010年，以孤独症为题材的电影《海洋天堂》在全国公映，该片通过讲述身患绝症的父亲对孤独症儿子的亲情守护，为观众直观呈现了孤独症家庭的真实面貌。央视还曾在"新闻调查"中推出孤独症专题节目，呼吁更多的人关注和关心这一特殊群体。

不仅如此，2015年的全国助残日，第一次将关注点聚焦于孤独症儿童，主题为"关注孤独症儿童，走向美好未来"。由中国妇女发展基金会、"美国孤独症之声"联合北京大学、浙江工业大学等各大单位，齐聚中央广播电视塔下，共同为孤独症儿童点亮蓝灯。中国作为此次全球亮蓝灯计划的主场，政府部门和社会各界人士积极参与，旨在提高政府和社会对孤独症的早期发现和科学干预的重视，用实际行动接纳和帮助孤独症群体。2017年与2018年分别在北京人民大会堂和浙江工业大学成功举办首届和第二届全国关爱孤独症儿童公益论坛，该论坛以"关爱孤独症儿童，搭建全国性的交流、研究平台，以促进孤独症儿童康复教育的研究和发展"为目的。通过论坛聚集全国各大院校、康复机构及特殊学校对孤独症有专业研究的教育学、心理学的专家、学者、教师等，从心理学、教育学等角度多方面探讨孤独症儿童的康复教育问题，促进孤独症儿童康复教育的发展，推动我国孤独症儿童康复教育体制的进步；号召全社会共同关注、关爱、理解孤独症儿童，为孤独症儿童健康、平等发展提供更有利的条件，促进社会和谐进步。

时至今日，我国儿童孤独症的理论和实践研究从无到有，从弱到强，逐渐与国际接轨，极大地促进了我国孤独症研究的发展。同时，保护孤独症儿童权益的法律法规逐步完善，政府与社会各界也行动起来为孤独症儿童共同努力。

二、国内对孤独症研究现状分析

1. 流行病学调查

要想了解国内儿童孤独症的患病情况，就必须进行全国性的流行病学调查，方能为孤独症的早期筛查和干预提供数据参考。然而，目前我国尚未进行全国范围的儿童孤独症的流行病学调查研究，部分省、市自行开展了孤独症的患病率调查。从已有的报道来看，福建省在2000年调查了10 802名0～14岁的儿童，发现孤独症的患病率为0.28‰。江苏省在2002—2010年间，先后对常州、无锡和连云港三个市进行调查，发现常州市 2 ~ 6 岁儿童孤独症的患病率为 1.79‰；无锡市 1 ~ 6 岁儿童孤独症患病率为 0.98‰；连云港市 0 ~ 3 岁儿童患病率为 1.17‰。哈尔滨市 2010 年对 7 059 名 2 ~ 6 岁儿童进行孤独症患病率调查，结果显示患病率达到 2.27‰，男女比例为 7 : 1。大庆市采用分层随机整群抽样方法抽取样本 7 034 人，对 2 ~ 6 岁的儿童进行调查，得到孤独症患病率为 2.42‰，男女比例为 2.4 : 1。2004 年，天津市对 5 000 名 2 ~ 6 岁的儿童调查后得出，孤独症患病率为 1‰，但患儿全部为男孩。还有部分城市也相继进行了儿童孤独症的流行病学调查，在 2000—2021 年间，我国总计共有 14 个省涉及 20 个地级市报道了孤独症的流行病学调查。调查结果总体显示，同一个省份不同地区均只有一次调查数据，而且每次调查的儿童年龄段不等，样本量较小，造成结果差异较大，数据反映的是否为真实情况还有待考证，并不能代表全国性儿童孤独症的整体特征。因此，急需大规模统一标准的流行病学调查来获得更多、更准确的数据来源。

2. 孤独症儿童评估工具

早在 20 世纪 80 年代，国际上就呼吁要尽早发现儿童孤独症并提供早期干预的服务。诸多研究均已表明，孤独症儿童接受训练的年龄对干预训练的效果起着决定性作用。但是，若要成功、科学地发现和诊断出自闭症儿童，就必须利用有效且具有针对性的评估工具进行科学的评估。目前我国使用的孤独症儿童早期筛查工具，以国外引进的量表为主。由于孤独症儿童人数的不断增加，对教育评估工具的需求也与日俱增，但国内自主研发的教育评估工具较少，较为广泛使用的是由香港协康会引进并修订的美国的"心理教育量表第三版（psycho-educational profile-Revised，PEP-3）"和北京大学第六医院等单位修订的"心理教育评定量表中文修订版（the chinese version of psycho-educational profile，C-PEP）"，修订过后的量表更符合中国儿童的特点，也对孤独症儿童进行个别化教育评估有一定的积极效果。

从以上有关孤独症儿童评估工具的研究现状来看，主要存在以下问题：①大多数评估量表都是从国外引进的，且以描述介绍为主，很多也都是纯英文翻译，至今只引进并修订了少数评估工具，有关信度和效度报告不确切。②我国自主研发的孤独症评估工具较少，无法满足国内市场需求多的问题，急需本土化的评估工具。有些机构由于缺乏对评估工具认识和了解的人员，在尚未验证该评估工具的有效性时，盲目使用评估工具，这样无法科学有效地诊断儿童自闭症，甚至会出现误诊或漏诊的现象。③用于教育训练的评估工具步骤复杂，不易操作。使用者需要经过专业的操作训练才可以进行操作，否则不能发挥教育评估的作用。而当前，孤独症儿童康复机构众多，鱼龙混杂，能使用和会使用教育评估工具的人员很少，并不能真正满足中国孤独症儿童对教育评估的需求。本书就是在此现状基础上完成的，介绍了由笔者牵头的全国协作组的研究成果。

3. 孤独症儿童康复教育方法

2014 年，美国国家孤独症专业发展中心（National Professional Development Center on Autism Spectrum Disorder）公布了最新的 27 种孤独症循证实践疗法（表1-1）。2015 年，美国国家孤独症中心（National Autism Center）发出了一份报告，里面描述了几十种当前应用的孤独症儿童和青少年干预疗法，并按成熟程度分成了三类，分别为成熟、尚在论证和不成熟（表1-2）。但结合我国具体的实践研究可以发现，有些方法在我国并未得到广泛的应用。当前国内针对孤独症儿童的康复训练方法多而杂，但真正科学有效且被国际公认的训练方法还是需要在实践中继续检验。因此，针对孤独症儿童的核心症状，选择科学适合的干预方式至关重要。

表1-1　27 种孤独症循证实践疗法

序号	名称	方法描述
1	基于前因的干预 （antecedent-based intervention）	为了减少某种问题行为，在该行为发生之前布置周围环境和活动，通常在功能行为分析之后进行
2	认知行为干预 （cognitive behavior intervention）	管理和控制认知过程来改变外显行为。当个体的消极情绪正在增多时，可运用策略改变儿童的想法和行为
3	区别性强化 （differential reinforcement）	通过在行为出现或不出现之后提供积极结果来减少不良行为
4	回合式教学 （discrete trial teaching）	一个教学回合开始时干预者会给出明确的指令或刺激，来引发一种目标行为
5	练习 （exercise）	增加体力活动来减少自闭症儿童的问题行为，增加其良好行为，增强体力，提高运动能力
6	消退 （extinction）	运用消退策略时，需要准确识别行为的功能及可能强化这一行为的后果，随后移除这一后果来减少目标行为
7	功能性行为分析 （functional behavior assessment）	该策略试图对特定行为进行分析，包括描述行为问题、确定影响问题行为的前因和后果
8	沟通能力训练 （functional communication training）	通过系统训练用更恰当、有效的沟通行为替代不恰当的沟通行为
9	示范 （modeling）	通过向自闭症儿童呈现目标行为，引发其模仿，进而促进学习者对目标行为的习得
10	自然情境干预 （naturalistic intervention）	基于应用行为分析的策略，这些策略通过建立更复杂的技能、自然强化来激发自闭症儿童的兴趣，促进目标技能的习得

续表

序号	名称	方法描述
11	家长实施的干预 （parent implemented intervention）	家长有责任为自己的孩子实施各种干预
12	同伴参与教学和干预 （peer-mediated instruction and intervention）	在自然环境中，指导普通儿童与孤独症儿童建立社交关系，提高孤独症儿童的社交能力
13	图片交换沟通系统 （picture exchange communication system）	在社会情境中通过图片与他人沟通
14	关键反应训练 （pivotal response training）	在自然情境下对孤独症儿童进行干预，着重激发孤独症儿童的主动性
15	提示 （prompting）	包括口头提示、姿势提示、身体辅助等
16	强化 （reinforcement）	为增加某种行为发生频率，在孤独症儿童行为和后果之间建立起联系，当行为后果增强这种行为的发生频率时，联系增强
17	反应中断或重新定向 （response interruption/redirection）	当学习者出现一个不良行为（如刻板行为、自伤行为）时，引入提示、评论，把儿童的注意力从不良行为中引出，中断这一行为
18	脚本 （scripting）	就某种技能向孤独症儿童呈现一段语言或书面的描述，发挥示范作用。在该技能被运用到实际情境之前，可进行反复训练
19	自我管理 （self-management）	教会孤独症儿童独立管理自己的行为，包括分辨恰当行为和不恰当行为、准确监控和管理自己的行为、对恰当行为进行强化
20	社会故事 （social narratives）	描述具体的社交情境，并着重强调其中的线索，为学习者提供恰当行为的事例
21	社会技能训练 （social skills training）	社会技能训练以个人或小组为单位，内容包括基本概念的讲解、角色扮演、反馈，以此来促进孤独症儿童习得沟通、游戏和社交技巧
22	结构化游戏小组 （structured play groups）	运用小组模式来教授一系列技能，小组活动在一个确定的区域进行，有几名正常发展的儿童，有明确的主题和角色分配，需要时为孤独症儿童提供提示
23	任务分析 （task analysis）	将一个复杂的行为技能分成若干小的部分，学习者按步骤进行学习，直到掌握整个技能
24	技术辅助教学和干预 （technology-aided instruction and intervention）	运用技术手段以增加、维持和提高孤独症儿童的能力

续表

序号	名称	方法描述
25	延迟 （time delay）	在最初指导和其他指导或提示之间存在少许延迟
26	视频示范 （video modeling）	运用视频记录和播放设备为学习目标行为提供视觉示范
27	视觉辅助 （visual supports）	提供有关活动、日程和技能的信息作为线索，包括照片、图标、图片、物体、环境布置、日程表等

表 1-2　22 岁以下孤独症儿童和青少年的干预方法

成熟的干预方法	尚在论证中的干预方法	不成熟的干预方法
行为干预、认知行为干预、儿童综合行为疗法、语言训练、示范法、自然情境教学法、家长培训、同伴训练法、时间表、脚本法、自我管理法、社会技能训练、社交故事	扩大和替代性沟通设备、基于关系的发展疗法、暴露法、基于模仿的干预、启动训练、语言训练、按摩疗法、多元组合法、音乐疗法、还原法、社交沟通干预、结构化教学	动物辅助疗法、概念图、辅助沟通法、无麸质/酪蛋白食疗、戏剧干预、感觉干预、电击疗法、社会性行为学习策略、社会性认知干预、社会性思维干预

近几年，国内研究者主要围绕孤独症的三大核心症状对孤独症儿童的多种干预治疗技术进行了一些实验研究，并取得了一定的成效。

4. 孤独症儿童家庭需求和社会保障

儿童孤独症的康复与教育是一个漫长的过程。从儿童诊断为孤独症到走上治疗康复的漫长路途，遭受影响最大的无疑是孤独症儿童的家庭。Montes 等认为，关注孤独症儿童家庭的日常生活状况，让国家公共政策更好地服务于每个家庭是非常重要的。因为只有了解基本家庭的需求后才能对症下药，合理利用公共资源，最终有效地援助和满足孤独症儿童家庭的迫切需求（G. Montes et al., 2014）。

当前，从国外和国内的实证研究来看，已有学者注意到了孤独症所造成的家庭经济困难。Wang 等通过对黑龙江省 290 个家庭医疗支出和家庭经济情况的综合研究表明，所调查的孤独症家庭平均一年医疗服务的支出是 17 292.67 元，有 60.2% 的家庭每年在孤独症医疗保健上的花费在 1 万元以上。从具体的支出项目来看，孤独症儿童行为治疗的支出占据绝大部分。此外，每个家庭还需支出一部分用以家庭健康护理等额外费用（J. Wang et al., 2012）。Montes 等估计，在 2005 年中，美国孤独症儿童家庭损失了 14% 的家庭收入。后续的研究更是指出，在孤独症儿童家庭中，母亲为照顾孩子丧失了接近一半的收入。究其原因，主要有以下两个方面：①家庭为孤独症儿童的医疗就诊、康复训练、教育及日常看护的总费用支出越来越大，且非常昂贵。尤其在我国的医疗保险制度中，并没有明确地将孤独症儿童的治疗康复纳入报销条款中，所以一般家庭难以承受高额的康复费用（G. Montes et al.，2008；王佳等，2010）。②孤独症儿童的康复训练至少需要一名亲属的看护，而且还需学习如何在课余时间教育孩子。这名亲属可能是父母亲中的一人（通常是母亲）或是旁系亲属。长期将大部分时间用在孩子的照顾上，必然会影响工作，甚至需要选择放弃工作，因此，整个家庭的经济收入也在逐渐减少。在国内，调查显示家庭用于孤独症儿童教育的年平均费用占了家庭实际收入的50%以上，又因为照顾儿童而放弃工作的家庭比例约为39%（杨昱，2014）。

孤独症伴随患者一生，而且由于孤独症康复服务与保障体系的匮乏，也会给家庭造成深远的影响。当前，国内的学者逐渐认识到，以往对孤独症的研究主要集中在儿童身上，而忽视了患者父母心理健康状况和整个家庭的问题。事实上，对孤独症患儿照顾者的研究，不仅是为了保持孤独症患儿父母的身心健康，更是从父母心理到行为方面为促进孤独症患儿的康复提供有价值的探索。据了解，孤独症儿童一年所需的康复治疗费用在20 000～50 000元之间，这对大部分年收入平均在10 000～30 000元的家庭来说，是一笔高额的开支。家庭经济的紧张成为孤独症儿童父母心理状况欠佳的主要原因之一（陈夏尧等，2013）。在国内，孤独症儿童失踪和被抛弃的事例屡见报道。可见，孤独症对社会稳定产生的影响非常大。这种影响主要表现在四个方面：①冲击家庭结构，影响家庭关系。孤独症造成的不只是家庭的经济负担，还有家庭成员精神、心理等多方面的压力。国内外学者们对孤独症儿童家长的心理健康状况近年来关注得相对频繁，这些研究均发现，孤独症儿童父母所承受的压力比其他残疾类儿童家长和正常儿童家长要高出很多，其中母亲的心理压力更为突出（E. Michael，2001；D. J. Higgins，2005；刘漪等，2006）。家庭关系因孤独症儿童的存在变得紧张，矛盾也日渐突出，如果没能及时解决，长期的压力会继续压抑，从而影响彼此的亲密关系。②面临社会歧视，加剧社会不公平。部分地区存在普通学校拒绝招收孤独症儿童；家长为避免遭受歧视，坚决不领残疾人证等。残疾人教育事业是普通教育体系的有机组成部分，残疾孩子也同样有权利和平等的机会进入普通学校学习，但生活中教育不公平的现象依旧屡屡存在，这将会越来越背离全纳式教育的国际教育理念。③社会不稳定因素增多，容易引发社会恐慌。孤独症康复机构的人数逐年增长，而这些机构里大部分除了本地人，还有许多从全国各地慕名而来的孤独症儿童。由于本地缺少正规且有效的康复机构，很多县级市的患病儿童聚集到大城市，从而引起人口流动，加大了城市治安管理的压力。④孤独症儿童人身安全无法得到切实的保障。年龄偏小的孤独症儿童存在语言沟通障碍，根本无法与人正常沟通交流，一旦疏于照看，就容

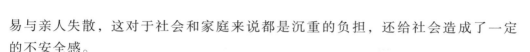

易与亲人失散，这对于社会和家庭来说都是沉重的负担，还给社会造成了一定的不安全感。

第四节　对孤独症研究现状的评价

虽然国内外对孤独症儿童的病因、治疗和康复教育等进行了诸多颇具意义的探索，但在研究对象、研究内容和研究方法上尚有许多深入研究和突破的空间。

首先，儿童孤独症的致病基因可能是在生理因素、环境因素或免疫因素的共同作用下而发病，但遗传因素具体与哪些因素产生共同作用却不得而知。对儿童孤独症的研究多在实验室环境下进行，研究环境缺乏真实性，与真实生活环境有一定的差异。而且孤独症儿童的病情发展具有持续性，病情和特质在不同年龄段表现各异。只有在较为接近实际生活的情况下展开研究，运用行为观察分析等具有生态效度的研究方法对孤独症儿童的特点、神经机制展开调查研究，获得更真实的数据，才能对孤独症儿童的干预治疗提供有力的依据与支撑。令人欣慰的是，我国科研人员第一次建立起了携带人类孤独症基因的非人灵长类动物模型（Z. Liu, et al., 2016）。研究人员现正对患有孤独症的转基因猴进行全面的脑成像研究，希望通过对携带孤独症基因的转基因猴进行基因治疗，寻找治愈人类孤独症的办法。

其次，孤独症干预治疗的黄金时期是 2~5 岁，但国内外普遍存在孤独症诊断延迟的现象，3 岁之前确诊并接受治疗的孤独症儿童仍只有少数。因此，筛查和诊断工具尤为重要，许多发达国家也一直致力于研发和制订孤独症早期筛查和诊断的评估工具。就孤独症儿童的早期筛查而言，国内开展得还不够早。回顾性和前瞻性研究均发现，患有孤独症的儿童早在 8~12 个月时就已出现孤独症的征兆，并呈现与正常儿童的显著性差异。这更加强调了孤独症儿童早期发现和筛查的必要性。可是现有的孤独症儿童早期筛查工具其适用年龄均在 1 岁以上，如婴幼儿孤独症筛查量表（checklist for autism in toddlers，CHAT）、婴幼儿孤独症筛查量表修订版（modified checklist for autism in toddlers，M-CHAT）、婴幼儿孤独症筛查量表中文版（checklist for autism in toddlers-23，CHAT-23）、DBC-ES 的适用年龄在 18 月龄左右，只有"1 岁核查表（First Year Inventory，YFI）"是专门针对 12 月龄左右的婴幼儿进行筛查的工具。虽然已有量表能够诊断 1 岁左右的婴幼儿，但这些筛查测试大多都是英文版，国内常用的早期筛查量表还只是修订版的婴幼儿孤独症筛查量表。此外，婴幼儿早期筛查和诊断的途径不明确。目前我国的妇幼保健体系对幼儿孤独症的筛查和心理健康问题的预防与诊断的重视重度不够，而且缺乏足够的专业儿童心理和精神医学专家。孤独症儿童的早期筛查和诊断需要借助多学科领域的手段进行判断，包括医学的检查、心理学的观察和访谈等，应遵循完整全面的程序。

在 2014 年、2015 年，美国连续两年公布了数十种孤独症儿童干预治疗的方法，并按合理性和科学性对其进行了分类，其中有 27 种方法已被实践证明是有效的。结合我国孤独症研究的实际情况，有部分方法在我国并未得到广泛的应用，而在我国应用较为广泛的感觉统合训练和听觉统合训练等方法却被评为尚在论证的治疗方法。纵观我国关于孤独症儿童康复训练方法的研究，以介绍和综述形式阐述治疗技术、干预方法和训练原则的理论研究居多，具有可操作性的应用研究相对较少，深入对某一干预方法的效果进行持续性追踪的研究更少，因此，各种干预方法的有效性和针对性还有待继续验证。

笔者团队在世界卫生组织和多位国际学者的大力支持下，在全国 8 省 14 所学校开展联合研究，获得了大量的本土化研究成果，得到了方方面面的好评。相关论文正在陆续发表中。

此外，在关注孤独症儿童的同时，孤独症儿童家长群体也应是关注的重点。现阶段，我国对孤独症的认识有限，资金投入有限，社会保障和服务项目较少，服务水平偏低，这些是国内孤独症儿童康复服务的主要问题。然而，每个孤独症儿童家庭都要承受着巨大的经济压力和人力负担，给整个家庭和社会造成了极大的损失。因而，孤独症儿童及其家庭的社会保障应引起高度重视。

第五节　孤独症儿童的心理特征

孤独症通常在儿童早期起病，患者中约有 2/3 的人在出生后逐渐发病，另外 1/3 则在出生后的 1 ~ 2 年内发育正常，3 岁之前开始出现退行，即原本已经获得的能力逐渐消失，开始出现一些典型症状，具体表现为社会交往障碍、言语发展障碍、兴趣狭窄及行为刻板重复三大主要症状。

一、社会交往障碍

社交缺陷被认为是孤独症的核心症状，孤独症这一名称也充分突显了这一点。孤独症患儿在社会交往方面往往存在质的缺陷，他们缺乏人际交往和社交活动的兴趣，也缺乏正常的社交技巧，因而无法与他人建立正常的人际关系，这一障碍在不同的年龄发展阶段又呈现出不同的表现形式。

1. 婴儿期

患儿在婴儿期就表现出回避与他人的目光接触，缺少面部表情，没有社交微笑等症状。当别人要抱他们时，他们不会像正常儿童那样伸出双臂回应对方，有的患儿甚至拒绝别人的拥抱，或者被抱起时全身僵硬或松软，不愿意与别人贴近。很难用玩具、声音或动作吸引他们的注意，呼唤他们的名字也没有反应，因此常常被家长当作听力障碍。对周围环境反应淡漠，对别人的活动也不感兴趣，更不会模仿他人的简单动作。研究显示，孤独症患儿在 18 个月内就已表现出明显的社交障碍，但由于家长无法识别，常常不会带患儿前来就诊，因此贻误了尽早治疗干预的时机。

2. 幼儿期

幼儿期的孤独症儿童仍然回避目光接触，不理睬他人的呼唤。此外，他们还缺少同龄孩子应有的对养育者的依恋反应，易于与父母分离，不认生，即对陌生人没有恐惧感，当父母离开时不会大哭大闹或情绪低落，见到父母回来也不会表现出兴奋和愉悦。当他们受到伤害或感到不开心时，不会寻求母亲的拥抱和抚慰，对他人的悲伤和痛苦也表现得无动于衷，不会关心、安慰和同情他人。他们通常不与同龄儿童玩耍，极少主动接触其他儿童，常独自玩耍，沉浸在自己的世界中，但却不会玩具有想象性和角色扮演的游戏。

3. 学龄期

随着年龄的增长和病情的改善，孤独症患儿与家庭成员的关系和交往有了明显的改善，他们能够友好地对待父母或同胞，对他们产生了感情，但对于家庭之外的人仍然缺乏主动交往的兴趣和行为。他们常常独来独往，我行我素，自娱自乐，无法理解也很难学会与同伴交往的游戏规则。他们在与同伴的互动中常常处于被动角色，即使有与人交往的愿望，在交往方式和技巧上也存在很多问题。

4. 成年期

追踪研究表明，孤独症患者在成年后仍然无法掌握基本的社交技能，即使是预后较好的患者也无法与他人建立亲密关系，不能像常人一样恋爱、结婚。虽然部分患者有与他人交往的渴望，可能会对异性产生兴趣，但由于对社交情景缺乏理解，不能对他人的言语和行为做出适宜的反应，故而仍旧存在社会适应问题。

二、言语发展障碍

言语交流障碍往往是绝大部分孤独症患者前来就诊的直接原因，言语交流障碍所带来的危害会随着患者年龄的增长而逐渐加剧。孤独症患者的言语障碍是一种全面的损害，主要表现在以下几个方面。

1. 言语发育迟缓或缺失

与正常儿童相比，孤独症儿童说话较晚，学习说话的进度也较慢。有的患儿在婴儿期就不会咿呀学语，有的则在 2～3 岁之前有言语表达，发病后逐渐减少，甚至会完全消失。有调查显示，大约一半的孤独症患者终身未有过功能性的言语，他们倾向于用手势或其他方式来表达愿望或要求，如直接牵着对方的手放到自己想要的物品处，仅少数情况下才使用有限的语言。

2. 言语理解能力受损

孤独症儿童存在不同程度的言语理解力受损，对语言的理解存在显著的困难，当无法理解对方话语的含义时会表现出痛苦或愤怒。孤独症患者大多无法理解幽默、成语、隐喻等含义复杂的词句。

3. 言语运用能力受损

孤独症患儿缺乏语言的组织和运用能力，不会运用学会的一些简单词汇来描述事物，表达自己的要求和愿望。由于不会提出话题，故而无法主动与人交流；由于无法对他人的谈话做出恰当的反应，因此不能维持交谈。在交流中他们并不注视对方的眼睛，也不在意对方是否倾听或回答，只是自说自话。他们常常只靠刻板的言语来交流，总是反复诉说同一件事或纠缠于同一个话题，部分患儿甚至会自创一些词语来表达固定的含义。此外，有些患儿不会正确使用代词，无法区分"你""我""他"指代的对象，经常用第三人称来指代自己。由于他们的语句常常缺乏联系，存在语法结构的错误，使得他们的语言变得更加难以理解。

4. 模仿性言语或刻板重复的言语

孤独症患儿的模仿言语表现为即刻模仿和延迟模仿两种形式。即刻模仿是当别人说完一句话之后患儿立刻重复对方刚刚说过的话；延迟模仿则是重复几小时、几天，甚至数十天前听到的别人说过的话，或者从电视广播里听到的话。刻板重复是指患儿会重复说一个词语、一段话，不厌其烦地述说一件事情，提出一个问题或讲述同一个"小故事"，如反复述说电视中的一段广告词。有的患儿还会突然毫无来由地反复大声尖叫、哼哼或发出奇怪的声音，仿佛是在自言自语，有学者将其称之为"自我中心语言"。

5. 语音、语调、节奏异常

孤独症患儿的语言往往缺乏语调的变换，语调平缓，没有抑扬顿挫。他们无法运用语音、语调、语气和语速的变化来辅助信息表达。

6. 非言语交流的缺失

孤独症患儿沟通时面部表情和肢体语言很少，不会用点头、摇头、身体的姿势和手势来表达想法，尽管能够理解对方面部表情或姿势的含义，但不会主动使用，且他们的表情缺少变化。患儿大多不会用肢体语言表达自己的要求，如不会用手指向想要的物品，而是直接将别人的手拉到他想要的物品那里。

三、兴趣狭窄及行为刻板重复

孤独症儿童常常以刻板、僵化、固定的行为方式来应对日常生活，表现为：

1. 狭窄和异常的兴趣

孤独症儿童对正常儿童喜欢的玩具或游戏常缺乏兴趣，而迷恋一些特殊的、不是玩具的物品或活动，如圆形或可旋转的物体、电视广告、某种单调而重复的声音、某种味道或某段音乐。他们关注物体的非主要特征，往往会因某些物体具备这些特征而爱不释手，如触觉——物体的表面是否光滑；嗅觉——物体的味道；运动觉——物体的快速运动等。他们会反复触摸、嗅或旋转物体，在体验这些感觉过程中感受到愉悦和兴奋。尽管孤独症患者不易对人产生依恋，但却常常强烈地依恋某些物体，尤其是一些没有生命的物体，如一个瓶子、一根绳、一件衣服或一床被子，他们会将自己钟爱的物品时刻带在身边，即使吃饭、睡觉、洗澡也要形影不离，甚至会因此而长期不更换衣服。一旦这些物品被拿走，他们会表现出激烈的情绪反应，如烦躁不安、哭闹等。

2. 刻板重复的行为方式

孤独症患儿会严格地按照固定的程序或顺序做事，拒绝生活的任何一点改变。如他们会常年吃同样的食物而不腻烦；只喝某个牌子、某种口味的饮料；每天在固定的时间、地点排便；出门一定要走固定的线路；反复地画同一幅画或写相同的字；拒绝换衣服等。一旦环境发生变化或规律被打破，他们都会烦躁不安和吵闹。刻板的饮食习惯带来的更大危害是导致他们严重偏食和营养不良。

3. 刻板重复的特殊行为

孤独症患儿常常做出一些怪异的动作，如反复蹦跳、拍手、转圈，从手指缝中看远处的景物，用脚尖走路等，这些动作常在 1～2 岁时发生，随着年龄的增长而有所减轻。还有些动作是比较剧烈的，如敲击、拍打、前后摆动身体或头，有的患儿甚至会出现自伤或自残性行为，如咬手、撞头等，受伤了似乎也感觉不到疼痛。患儿表现出这些动作可能是因为无事可做，也可能是兴奋、紧张或烦躁的表现。

四、其他表现

孤独症患儿常表现出感知觉异常，即过分敏感或迟钝。有的患儿对疼痛感非常麻木，对于危险和伤害没有躲避和呼救的能力，因此常常受伤；有的患儿对声音、光线过分敏感，一点小声就要捂上耳朵，或只能眯着眼睛看光；有的患儿味觉迟钝；有的则有很好的平衡能力或听力。特殊的感知觉使得他们中的

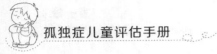

一些人具备特殊的才能，如高超的音乐、绘画、机械记忆或计算能力等。

此外，多数孤独症儿童在 8 岁前存在睡眠障碍，约 80% 的患儿伴有精神发育迟滞，60% 的患儿 IQ 低于 50，20% 的儿童 IQ 在 50～70 之间，只有 20% 达到了 70 以上。由于他们的语言交流能力差，不肯合作，为智力评估工作的进行增添了很多困难。调查显示，64% 的患儿存在注意障碍，36%～48% 的患儿存在过度活动，6.5%～8.1% 的患儿伴有抽动秽语综合征，4%～42% 的患儿伴有癫痫，2.9% 的患儿伴有脑瘫，4.6% 的患儿存在感觉系统的损害，17.3% 的患儿存在巨头症。这些症状的出现在一定程度上增加了孤独症治疗的难度。

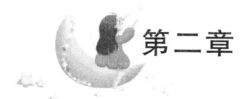

第二章

孤独症儿童的心理评估

第一节　心理评估的概念

人的心理活动是复杂多样的，通过心理评估能够客观和准确地了解人的心理特质。心理评估可作为人的心理品质及行为健康与否的重要评价手段。心理评估是依据心理学的理论和方法对人的心理品质及水平所做的鉴定。心理品质包括心理过程和人格特征等内容，如情绪状态、记忆、智力、性格等。

一、心理评估的定义

心理评估有广义和狭义之分，广义的心理评估是指对各种心理和行为问题的评估，可以在医学、心理学和社会学等领域运用，主要用来评估行为、认知能力、人格特征和个体/团体的特性，帮助做出对人的判断、预测和决策。狭义的心理评估也叫临床评估，是指在心理临床与咨询领域，运用专业的心理学方法和技术对来访者的心理状况、人格特征和心理健康做出相应判断，必要时做出正确的说明，在此基础上进行全面的分析和鉴定，为心理咨询与治疗提供必要的前提和保证(乐国安，2002)。

二、心理评估的作用

对临床心理学来说，心理评估有临床心理评估和心理干预(心理治疗或心理咨询)两个基本任务。心理评估是心理干预的重要前提和支持，为心理干预方案的制订、干预的重点方向提供依据，也是检验心理干预是否有效的重要手段。

通过心理评估收集来访者个人基本信息(身高、年龄、体重、职业等)，心

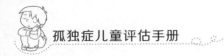

理发展水平，心理健康状态及人格特点等信息，为评估者提供有效的、量化的、科学的数据支持，以判断来访者当前状态为干预方案制订与实施打下坚实基础。

三、心理评估的基本程序和常用方法

(一)心理评估的基本程序

心理评估的基本程序如下：①要确定评估目的。②要详细了解被评估者当前的心理问题，了解问题的起因及发展、可能的影响因素、早年生活经历、家庭背景、当前的人际关系等。③要对被评估者的重点问题进行深入了解和评估。

(二)心理评估的常用方法

1. 观察法

观察法是心理学研究最基本的方法，也是心理评估的基本方法之一。观察法是指评估者通过对被评估者可观察的心理现象和行为表现，进行有目的、有计划的观察和记录而进行评估。观察法主要内容包括对被评估者的仪表(穿戴、举止、表情)，身体外观(即胖瘦、高矮、畸形及其他特殊体形)，人际沟通风格(大方或尴尬、主动或被动、易接触或不易接触)，言语(表达能力、流畅性、中肯、简洁)，动作(过少、适度、过度、怪异动作、刻板动作)，在交往中表现出的兴趣、爱好、对人对己的态度，感知、理解和判断能力和在困境情景中的应付方式。观察的结果需要经过科学而正确的描述，并加以量化。

2. 调查法

调查法是对被评估者相关的档案、文献、经验以及当前问题有关内容的历史与现状进行调查的心理评估方法。

3. 晤谈法

晤谈法是通过与被评估者晤谈，了解其心理信息，同时观察其在晤谈时的行为反应以补充和验证所获得的资料，并进行描述或等级记录，以供分析研究的心理评估方法。

4. 作品分析法

作品分析法是对被评估者的日记、书信、图画、工艺等文化性创作进行分析的方法。

5. 心理测验法

心理测验法是依据一定的心理学原则和技术，对被评估者的某一心理行为变量进行客观的、直接的测量，获得绝对的量化记录，从而确定心理行为在性质或程度上的差异方法。心理测量是心理评估最常用的方法。心理测量遵循客观化、标准化的原则，避免了一些主观因素的影响。

四、孤独症儿童的心理评估

心理评估工具主要包括智商测试、语言测试、适应能力测试、行为评定和综合测验等，这些量表有些可能不是专门为孤独症设计的，但可以为教育和康复干预计划的制订提供参考。常用的心理评估工具有韦克斯勒智力量表、婴儿—初中生社会生活能力量表、Achenbach 儿童行为能力量表（CBCL）、心理教育评定量表中文修订版（C-psycho-educational profile，C-PEP）等。

（一）婴儿—初中生社会生活能力量表

该量表来源于日本 S-M 社会生活能力检查修订版，由我国左启华教授主持修订，适用于 6 个月的婴儿至 14 岁的中学生。该量表是在国家"七五"攻关科研项目"中国 0 ~ 14 岁儿童及青少年智力低下流行病学调查"的成果基础上，经过多年临床检验并修订完善而成的。该量表自在全国推广应用以来，得到了广泛认可，被公认是一种简便、可靠、操作性强的行为评定量表，由第二次全国残疾人抽样调查智力残疾评定专家组主持认定，具有较大实用价值。

（二）Achenbach 儿童行为量表

Achenbach 儿童行为量表（child behavior checklist，CBCL）是心理学家 Achenbach TM 及 Edelbrock C 于 1976 年编制，1983 年修订的父母用儿童行为量表，是一个评定儿童行为、情绪、社会能力的量表。该量表在国际上应用广泛，专门用于检测 4 ~ 18 岁儿童及青少年的分裂样障碍、抑郁、不合群、强迫、躯体主诉、社交退缩、多动、攻击性、违纪、行为、情绪等问题。

（三）心理教育评定量表中文修订版

心理教育评定量表中文版（C-PEP）是根据美国孤独症等沟通障碍儿童治疗及教育计划出版的心理教育评定量表修订版（Psycho-Educational Profile-Revised，PEP-R）修订的，由辽宁师范大学和北京大学精神卫生研究所的学者们共同完成修订。该量表适用于孤独症患者、孤独症倾向人群和其他类似的沟通困难者。对能力和发展处于 7 个月至 7 岁的儿童，主要评估其在不同发展范围的能力和行为表现，以供制订训练计划及目标。

（四）智力量表

1. 丹佛发育筛选测试

丹佛发育筛选测试（denver development screening test，DDST）由美国丹佛学者佛兰肯堡（W. K. Frankenburg）和多兹（J. B. Dodds）于 1967 年制订，是一种用于早期发现小儿智力发育问题的初筛测验，同时也是我国的一种标准化儿童发育筛查方法，被广泛应用于各大医院，适用于 0 ~ 6 岁儿童。

2. 格塞尔发育量表

格塞尔发育量表（gesell development schedules）由耶鲁大学格塞尔（A. Gesell）教授及同事于1940年发表，是心理学界、医学界、教育界公认的经典之作。格塞尔认为婴幼儿的行为发展是一个有次序的过程，反映了神经系统的不断成长和功能的不断分化，因此可把每个阶段的行为模式作为心理诊断的依据。于是他把不同年龄段典型的行为模式制成发育量表，以测评患儿的神经系统发育。

3. 贝利婴儿发展量表

贝利婴儿发展量表（bayley scales of infant development）由贝利（N. Bayley）发表于1933年，于1969年再版。贝利及其同事吸收了格塞尔量表及其他婴儿测验的某些项目，并结合自己多年的研究结果，编制了适合2~30个月儿童发展状况的测验。1969年的标准化样本为1 262名儿童，按年龄、性别、种族、城乡、家长教育水平等指标分层取样，因此它的标准化好于其他婴儿测验，在众多的婴儿测验中编制得最为出色。

4. 韦氏智力测验

韦氏智力测验（wechsler intelligence scale）的全称为韦克斯勒智力测验，由美国的韦克斯勒（D. Wechsler）于1939年主持编制，是继比奈—西蒙智力量表之后为国际通用的另一套智力量表。

五、心理评估与心理测量的区别

1. 心理测量的概念

测量就是依据一定的法则使用量具对事物的特征进行定量描述的过程。心理测量（psychometrics）是指依据一定的心理学理论，使用一定的操作程序，给人的能力、人格及心理健康等心理特性和行为确定出一种数量化的价值。广义的心理测量不仅包括以心理测验为工具的测量，也包括用观察法、访谈法、问卷法、实验法、心理物理法等方法进行的测量。心理测量是通过科学、客观、标准的测量手段对人的特定素质进行测量、分析、评价。这里所谓的素质，是指那些完成特定工作或活动所需要的，或与之相关的感知、技能、能力、气质、性格、兴趣、动机等个人特征，它们是以一定的质量和速度完成工作或活动的必要基础。

2. 心理测量的作用

（1）测量可以从个体的智力、能力倾向、创造力、人格、心理健康等各方面对个体进行全面的描述，说明个体的心理特性和行为。同时可以对同一个人的不同心理特征间的差异进行比较，从而确定其相对的优势和不足，发现行为变化的原因，为决策提供信息。

（2）心理测量可以确定个体间的差异，并由此来预测不同个体在将来活动中可能出现的差别，或推测个体在某个领域未来成功的可能性。

（3）心理测量可以评价个体在学习或能力上的差异，人格特征以及相对的长处和弱点，评价儿童已达到的发展阶段等。心理测量的结果可以为客观、全面、科学、定量化地选拔人才提供依据。因为它可以预测个体从事某种活动的适宜性，进而提高人才选拔的效率与准确性。心理测量可以了解个体的能力、人格和心理健康等心理特征，从而为因材施教或人尽其才提供依据。如学校可以依据学生的能力水平分班、分组，部队可以依据每个人的特长分配兵种，企业可以将职员配置到与其能力、人格相匹配的部门等。

（4）心理测量可以为升学就业咨询提供参考，帮助学生了解自己的能力倾向和人格特征，确定最有可能成功的专业或职业，进而做出最佳选择。心理测量可以为心理咨询或治疗提供参考，帮助人们查明心理问题、障碍或疾病的表现及其原因，进而有针对性地给予心理辅导、咨询或治疗。

3. 心理评估与心理测量的区别

心理测量是指用量表作为工具，对被测量者某方面或者某类型的行为及心理等信息进行量化描述，将想要得到的信息通过科学的手段直观地、具体地、带有统计学意义地呈现与表达；同时心理测量也包括对被测量者的心理困扰和行为问题做出诊断、评估，为被测量者提供测量结果的解释及解决问题的方法与建议。

心理评估在心理测量后进行，需要根据心理测验法、观察法、晤谈法，或其他方法所收集到的被评估者的相关资料、信息，按照统计学、心理学等科学标准的方法对这些资料与信息按照价值观念或所处社会阶层的角度做出有无价值，有什么价值，有多大价值的判断，也就是对个体行为的详细描述，分析解释和做出好与坏或应该与否判断的过程。

心理测量是我们通过量化标准了解个体行为的过程，心理评估是心理测量后对测量数据进行价值判断后的结果。

4. 心理评估与心理测量的联系

心理评估与心理测量二者既有区别又有联系，在功能上密不可分。心理测量对个体的资料信息进行收集和量化处理，心理评估则对心理测量的结果做出描述、分析、解释和价值判断。从过程上来看心理评估需要先进行心理测量，紧随其后。心理测量过程标准与否直接影响心理评估的结果。从功能性来看，心理测量是心理评估常用的、科学的、严谨的用于了解被评估者的一种手段，能够给心理评估带来个体身上直观的量化数据，为后续评估提供强有力和严谨的基础；而心理评估则需要在心理测量前为其提供需要测量的方向与内容，是心理测量的目的和结果。

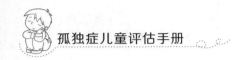

第二节　心理评估的类型

一、常模参照评估与标准参照评估

根据教学评估资料的处理方式，有常模参照评估（norm-referenced test）和标准参照评估（standardized test）之分。常模参照评估是将被试与常模相比较，以评价被试在团体中的相对地位为目的；标准参照评估将被试与某一绝对标准相比较，以评估被试有无达到该标准为目的。

（一）常模参照评估

常模参照评估，是指评价时以学生所在团体的平均成绩为参照标准（常模），根据其在团体中的相对位置（或名次）来报告评价结果（肖远军，2004）。

1. 常模参照评估的定义

以个体的成绩与所在团体的平均成绩或常模相互比较，而确定其成绩的适当等级的评估方法。常模参照评估以团体的心理水平来衡量个体心理水平，主要目的在于将受测者表现与该团体中的其他受测者相比较，从而区分不同的受测者，确定每个受测者的心理水平在总体中的相对位置。

2. 常模参照评估的用途

这类测验的目的主要是在于衡量受测者的相对水平，应用于以选拔为目的的大规模测验中。因此，受测者在这类测验上所得的分数单独来解释是毫无意义的，而必须将它放到受测者所在的团体中，从而直接或间接地以受测者在该团体中的相对等级或相对位置来评估其能力水平。

3. 常模参照评估的缺点

难以对受测者前后测试中的变化进行观测，尤其是受测者微小的进步或退步无法追踪，忽视了个人的努力状况与变化程度。

（二）标准参照评估

标准参照评估，是基于某种特定的标准，来评估学生对与教学等密切关联的具体知识和技能的掌握程度。标准参照评估对学生学习成就的解释采用的是绝对标准，即学生是否达到了教学目标所规定的学习标准，以及达到的程度，而不是比较学生个人之间的差异。

1. 标准参照评估的定义

标准化测验是具有规范的各个环节按照系统的科学程序组织对误差做了严

格控制的测验，是一个系统化、科学化、规范化的施测过程。比如：某门科目100分代表着学生的学习已经完全符合教学目标的要求，而60分代表着及格，是对学习的最低要求。不管其他学生的成绩如何，只要分数达到了60分就是及格。同样，如果一个学生得分50分，尽管这个分数是全班的最高成绩，该成绩仍然是不及格、不达标的。

2. 标准参照评估的用途

标准参照评估主要用于教学和各类比赛的选拔，用于了解基础知识、技能的掌握情况，并利用反馈信息及时调整、改进教学。

3. 标准参照评估的缺点

测试题的编制很难充分、正确地体现教学目标。标准参照评估是否有意义，取决于教师在编制测试题时，试题的代表性与难度是否符合教学目标及教学内容的要求。如果能够做到这一点，那么，标准参照评估就能很好地判断学生知识、技能的掌握情况。在学校教学评估中，一般都采用标准参照评估的模式。

二、正式评估和非正式评估

（一）正式评估

1. 正式评估的定义

正式评估也称标准化评估，是指根据评估对象与评估目的事先有计划性地制订好评估方案，涵盖对什么样的个体或群体，评估哪些方面，在什么时间进行评估及评估的周期，并且评估方案将由专门的机构与人员按照标准程序与评估规划严格执行。

正式评估对评估工具与评估人员要求十分高，正式评估需要预先规定好绩效指标和评估方法，这种评估一般都是定期进行，具有周期性，如每季度一次，半年一次或一年一次。在教学过程中如我们常见的月考、期中考试、期末考试等。正式评估能够有针对性地获得我们需要了解的相关信息，如被评估者目前的生理、心理状况或相对前一次评估的变化。

2. 正式评估的优缺点

得益于其评估过程标准化、评估方案科学化、评估结论比较客观全面，正式评估在各种正式场合和政策法规评估中占据主导地位，并且正式评估的结果也是后续制订相关计划的主要依据。

也正是由于其各项标准的严格性，在评估前需要有足够的评估资源，相应的经费和具备高素质、专业的评估人员。这些标准也限制了正式评估的内容与方式，因此在一些普通场合则更适合非正式评估。

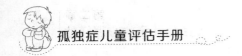

（二）非正式评估

1. 非正式评估的定义

非正式评估也称为非标准化评估，是指对评估人员、评估程序、评估方法、评估资料等方面都未作严格要求而进行的局部的、分散的评估。对于评估对象，评估哪些内容，在什么时间进行评估和怎样进行评估尚没有标准，因此其结论存在特异性，不一定非常可靠，但其形式灵活，执行操作简单，具有广泛的适用性。

2. 非正式评估的优缺点

非正式评估的内容和方式多种多样，不需要专门的机构和人员执行，简单易行且灵活多样。它可以及时判断评估者目前的状态是否符合当前组织（社会、企业、校园）的期望，快速地提出改进或提升措施。如在特殊教育学校中的孤独症儿童突然出现苦恼、自残等行为时，特教老师可快速根据现场情况分析其行为，找到原因对其进行情绪安抚。

（三）正式评估与非正式评估如何在孤独症儿童心理评估中进行

从理想的情况来看，特教学校应该将正式评估与非正式评估结合运用，这样才能使管理者做出正确的决策，及时掌握孤独症儿童的心理状态，提高孤独症儿童的康复效果。对于特教学校来说，需要开发有效的、科学的评估系统，这不仅需要经费支持和时间成本，更需要众多专业开发人员共同参与，且开发后需要不断地改进完善。虽然耗费一定资源，但对于孤独症儿童及其他特殊儿童来说，这是完全值得的、必不可少的，它的收益将远远超过花费的时间和成本。同时，特教学校也应关注平时的非正式评估。非正式评估在日常教学、生活中更适用，其及时性是正式评估无法替代的。将正式评估与非正式评估在教学中结合运用，发挥各自的长处，更能改进教学计划与质量，达到提升特殊儿童康复效果的目的。

三、筛查性评估、诊断性评估和治疗性评估

心理评估一般可分为三个阶段：筛查、诊断和治疗。按照三个阶段的功能性不同分别称为筛查性评估、诊断性评估和治疗性评估。

（一）筛查性评估

1. 筛查性评估

筛查性评估以特殊儿童的筛查为目的，一般用于确定某个学校或某个地区有没有与总体相比存在心理发展显著异常的儿童。筛查性评估还可以细分为群体筛查和重点筛查。群体筛查是在初级卫生保健体系中针对一般儿童中有风险

的儿童进行的筛查，重点筛查是针对可疑的发育迟缓或有发育迟缓风险的儿童进行的筛查。

2. 孤独症儿童的早期筛查及意义

孤独症的诊断缺乏生物学指标，临床上主要根据医师对患儿的特征行为观察和家长对行为的描述进行诊断，这使诊断存在一定的主观性。有研究对英国770个家庭研究发现，超过1/4的孤独症患儿父母以及1/3的阿斯伯格综合征患儿的父母被告知孩子发育正常。虽然有50%的孤独症患儿父母在孩子1岁左右时会发现问题，但通常在孩子3~4岁时才真正确定诊断(中华医学会儿科学分会发育行为学组等，2017)。

早期发现、早期行为干预和教育可显著改善孤独症患儿的不良预后。由于孤独症在婴幼儿时期就能观察到特殊的行为症状，这就使得孤独症的早期筛查成为可能。随着现代诊断标准和科学技术的不断发展，许多量表被开发出来用于孤独症儿童的早期筛查和诊断。美国儿科学会(The American Academy of Pediatrics，AAP)在2007年就建议幼儿在18~24个月时需进行孤独症谱系障碍的普遍筛查(AAP，2012)。

孤独症谱系障碍儿童的早期筛查与诊断具有重要意义。首先，对儿童进行孤独症早期筛查与诊断，有助于增加儿童从早期干预中获益的机会。目前，教育干预是孤独症治疗的关键。儿童在婴幼儿时期个体神经系统的可塑性较大，在这个时期给予及时、适当的干预可以提高患儿的适应能力和认知能力(徐云等，2014)。研究表明，儿童接受干预的年龄与康复效果、临床预后明显相关。早期干预能帮助孤独症儿童较早地发展社交技能、学习社会规则，还能预防和减少儿童攻击、自伤等行为的发生。其次，早期筛查与诊断也有助于父母及家人更早地在心理和社会关系等方面做好相应的调整。儿童提早明确诊断，可以尽早帮助家长接纳现实，针对儿童的具体情况、行为和发展特点因材施教。并且，研究发现，儿童在早期得到明确的诊断，并能较早得到康复治疗指导，可增加父母对康复治疗的依从性和认可度。再次，早期筛查与诊断可在一定程度上减轻家庭和社会的负担。中国针对孤独症的公益性服务机构较少，目前主要是依靠医院和康复训练机构。约有64.5%的孤独症儿童在康复中心接受干预治疗，这些服务机构的收费标准为每月1 000~4 000元不等。另外，有些孤独症患者(尤其是低功能孤独症患者)的生活自理能力较低，大多数患者需要有人看护，而国内专业护理人员较少且费用较高，许多中下收入的家庭不得不选择一位家庭成员辞职来照顾患者。因此，尽早发现孤独症并进行有效的早期干预，可以减轻孤独症的严重程度，这能够潜在地减少患者成年后的干预支持，同时也可改善其成年后的生活质量，减轻家庭的生活和经济负担。

现在越来越多的人认识到孤独症早期发现的重要性。因此，近年来国内外的许多研究者和临床医生致力于越来越早地对孤独症儿童进行识别，开展了对 3 岁以下婴幼儿进行的孤独症谱系障碍早期筛查和诊断，并取得了一些进展。

（二）诊断性评估

1. 诊断性评估的定义

在特殊教育领域中诊断性评估也称为"教育前性评估"，是进行教育鉴定与诊断的手段，用于区分特殊儿童和普通儿童，确定儿童的特殊教育需要与类型。它的目的与功能是通过收集有关信息来确定特殊教育的对象、培养目标和康复方案。诊断性评估有助于相关教育干预活动方案的拟定和实施。

2. 诊断性评估的方法

诊断性评估一般在教学活动开始前，对评估对象的知识、技能以及情感生活能力进行程度上的判断与鉴定。通过诊断性评估可以了解学生当前基础能力状态，知识储备情况和学习能力，以判断其是否具备完成当前教学目标所需要满足的条件，为后续实施和修改教学计划提供依据。诊断性评估的实施时间根据评估诊断对象（学生）自身条件会所不同，但一般在课程、学期、学年开始或教学过程中需要时。这样既能在教学的过程中了解学生的学习进度与准备程度，也能根据诊断结果有效地安置学生。

3. 孤独症儿童诊断性评估

孤独症儿童，不像某些先天缺陷那样在孩子出生之时就能表现出来。尽管部分敏感的家长可以在孩子不满 1 岁的婴儿期就感觉到其与众不同，发现孩子的某些早期征象，少数有经验的医生也有能力在孩子 1 岁内就做出诊断。但是对于大多数患儿来说，还是要等到一定年龄时才开始明显地表现出孤独症症状。一般在 3 岁以后确定孤独症的诊断是比较可靠的，诊断的稳定性更高。这与医生是否按照规范的程序、是否使用高质量的诊断量表和评估工具有关，也与确诊医生的个人临床经验有密切的关系。但是，如果在孩子 2 岁，甚至 1 岁左右给予诊断，同时及早开始治疗，那么这些孩子获得改善的机会就会明显高于在较大年龄才开始干预的孩子，可以起到事半功倍的效果。当然，也有人指出，鉴于早期诊断的不可靠性以及诊断标签带来的负面影响，对于那些症状并不明显的孩子，可以先不确诊；但不确诊不等于不帮助，同时依然要给予这些孩子针对性的干预治疗。

孤独症儿童诊断评估是由专业医师对孤独症高危儿童进行的进一步孤独症障碍诊断。目前，临床上广泛采用的孤独症诊断标准有美国精神医学学会的"《精神障碍诊断与统计手册》(第五版)(Diagnostic and Statistical Manual of Mental Disorders in Fifth-Edition，DSM-Ⅴ)"、中华医学会的"《中国精神障碍分类与诊断标准》(第三版)(Classification and Diagnostic Criteria of Mental Disorders in China-Third-

Edition，CCMD-3)"、世界卫生组织的"《国际疾病分类》(第 11 版)(International Classification of Diseases in Tenth-Edition，ICD-11)"。量表有孤独症诊断访谈量表修订版(Autism Diagnostic Interview-Revised，ADI-R)、孤独症诊断性观察量表(Autism Diagnostic Observation Scale，ADOS)等。

（三）综合性评估

综合性评估主要是制订适合患儿发展水平的个体化干预计划，主要包括以干预目标和干预方法的选择为目的的评估，通常作为儿童教育或干预目标和干预方法的前提策略。综合性评估大多为标准参照评估，教育目标要求孤独症儿童的某一能力达到标准即可。

第三节　心理评估的过程

心理评估的主要类型，按照不同的标准来看远远不止前面所提到的几种类型。评估类型的多样性也更好地满足了社会中各行业、各场合对评估的需求。虽然评估类型多样，但评估的流程大同小异。心理评估过程涉及准备、资料收集和分析总结等多项内容。按照这些内容心理评估可分为以下三个流程：①确定评估目标和评估对象；②设计评估方案；③实施评估。心理评估过程不仅需要由专门机构负责，更是要求评估人员具有高素质、专业、严谨等职业守则，整个心理评估需按照标准化严格执行。

一、确定评估目的和评估对象

（一）确定评估目的

评估目的，是指通过评估以后获得某种想要得到的结论或找出需要解决的问题。心理评估在特殊教育领域中常常为筛查、鉴别、转介、制订个别化教育计划和教学评价等提供依据。

在心理评估准备阶段，需要先明确评估的目的是什么，根据评估对象需要解决的首要问题，确定评估的内容和评估的目标。在这一阶段，我们需要了解清楚评估对象需要解决什么问题，问题的本质是什么(情感问题、行为问题等)，是什么原因导致了该问题的出现，该问题又出现了多长时间。当这些问题都清晰以后，便可以开始确定评估内容。

例如，孤独症儿童轻症患者早期症状并不明显，大部分的孤独症儿童随着年龄的增长一些症状才逐渐显现出来。家长在儿童出现异常症状时，便可以将其带到专门的医院、医疗机构或大学的特殊教育系对其进行心理评估。这时，评估的目的则是鉴别该儿童是否患有孤独症。孤独症儿童的鉴别、诊断评估有

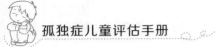

着严格的标准和程序，更需要专业的人员来进行，这样的评估往往采用正式评估和常模参照评估的方式进行。

（二）接触与了解评估对象

虽然评估者在确定评估目的时已大致了解将要对什么样的人实施评估，但在设计评估计划前仍需要更进一步地去了解评估对象年龄、身心、智力的发展状况。如对孤独症儿童进行教育评估时，涉及视、听、触、嗅、味多种感官，包括听指令、阅读理解能力等。评估对象的类别、年龄及心智发展水平会影响到评估工具的选择和使用。

例如，孤独症儿童评估里有一道题目需要被评估者蒙上眼罩，用手触摸不同大小的球体并做出选择。有部分孤独症儿童在这道题目中不能够配合评估者戴上眼罩，对眼罩具有抵触情绪，那么这时我们可以选择将三个小球放置在抽屉中（或找物体进行遮掩）来进行评估。孤独症儿童也有一些强化物（喜欢的，或不喜欢的物品）和评估工具相同，那么在评估准备阶段能够了解到这些信息，便可以尽可能地避免在评估过程中发生各种意外，减少对评估过程的影响，提高评估结果的准确性和有效性。

二、设计评估方案

确定好评估目的和评估对象以后，就要开始准备设计评估方案。根据不同的评估目的和评估对象，设计评估方案也有着复杂与简单之分。有的评估只对单一领域进行，如智力评估只针对智力发展这一项；有的评估则需要对多个领域进行，如孤独症儿童的诊断评估，涉及社交、行为、心智等多个方面，评估难度、评估时长也相对更高和更长。还有的评估只是对评估对象进行简单的晤谈，如在学校老师发现某学生最近成绩下滑严重找其进行晤谈以了解原因，这属于非正式评估，简单易行。但无论是什么样的评估都应事先根据评估目的和对象拟订好一份评估方案，评估方案的复杂与简单由评估目的和评估对象决定。

一份标准的评估方案往往包括以下三个方面的内容。

（一）确定评估的指标体系

评估指标体系是指由表征评估对象各方面特性及其相互联系的多个指标所构成的具有内在结构的有机整体。心理评估的指标体系是指表征评估对象心理及相关属性发展状况的各级各类因素集群及量化方法。孤独症儿童症状轻重表现各有不同，其评估的指标体系相对其他特殊儿童更为复杂，涵盖了社会交往、语言沟通、智力检测等多个方面，具体如下。

1. 社会交往评估

社交障碍是早期孤独症儿童婴幼儿时期行为异常最主要的体现，一般需要用标准化的社交行为评定量表进行评估，Achenbach 儿童行为量表（CBCL）常用于对孤独症儿童的社交行为评定。常见的社会交往障碍有对人缺乏兴趣、分享注意缺陷。

2. 言语沟通评估

沟通障碍同样是孤独症儿童早期发病的主要特征。一般需要用标准化的沟通功能评定量表进行评估，沟通与象征行为发展量表（communication and symbolic behavior scales developmental profile，CSBS-DP）常用于孤独症儿童的沟通功能评定。沟通功能包括言语及非言语沟通。孤独症儿童沟通障碍常见表现为缺乏咿呀学语；言语表达有明显缺陷，表现为说话年龄推迟；言语理解缺陷，对周围声音无反应，常以"耳聋"就诊；缺乏非言语的沟通姿势（如指头、点头等）。

3. 智力检测

智力检测是智力障碍鉴定中的一项基本内容。孤独症儿童往往会有智力障碍并发，因此智力检测也包含在孤独症儿童评估的指标体系中。一般要用标准化智力检测来测查智力。国际上常用的智力检测量表有：丹佛发育筛选测试（Denver development screening test，DDST）、格塞尔发育量表（Gesell development schedules）、贝利婴儿发展量表（Bayley scales of infant development）、韦氏智力测验（Wechsler intelligence scale）、儿童神经心理测验等。

4. 儿童生长发育史

儿童生长发育史是孤独症儿童评估中的一项基本指标，包括患儿姓名（乳名）、性别、年龄、民族、入院日期，父母的姓名、年龄、职业、文化程度、家庭地址、联系电话等。需要准确记录患儿年龄，必要时写明出生年、月、日。孤独症儿童各种类型评估量表中针对不同年龄段有着不同的题目和指标。如上述鉴别不同大小的球体题目中，对于低年龄段的孤独症儿童只要求区分两个不同大小的球体，高年龄段的儿童则要求区别三个不同大小的球体并将它们按照大小进行排序。

5. 儿童疾病史

儿童生长发育史是孤独症儿童评估中的另一项基本指标，主要内容包括来院诊治的发病原因及经过，包括发病时间、起病过程、主要症状、病情发展及严重程度、是否进行过处理等，还包括全身伴随症状和其他系统同时存在的疾病等。如在出生时是否用过助产钳或出现过窒息，这有可能会对儿童大脑发育造成一定的损伤，导致其出现行为异常。

6. 家族病史

越来越多的研究证明孤独症和基因遗传存在一定联系。家族史、疾病史主要收集家族有无遗传性疾病、过敏史或急慢性传染病史，父母是否近亲结婚，母亲

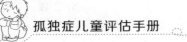

妊娠史、分娩史以及家庭其他成员的健康状况等资料。

7. 心理—社会状况

内容主要包括患儿的性格特征，是否活泼好动或喜静、合群或孤僻、独立或依赖；患儿及其家庭对住院的反应，是否了解住院的原因、对医院环境能否适应、能否配合治疗、是否信任医护人员；患儿父母的年龄、职业、文化程度和健康状况；父母与患儿的沟通方式；家庭经济状况、居住环境、有无宗教信仰等。

（二）选择收集资料的方法、途径和工具，并设计收集资料的程序

确定好评估的指标体系以后则需要考虑通过什么样的方法、途径和工具去收集所需要的资料，并以此设计好收集资料的程序。

收集评估资料的方法有很多，比如观察法、调查法、问卷调查法、晤谈法、访谈法、心理测验、作品分析法、医学检查等。根据不同的资料选择合适的收集方法，如需要检查身体健康各项指标是否处于健康水平时，则选择到医院中进行体检；需要了解评估对象言语沟通是否正常时，则采用社交沟通量表进行检测。

选择好方法以后就需要考虑通过什么样的途径和工具收集资料。途径和工具的选择同样要依据患儿目前的状态及可行性进行选择。例如，儿童生长发育检测中常使用欧美国家和地区的量表进行检测，欧美国家和地区人种较亚洲人种在体形上更为高大些。那么在使用这些国家和地区的身体发育量表时则需要在结果上做相应的调整（欧美国家的量表身体发育年龄结果为 4 岁时，亚洲人对应的发育年龄可能是 5～6 岁）；还有在了解家族及儿童病史时通过线上还是线下的方式？患儿的父母如果不在身边应该找谁？在进行评估前就要决定好收集资料合适的途径和工具。

当选择收集资料的方法、途径和工具都决定好以后，就要开始设计收集资料的程序。收集资料的程序设计就是将什么时间收集哪些资料一一列出整合在一张时间表格上。需要综合考虑哪些资料是必不可少的，一定要收集的资料和其他资料的收集难度。先去收集容易收集的资料还是先去收集难度大的资料？收集家族病史时，患儿家长是否有时间？评估者应将这些问题都综合考虑清楚以后，再去制订出一份相对合适的资料收集时间表，这样以后的资料收集工作在实施时才能有序地进行，减少收集过程中的精力损耗。

（三）评估人员的选择

通过上述案例我们了解到，在孤独症儿童心理评估中需要收集的资料复杂多样，并且在评估的过程中需根据孤独症儿童的状态灵活转变思路。因此，孤独症儿童心理评估过程中往往需要两人或两人以上建立一个评估小组参与。孤独症儿童诊断性评估内容专业，要求评估者有丰富的经验及对孤独症有深入的

研究，国内目前能够进行孤独症儿童诊断性评估的人员十分有限且紧缺。政府机构及公立、私立康复学校应加大这方面人才的培养与培训。

三、实施评估

确定了评估的目标和对象，设计好评估方案以后，就要开始按照设计好的评估方案实施评估。实施评估的过程主要做两个方面的事情。

（一）根据评估方案收集多方面资料

实施评估资料的收集以设计好的收集方案为行动指标，虽然在设计收集资料的程序时已经考虑了各种情况，选择了当前较为合适的方法、方式、工具和途径进行，但在实施的过程中难免会遇到这样或那样的突发情况。

例如，本来约好与患儿父亲下午进行有家族病史儿童的病史访谈，患儿父亲却临时有事不能进行访谈，那么我们就要考虑怎么进行补救，比如患儿母亲可以前来吗？如果父母双方都没有时间的话那访谈能否改为线上访谈或换个时间再进行访谈。

面对这些突发状况，去接受的同时不仅要想好应对措施，同时也要保证在改变原计划的同时不能降低收集资料的质量。

（二）对收集的资料进行分析、整理、归纳分类

按照设计好的程序将资料收集以后，并不是收集到的资料就能够马上派上用场了。首先，我们要审视收集到的资料是否全部内容都准确无误；其次，我们要去区分收集来的资料哪些是有用的，哪些是无效的，有些资料虽然准确无误，但是对于我们的干预方案或教学计划无用；最后，对这些资料按照标准给出合理的解释，根据评估的目的对评估对象的心理发展状况及存在的问题得出结论。

第四节　心理评估的注意事项

一、目的要明确

心理评估的过程需要紧紧围绕着评估目的这一核心进行，评估者应时刻牢记本次评估的目的是什么，避免在评估过程中出现偏离评估目的的情况。

评估目的要明确。对于受评者来说可减少盲目评估带来的身心压力，盲目的、无目的地进行评估一方面耗时耗力，另一方面也会让家长或患儿感到紧张不适，带来心理压力；对于评估者来说，盲目评估会增加其工作负担，不必要的工作压力还有可能影响评估结果，带来错误的结论，进一步影响后续的干预。

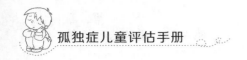
二、收集资料要广泛

在收集资料的过程中要结合指标从多种途径和渠道广泛地收集，这有助于我们准确地判断和解释孤独症儿童目前的心理发展状况和存在的问题。

例如，涉及孤独症儿童的感知觉评估，我们可以到医院中选择不同专科的医生进行诊断。听觉测验可以找听力学专家去做；视觉测验可以找眼科专家去做；嗅觉测验则可以找鼻科专家去做；可以通过患儿的监护人去了解其日常生活情况、兴趣、存在的问题等。

三、灵活应用各种方法进行资料收集

孤独症儿童症状表现得复杂多样，且随着年龄的增长，症状表现程度不断加深甚至还会陆续产生新的症状和问题，这给孤独症儿童的评估带来了巨大的挑战。目前，没有任何一种方法能够把孤独症儿童心理评估所需要的所有资料都收集进来。收集资料中常用到的几种方法，如观察法、调查法、晤谈法、心理测验等在实施过程中都有各自的局限性。因此评估者在收集资料的过程中要权衡好各种方法的利弊和可行性，灵活地运用这些方法对资料进行收集。

四、静态评估和动态评估的有机结合

静态评估是指通过测量评定儿童当前已经掌握的知识和技能，从而了解儿童当前的发展水平和状况。静态评估一般是指传统的评估方式，通常只评估一次，根据这次的评估结果即儿童当前的状况制订教学或康复计划。

与静态评估相对的就是动态评估。动态评估出现的时间在静态评估之后，但近年来越来越受到普通教育领域和特殊教育领域学者的关注。动态评估更侧重于了解儿童的学习发展潜能，在评估过程中评估者会给予儿童一定的提示、反馈、引导，并观察在一定的帮助下儿童能否完成评估的要求。评估完成后的康复训练，也将重点关注儿童这部分有提升空间和发展潜能的能力和技能。动态评估需要以"评估—训练—再评估—再训练"的方式，对儿童进行反复评估和训练，较好地、准确地掌握在不断训练和强化下儿童技能和知识的成长能力。

静态评估简单易行，时间、精力和资源消耗较少；动态评估更能够准确地把握孤独症儿童的心理发展状况并将评估和训练结合起来。我们在实际的评估当中，应该把静态评估和动态评估结合起来运用。

五、评估与干预互相结合

心理测量是心理评估的手段，心理评估是心理干预的前提。评估者不仅要关注评估的结果，更要根据评估结果制订相应的干预计划，干预方案如个别化教育计划（IEP）。通过评估了解孤独症儿童的发展状况，将评估结果和干预训练计划相结合，将评估的结果应用到日常的教学当中，应用到孤独症儿童的康复方案当中。此外，根据干预和康复的效果再次制订新的评估计划，依据患儿的状况不断对心理评估、心理干预、康复进行调整，提升评估的准确性和康复的有效性。

六、远程评估与教育问题

近几十年来，随着信息技术的发展，远程教学的互动性越来越强，除录播课程外，视频或语音会议可以使教学双方完成实时互动和监测。远程信息技术的低成本、易操作，为远程教学实践及相关评估提供了极大的支持和保障。孤独症儿童远程教学与评估领域也有所突破，包括行为干预、评估与诊断、咨询、家长养育指导等多个主题，适合在家庭、社区、学校、诊所等多样环境中进行。目前，在孤独症儿童心理评估中还是以量表测验为收集资料的主要方法。随着大数据和互联网的发展，现在越来越多的资料采用了线上收集的方式。通过 PC 端和互联网技术，将相应量表数据化呈现在电脑中，评估者将数据记录在电脑中由平台对数据进行量化计算得出结果，在一定程度上简化了收集和处理资料的负担。

远程评估研究已经证明，医务人员通过电脑或智能手机与患者联络进行诊断和治疗，是一种更简单、经济的方法，能够更好地为孤独症谱系疾病患儿的家庭进行临床诊断。浙江工业大学徐云教授团队已经开始尝试用智能手环远程监测孤独症儿童实际的身心状态。

常见的远程教学技术辅助工具，如视频会议软件（Skype、Vsee、Hangouts等）可以进行线上视频实时会议培训。远程教学的内容与形式主要为问题行为干预，如减少儿童自伤行为、离座行为、攻击性行为等。有 9 篇文献研究了社交技能教学，如增加儿童社交发起、社交回应或社交参与行为、言语技能教学；如图片交换沟通系统（PECS）使用、言语沟通、家庭或教师支持；如缓解家长养育压力、促进亲子互动。从教学形式来看，研究者和教学者通常会采用"一对一"教学或小组教学的形式，也更多地将教学内容融入游戏或活动中，在过程中常采用讲授、示范、角色扮演、即时反馈等教学策略。远程教学实践过程需要方案设计、前期准备、系统培训和教学实施等几个阶段。远程教学效果显示都有积极变化，包括研究对象的目标行为正向发展（如社交行为频率增加、挑战行为频率降低等），教学实施支持度良好、实施者满意度较高，研究者评估教学方案及相应策略实施正确率达标，亲子互动质量提高，量表得分测验前后存在显著差异等。但信度、效度问题依然广受关注，远程教学最常被诟病的就是其实施支持度和有效性。针对这两点，研究者们也在尝试给出解决问题的办法。目前来看，研究者常用的策略是制定培训达标标准、计算实施支持度、收集教学实施情况数据、进行实时指导、调查满意度等。相比于使用访谈、问卷调查等形式来收集实施者的自我评价，制定培训达标标准可以使研究者更加客观地评估培训效果，保障培训质量。实施支持度检验表作为直接测量材料，能够帮助研究者客观衡量教学的实施是否符合研究设计的要求。部分研究者通过提供实时指导，来提醒实施者在教学过程中及时调整教学行为，例如 Boisvert 等人要求实施者在教学过程中佩戴蓝牙耳机，而研究者通过监控录像全程观察教学活动并提供实时指导。此外，研究者们普遍借助社会效度调查来收集研究对象家长、教师及其他研究者对教学活动的满意度。

第五节　孤独症儿童心理评估的意义

一、落实孤独症儿童有关教育和发展的法律法规需要

（一）孤独症儿童教育康复救助的现状与不足

1. 孤独症儿童具有特殊性，部分患者的照护需要持续终生

孤独症是一种神经发育障碍。根据美国《精神障碍诊断与统计手册》(第五版)的描述，其主要特征为社会交往和沟通障碍的总称，并伴随重复行为、刻板行为等异常。孤独症目前只能通过干预的手段减轻其症状，并没有特效药。有一部分孤独症儿童的生活不能自理，需要家长长期的，甚至是终生的照护。

2. 孤独症儿童康复治疗费用高，家庭负担沉重

每个孤独症儿童的家庭都承受着十分巨大的压力和负担：一是照顾者的人力负担；二是照顾和康复训练的经济负担；三是人力和经济负担过重且休息与心理调节的匮乏而导致的巨大的精神压力。孤独症儿童的诊断成本十分大，一般在确诊的过程中家长就已经需要花费数年的精力和不菲的费用。确诊之后，康复训练又成为家庭的另一个重担(吴晖，2011)。孤独症儿童的生活费用比正常人高出很多，而且这样的情况可能会持续终生。在没有建立孤独症人士社会照顾体系的情况下，家庭就完全承担了照顾孤独症儿童的责任。而在接受了早期干预训练后，他们的上学、就业、养老等一系列问题又接踵而至，使整个家庭始终遭受着沉重的心理与经济负担。

3. 孤独症康复机构鱼龙混杂，师资匮乏

由于各种原因，真正能随班就读的孤独症儿童少之又少。当下，孤独症儿童的安置形式主要还是隔离式的康复训练机构或特殊学校。据已有的中国残疾

人事业基本情况统计显示，2010—2014 年的五年时间里，在康复训练机构里的孤独症儿童总人数逐年大幅上升，尤其在 2011—2013 年间，孤独症儿童机构训练人数由 1.1 万人上升至 1.9 万人，速度增长很快。另一方面，能让自己的孩子回归主流社会，融入主流教育环境，几乎是所有孤独症儿童家长的心愿。2014 年，中国孤独症儿童发展状况报告表明，在调查中有一半以上的家长期望孩子能进入普通学校随班就读(徐云，朱旻芮，2016)。

目前，虽然我国孤独症康复机构比较多，但是大部分孤独症康复机构的设施简陋，场地狭小，没有孩子的活动场地。此外，由于在条件不具备或不合适的情况下，很容易导致孤独症儿童情绪和行为问题的发生，为孩子将来的成长埋下深深的隐患。因此孤独症康复工作对教师的心理素质与专业素质要求极高，对教师的选拔、培训和考核十分看重，有条件的地区甚至要求教师持证上岗。但是目前社会上掌握孤独症有关训练方法的专业教师十分缺乏，同时对教师的有关培训都不成规模。在师范教育中，对孤独症专业教师的培养力量非常薄弱。

4. 孤独症儿童就学难，质量不高

2010 年，《国家中长期教育改革和发展规划纲要(2010—2020)》将特殊教育单独列为一章，要求不断扩大随班就读和普通学校特教班的规模。2011 年，教育部重新修订的《残疾人随班就读工作管理办法》明确说明将孤独症儿童纳入随班就读的对象。2014 年，国家首次用"全纳教育"一词作为《特殊教育提升计划(2014—2016 年)》总目标，并提到"让每一个残疾孩子都能接受合适的教育"，这些政策都对孤独症儿童融合教育的发展有着深远的意义。同时我们必须清楚地认识到，国内随班就读政策的历史不长，针对孤独症患儿融合教育的政策保障起步也较美国晚一些。虽然政策法律中一直强调不断扩大随班就读，完善特殊教育体系，但为何还有大量孤独症儿童未能如愿进入普通学校学习？究其原因，依然与政策保障息息相关。具体而言，首先，是缺乏"零拒绝"法律。接受义务教育是每一个孤独症孩子被国家法律赋予的基本权利，融合教育是帮助他们履行接受教育权利的重要途径。现有的法律法规保障了这些孩子的基本权利，但却没有保障他们运用权利的方式。其次，各地区缺乏响应国家号召的地方政策。由于各个地区的孤独症儿童和特教师资情况不同，各地政府缺乏对孤独症儿童随班就读的针对性政策，使得患儿家长们也无法得到明确的政策保障信息。最后，鉴于政府和教育界的学者们也一直在探索适合中国融合教育发展的道路，我国随班就读模式的发展尚未成熟，政策信息和内容缺乏明确性和导向性，致使政策的执行力度较弱。一项华南地区孤独症人群服务现状调查数据显示，虽然政府出台了孤独症儿童可以就近进入普通学校的政策，但受访家庭的孤独症儿童中仅有 10.43% 接受了普通学校的教育，依然存在普通学校拒绝接收孤独症儿童的事件(徐云，朱旻芮，2016)。

对许多孩子而言，小学时期是儿童从学前教育阶段进入正式接受义务教育阶段的开始。孤独症儿童存在社会沟通交往障碍和重复刻板行为，难以应对变化的环境，有些甚至缺乏生活自理能力，因此，他们需要在进入学校之前，接受一定的康复训练或适应性课程，以便更好地适应新的生活环境。从小学过渡到中学，以及大龄孤独症患者就业转接同样是一个个充满挑战的过程。但在现有的学校教育模式和资源条件下，中小学孤独症儿童的个别化教育几乎处于空白。另外，孤独症儿童的康复与教育的衔接是融合教育顺利开展的重要保证。很多家长往往会关注学龄前孤独症儿童的语言发展问题和情绪行为问题，较少关心其社会认知和人际交往问题，围绕"康复机构"为中心的干预模式确实能提高他们的单项技能，但对整体社会性发展作用不明显。部分患儿经过康复训练，增强了自身的能力，却因为一些行为问题又被送回特殊教育机构中，如此经历使得先前康复工作的努力付诸东流（徐云，朱旻芮，2016）。

我国孤独症儿童除了在康复机构接受康复训练外，大多数被安置在培智学校，与智力障碍儿童一起接受义务教育。虽然有 3/4 的孤独症儿童伴有智力障碍，但患儿彼此之间的智力差异较大，存在比一般智力障碍儿童更为复杂多样的难题。孤独症儿童融合教育的课程难以顺利运行，尤其是针对孤独症儿童的课程教材缺失问题较为严重。孤独症儿童的教育基本沿用智障儿童的课程体系，现有的一些教材也缺乏生活化和趣味化，不利于孤独症儿童的理解学习。集体教学中满足不了孤独症儿童的教育需求，个别化教育的质和量也未能跟上进度，归根结底，还是由于特殊教育师资力量的匮乏及特殊教育教师专业化程度不够高（徐云等，2016）。

（二）孤独症儿童社会救助政策的不足

尽管关于孤独症儿童社会救助政策的实施时间不长，但由于我国以相对较为成熟的残疾人救助政策体系为依托，以及近年来中央及地方各级政府针对孤独症儿童等目标群体制定了一系列法规、制度，我国孤独症儿童的社会救助政策也取得了不少成果。但是，从长远发展的角度来看，现有的政策也存在许多不足，需要不断完善（方巍等，2014）。

1. 大龄孤独症儿童的基本生活无法保障

目前对于孤独症儿童的照养、治疗计划在很大程度上仍以家庭为主，现有的政策和服务体系并没有解决此类家庭的重大负担。一旦孤独症儿童家庭的某位或某些成员因年龄、疾病等原因失去对这些儿童的照养能力，那这些缺乏生活自理能力的大龄孤独症儿童的生活保障就会面临极大的挑战。

2. 专业服务人员严重缺乏

与现有的从中央到地方各级政府对孤独症等残疾儿童的康复治疗与教育的

大量资金投入相比，目前对专业服务人员的培养相对较少。社会服务水平低已经成为当前我国社会救助服务领域的一个重要的突出问题，这一点尤其在像孤独症这样一个小范围的领域表现得更为突出。即使在专业服务人员较多、较全的义务教育阶段，相当一部分的培智学校同样也缺乏专业相关的服务人员，这也使得孤独症儿童融入正常孩子的学习环境更为困难。

3. 对于孤独症儿童早期干预的投入较少

尽管国家对于孤独症儿童的社会救助尤为关注，在相关政策上有了长足的发展，但仍然将重点放在义务教育阶段，而没有对孤独症儿童最重要的早期干预与就业预备阶段进行有效的重视与投入。目前，医学界已经对孤独症儿童早期干预的成效形成了高度的共识，孤独症儿童家长也对孩子的早期干预治疗极为看重。在一些发达地区，尽管政府为此提供了一定的经费支持，但是投入仍显不足，使得社会上的大部分孤独症儿童康复机构基本靠收取高昂的费用来维持运营，这样给孤独症儿童家庭带来了更加沉重的负担，一些贫困家庭只得放弃早期干预治疗。另外，由于相关的专业康复治疗机构数量较少，相当一部分的孤独症儿童无法获得早期干预，一些即使曾经参加过康复训练的儿童，也往往因为各种原因而中途停止训练，这种现象在全国范围内十分普遍。

（三）孤独症儿童的社会福利内容不全

"十一五"期间，在中国残疾人联合会、教育部、卫生部等有关部门的推动下，孤独症康复工作被首次纳入了《中国残疾人事业"十一五"发展纲要与配套实施方案》。该方案针对孤独症儿童康复工作力求在三个方面寻求突破：①寻求科学、有效的训练方法。通过试点工作总结，摸索出一套适合基层普及的、科学有效的训练和教育方法。②寻求科学实用的标准。加强孤独症儿童教育康复的科学研究，组织相关领域专家制定孤独症儿童的教育评估标准和机构建设标准，进一步引导、规范孤独症儿童康复工作。③寻求有效运转的机制，探索儿童"早期筛查—早期诊断—早期康复"的早期干预体系及相关保障制度的建立（郝曼等，2015）。

2017年3月，国务院印发的《"十三五"推进基本公共服务均等化规划》，将残疾人教育列入"十三五"国家基本公共服务清单，进一步提出逐步为家庭经济困难的残疾学生提供包括义务教育、高中阶段教育在内的12年免费教育，对残疾儿童普惠性学前教育予以资助，对残疾学生特殊学习用品、教育训练、交通费等予以补助。

目前，关于孤独症的相关救助政策和措施大多由中国残疾人联合会（简称中国残联）制定和实施。中国残联已经完成了全国31个试点城市以及省级康复训练机构的筛选和认定工作，制定了《"十一五"孤独症者康复训练试点工作实施办法》，并组织专家、学者共同编写了《孤独症者的教育与康复训练》一书，制定了

《孤独症康复训练机构评估标准》和《孤独症儿童教育评估工具》等。"十二五"期间，精神病防治康复工作纳入《中国残疾人事业"十二五"发展纲要》，卫生部、民政部、公安部、教育部、财政部和中国残联共同制订了《精神病防治康复"十二五"实施方案》，将在全国范围内，对 780 万名精神病患者开展"社会化、综合性、开放式"精神病防治康复工作，使更多的精神病患者受益。在全国 20 个城市开展孤独症儿童融合式社区家庭康复试点工作，开展 0~6 岁贫困孤独症儿童康复救助，每年为 10 000 名孤独症儿童提供康复训练补贴。"十三五"期间，中国残联将着力推动建立残疾儿童康复救助制度，继续组织实施残疾儿童康复救助项目，努力改善孤独症儿童及其他各类残疾儿童的康复状况。各地区也纷纷将孤独症儿童康复问题纳入本地区的"十三五"规划当中（杨晋梅，2016；肖环玉，2013）。

到目前为止，从立法内容上来看，保障残疾儿童权利的措施散布于不同的法律条例和政策文件中，可见，残疾儿童在法律、法规中的主体地位依然不够突出。就孤独症儿童而言，近几年，政府才逐渐将孤独症群体的康复、教育、卫生、医疗等问题写入政策文件，但较之于孤独症儿童实际的生活状况，这些法律支持还远远不够。因此，我国亟须针对残疾儿童的专门的法规政策，尤其是对当前高发的孤独症群体的权利保障政策。同时，上述法规中虽然没有明确提到孤独症儿童的心理评估问题，但是，开展孤独症儿童心理评估能够在一定程度上帮助这些法规的落实。

二、充分体现孤独症儿童教育中因材施教的原则

特殊教育就是针对特殊儿童的学习需求而提供的教育，特殊教育的目的是最大限度地满足社会的要求和特殊儿童的教育需要，以发展他们的潜能，使得他们能够获得技能、增长知识、增强他们的社会适应能力，进而成为对社会有用的人（徐云和施毓英，1990；徐云和梁伟军，1995）。孤独症儿童的教育就是适合孤独症儿童的个性化需求以及他们自身的特点，采用各种合适的教学手段，促进他们的知识、能力以及品德的提升，最大程度地发挥他们的潜力，进而使他们融入社会（徐云和朱旻芮，2017）。

"如果你见过一名孤独症患者，那么你只见过一个"。孤独症患儿症状复杂多样，程度轻重各有不同，并往往会有智力障碍、睡眠障碍等多种伴发疾病，大大地增加了我们教育和康复的难度。在为孤独症儿童实施特殊教育和干预前，教育行政人员、任课老师、家长以及孤独症儿童应一起商讨教育或训练的内容，并制订出一份书面教案——个别化教育计划（individualized educational plan，IEP）。

个别化教育计划是对孤独症儿童康复实施因材施教策略的结果，而孤独症

儿童的心理评估则为因材施教和制订个别化教育计划提供前提。个别化教育并不是指一对一地展开教学活动，而是根据学生的个人身心发展状况以及家庭和社会对其需求来展开教学。因此，需要对孤独症儿童开展心理评估，遵守孤独症儿童心理评估的实际结果，以期达到提供有效的个别化教育计划的目标。

三、有助于提高孤独症儿童教育的管理水平和质量

建立孤独症儿童心理评估制度，展开孤独症儿童心理评估活动，有利于特殊教育学校、政府单位(如残联)和康复机构收集大量有关孤独症儿童及对其进行康复教学的资料。对这些资料进行数据化分析处理，能够发现对孤独症儿童的康复教学活动中有哪些需要改正的问题，以及对孤独症儿童的康复教学活动中有利于康复的设计，这将给特殊教育学校、政府单位或康复机构的科学化管理提供依据。

孤独症儿童相较其他特殊儿童在教学难度上更高，学习进度更为缓慢，康复效果更难体现。周期性、有目的性的评估，能够很好地给教师的教学活动带来及时有效的反馈，同时能够监督教师或康复老师教学的有效性。孤独症儿童的进步不是由 0 到 1 的过程，可能是 0 到 0.5 再到 1，也有可能是 0 到 0.1 到 0.2……再到 1 的过程。例如，在教导孤独症儿童学习"把水杯拿起来到饮水机处接一杯水再拿回来"这项动作时，孤独症儿童往往难以一次学会，可能今天学会把杯子拿起来到饮水机处，明天学会把杯子拿起来到饮水机处接一杯水，到最后某天才能完成全过程的学习。那么在学会把杯子拿起来到饮水机处时，虽然没有完成学习，但这对于孤独症儿童来说也是一种小进步。对教师来说，康复的有效性，孤独症儿童的进步也是工作中的一项正反馈，能给予教师或康复师更大的工作动力和热情。

因此，孤独症儿童心理评估是对其开展特殊教育和干预康复活动中不可或缺的重要一环。只有做好孤独症儿童的心理评估工作，才能保障对其特殊教育和干预康复活动的有效进行，才能保障孤独症儿童的个别化教育计划符合孤独症儿童自身的特点，提升特教学校、残联和康复机构管理的科学性，提高康复和教学有效性及教师、康复师的专业水平。

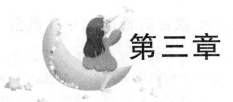

第三章

心理评估的理论基础

第一节　测量和量表

上一章节，从心理评估的概念、心理评估的类型、心理评估的过程等几个方面介绍了孤独症儿童的心理评估。心理测量是心理评估的重要基础，为心理评估提供数据支持和基础。那么什么是测量？心理测量又是怎么发生在心理评估当中的？心理测量在心理评估当中发挥了什么作用？心理测量和心理测验又是什么关系？这些相关的概念务必要了解。

一、测量

在我们的生活、工作和学习中，运用测量的现象比比皆是。几乎随时随地都有可能发生测量，例如，清晨我们被手机铃声吵醒，看了一眼手机上的时间还能再睡五分钟；中午点了一份外卖，想要知道外卖多久才到，看一下 App 上的预估送达时间；制作甜点时通过电子秤把控每一样食材的配比等。

除了日常生活、工作和学习，测量在现代化的科学研究中更是有着举足轻重的地位。测量被广泛地应用于生物、化学、地理、物理等自然学科研究当中，同时在社会、经济、医疗和教育领域也越来越被重视和使用，是自然科学和各领域中最重要、最基本的研究方法。现今，心理测量也在特殊教育领域，孤独症儿童心理评估中发挥着至关重要的作用。

（一）测量的定义

从广义上来说，将一事物的某种或多种属性按照某种准则进行量化的过程就是测量。在测量过程中有时需要特定工具的帮助（量具），如测量体重用的电子秤，测量体温用的体温计，测量长度用的尺子等，但并不是所有的测量都需要量具，如判断物体大小时我们可通过视觉或触觉进行直观的测量。

（二）测量的要素

从测量的定义上来看，我们不难发现测量主要有以下三个要素。

1. 测量的客体即测量对象

按照需要测量的属性，测量也被分为物理测量、化学测量、生物测量和心理测量等分支。物理测量即对事物的物理属性进行测量，包括长度、面积、高度、角度、表面粗糙度以及行为误差等；化学测量即对事物的化学属性进行测量，包括化学物的酸碱性、可燃性、物体的液化温度以及氧化性还原性等；心理测量则是对人的各种心理属性进行测量，如兴趣、性格、人格、气质等。

人的心理属性具有抽象性，无法直接进行测量，但是我们可以通过这些心理属性在人身上的行为表现来进行测量。因此，要进行心理测量的前提是先给需要测量的心理属性下一个明确的操作定义，例如在某种情况或条件之下，出现了什么行为表现就说明测量对象一定具备某种心理属性。那么在心理测量中，我们便可以通过在测量过程中创造这种条件引起测量对象产生行为表现，通过对这些行为表现观察和测定，进而推断出测量对象是否具有这种心理属性。

因此，严格地来说，心理测量实际上测量的是一个人对测验题目的反应。

2. 测量的结果

测量结果即描述事物属性的数字，代表着某一事物或该事物某一属性的量。常见的测量结果中，数字后往往会添加某一单位来赋予该数字意义。如一米、一千克、二十六度等。好的单位必须具备两个条件：一是有确定的意义，即对同一单位，所有人的理解意义要相同，不能出现不同的理解，如一千克的质量是固定的；二是有相同的价值，如一千克的铁和一千克的棉花同样重。

心理测量本质上属于顺序测量，即分数与分数之间不具有相等的单位，而为了进一步进行统计分析，只能把这些分数看作是等距变量。意思是，个人在测验中所得到的原始分数并不具有任何意义，只有将它与其他人的分数或常模相比较才有意义。

有时心理测量中的数字意义是由人为定义和赋予的，如用数字代表喜欢的程度（1代表非常喜欢，2代表喜欢，3代表一般喜欢，4代表不喜欢）、代表不同的性别、代表不同的年级等，这时的数字仅仅是一种区分的符号。

3. 测量的法则

所谓"法则"，是测量所依据的规则和方法，通俗地来讲就是为什么要这样测量的原理、依据以及怎么进行测量。例如，用秤测量物体的重量，依据的是杠杆原理；用温度计测量物体的温度，依据的是热胀冷缩原理。还有，在使用尺子测量线段的长度时需按照尺子的使用规则进行，将刻度尺的刻度线紧贴被测物表面，线段的起始点与零刻度线重合，最后完成对该线段的测量。如果没有按照规则进行测量，那么测量结果的有效性和准确性将得不到保证，会进一步影响我们的判断。

人的心理测量具备主观性，相对物理测量还很难制订出容易操作的法则，测量结果也容易出现较大的误差。随着人类对心理现象认识的不断深入、测量法则的不断完善，心理测量也会越来越精确。

任何测量都包括测量对象、数字和测量法则三个要素。如智力检测中，测量的对象就是受测者当前智力发展的水平，依据智力理论编制的标准化工具，最后以得分数字的多少来衡量智力水平的高低。只有具备了这三个基本要素的测量才是一个完整的测量，三个要素缺一不可。

二、量表

(一) 量表的定义

测量是对某一事物或该事物的某种属性，按照一定法则指派数字的过程。这些数字的指派需要遵循两个基本原则：一是给不同的属性指派数字要参照不同的数量体系；二是同一种属性只有用同一个数量体系的数字表示出来才有意义。在测量学中把定有参照点和单位的连续体叫作量表。

进行测量时，我们将被测量的事物或某种属性与能够测量这种属性的连续体相对照，看它离开参照点多少单位，便得到一个测量值。例如，上学时使用的刻度尺是一个能够测量长度的连续体，需要测量线段的长度时，就将刻度线与该线段对齐，零刻度线位置摆放在线段起点，看线段的末点对应刻度尺的什么位置，从该点到零刻度线的距离就是线段的长度。800 米体测时用的计时器也是一种量表，从 0 分 0 秒开始作为一个参照点，每个学生的体测成绩如何则要看他从起点开始跑到 800 米共耗时几分几秒。

任何量表都具备参照点和单位两个基本要素。

1. 参照点

要确定事物或该事物某属性的量，必须要有一个计量的起点，这个起点叫作参照点。参照点相同，测量的结果之间才能相互比较，例如一千克铁和一千克棉花可以相互比较，它们是一样重的。倘若参照点不同，则测量的结果所代表的意义完全不同，失去了比较的共同基础。例如，一个初中生在物理考试中获得 80 分和一个高中生物理考试获得 80 分是不能够相互比较的，虽然都是物理考试测验所得的分数，但前者代表着学生初中物理这门课程的考试得分，后者代表的是学生高中物理考试这门课程的得分，他们获得的分数所代表的意义不同。

参照点有两种：①绝对参照点，即以绝对零点作为测量的起点。例如长度测量和重量测量就是建立在以绝对的零点为参照点的基础上来测量。②相对参照点，即人为确定的零点为参照点。例如对地势高度的测量中，以海平面为测量的起点，珠穆朗玛峰的海拔高度为8848.86米，指的是珠穆朗玛峰山顶与海平面的垂直距离为8848.86米，代表着它的陆地高度。

绝对参照点意义明确，稳固恒定，易用于比较，是我们理想的参照点。心理测量是相对性的测量，是对人的行为进行比较，没有绝对的标准。有的只是某种行为表现的连续体，所有的心理测量都是看每个人处于这个连续体的什么位置上，具有相对性。例如，某个学生在数学这门课程的期末考试中获得了零分，不能说明他对考试的内容一无所知，我们也不能说他没有数学逻辑能力，只能说明该学生的水平低于考试所要测试的水平。又如，我们在给孤独症儿童做心理评估时，将一份适合12岁以上孩子的感知觉评估量表给5岁的孤独症儿童使用，他理所当然地得了零分，但不能说他没有感知觉能力，只能说他目前的能力没有达到12岁孩子的水平。

心理测量中没有绝对参照点，所有的参照点都是人为确定的，心理测量的结果都是与其所在总体的人的行为或某种人为确定的标准相比而言的。人为确定的标准不是一成不变的，没有绝对参照点是心理测量最大的局限性。

2. 单位

单位是测量的另一基本要素，没有单位就无法进行测量。常用单位可以分为质量、长度、密度、压力等17类，每一类又包含很多单位，每一类中的单位可以通过一定比例相互换算。例如，代表长度的单位有千米、米、分米、厘米、毫米等；代表质量的单位有吨、千克、磅、盎司等；代表时间的单位有年、月、日、时、分、秒等。没有单位，数字所代表的意义不明确，数字之间无法相互比较。我们常常认为10比1要大，那是因为在对数字比较时默认它们使用的是同一个单位，倘若1的单位是吨，10的单位是千克，那么1吨就大于10千克；如果1的单位是米，10的单位是千克，则两个数字之间所代表的意义不同就无法比较。同时，同一类的单位可以通过一定的比例相互换算，如1吨等于1000千克。

好的单位必须具备两个条件：①有确定的意义，即对同一单位，它的公认标准只有一个，所有人的理解都是相同的。例如，每1米的长度都是相同的；每1吨的重量都是相同的，1米的长度和1吨的重量在全世界都有一个公知。②有相同的价值，即相邻的两个单位点之间的距离总是相等的。例如，每克的重量在世界上有一个公认的标准，并且5克和6克之间的距离与3克到4克之间的距离是相等的，相邻的两个单位点之间的距离也相同。因此，克作为重量的一个单位，满足了好的单位所必须具备的两个条件，是一个好的质量单位。目前，在心理测量中还没有任何一个具有明确意义的单位，并且两个相邻单位之间的距离并不相同。例如，心理测验常常用得分来衡量一个人的水平，以分为单位，但 1 分的价值是多少没有人能够说清楚，心理测量所获得的原始分数用于与其他人的分数或常模比较才有意义。同时分数之间的距离也不相等，我们知道在测验和考试当中，从 0 分提高到 10 分和从 90 分提高到 100 分的难度是不一样的，由 90 分提高到 100 分的难度要大得多。

心理测量没有绝对参照点，并且心理测量的单位没有确定的意义及相邻单位之间的距离也不相等。这些都是心理测量的局限性，我们将心理测量的结果运用到孤独症儿童的心理评估时，要认识到这种方法的局限性。

（二）量表的分类

根据不同的测量对象和测量目的，编制量表时所采用的参照点和单位也有所不同。量表的参照点、单位不同，其测量水平和精确度也不同。一般来说，按照测量的水平和精确度从低级到高级分为四种水平，即命名量表、顺序量表、等距量表和比率量表。在这四种测量量表分类中，高级量表除包括低级量表的条件假设和功能外，还有其自身的一些特点。

1. 命名量表

命名量表也叫类别量表或名称量表，它是量表中测量水平最低的一种。量表中的数字根据编制者赋予的意义用来代表事物或把事物归类，数字在其中不具备任何数量的意义。例如，用"1"表示智力障碍，"2"表示语言沟通障碍，"3"表示阅读困难障碍，"4"表示感知觉发展障碍。

数字在命名量表当中只起着标志和区分事物的作用，只统计各类事物的频数和百分比，因此没有序列性、等距性和可加性。用数字 3、2、1 分别代表幼儿、少儿和青年，我们不能通过这些数字大小来推断青年比幼儿的年龄更大；也不能够运用这些数字进行加、减、乘、除的运算，例如，青年加上少儿就等于幼儿，虽然 1+2＝3，但在命名量表中的数字没有数量化意义，不能够说明青年人数加上少儿的人数就等于幼儿的人数。

2. 顺序量表

顺序量表也叫等级量表，其测量水平比命名量表高，不仅对事物进行分类，还用数字指明类别的大小和等级的高低，如学生的考试名次、能力等级、对某事物喜爱的程度等。

又如孤独症儿童心理评估中将其能力分为可以自主完成测验，在辅助、引导下能够完成测验和不能够完成测验三个等级，可以自主完成用"P"表示，在辅助、引导下能完成用"E"表示，不能够完成用"F"表示。并且从等级的划分中我们能够做出判断，同一道题目上获得"P"项评定结果的孤独症儿童要比获得"E"项评定结果的孤独症儿童能力更强，同理，同一道题目上获得"E"项评定结果的孤独症儿童要比获得"F"项评定结果的孤独症儿童能力更强。

顺序量表和命名量表一样，既无绝对零点，也无相等的单位，数字只表示大小顺序和等级，量表的数字也不能进行加、减、乘、除的运算。例如考试的第 1 名与第 2 名，第 2 名与第 3 名之间的成绩差距不是相同的，数字只代表顺序。

3. 等距量表

等距量表不仅有大小关系，而且有相等的单位。其数值可以相互做加减运算，但没有绝对的零点，不能做乘除运算。有关等距量表最典型的例子就是温度计。例如，10℃与15℃的差别同15℃与20℃的差别是一样的，两者所造成的温度上升或下降幅度是相等的；海拔也是等距量表，海拔 1 米与海拔 2 米，海拔 2 米与海拔 3 米的距离是相等的，但海拔没有绝对零点，也就是说海拔 0 米并不代表没有高度。等距量表不能进行乘除运算，我们可以说某物体的温度比另一物体的温度高多少，但不能说某物体的温度是另一物体的温度的多少倍。等距量表在教育学和心理学中应用较多。它所适用的统计量有平均数、标准差、积差。

4. 比率量表

比率量表是最高水平的量表，既有相等的单位又有绝对零点，其数值可以相互做加、减、乘、除的运算，这类量表很难在心理测量中找到，但在物理测量等自然科学研究当中容易见到。例如对长度和重量的测量，以长度为例子来说，1 米和 2 米之间的距离等同于 4 米和 5 米之间的距离，两者之间的差值是相等的；同时这些数值还能做乘除运算，2 米是 1 米的两倍。比率量表有绝对零点，0 就代表没有，如 0 米就是没有长度，长度为 0。

通过比率量表所得的数值，能够进行加、减、乘、除运算；可以了解一个事物与另一个事物之间的差距及倍率关系。

5. 四种量表比较

表 3-1　四种量表的比较

量表分类	数字含义	相等的单位	加减运算	绝对零点	乘除运算
命名量表	代表事物	无	不可以	无	不可以
顺序量表	顺序和等级	无	不可以	无	不可以
等距量表	相等单位	有	可以	无	不可以
比率量表	绝对零点	有	可以	有	可以

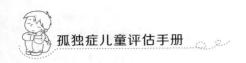

第二节　孤独症儿童心理测量的性质

上一节讨论了什么是一般意义的测量，那么作为孤独症儿童心理评估中运用的心理测量又有什么含义和特征呢？这两个问题，一定要了解清楚。

一、孤独症儿童心理测量的含义

测量是对事物的某种属性按照一定法则指派数字的过程。孤独症儿童心理测量则是依据相应的心理学理论，通过测验对孤独症儿童的心理特质进行量化描述的过程。

人的心理无法通过直接触摸和观察进行测量，心理测量有着自身的局限性。孤独症儿童心理测量的对象是孤独症儿童的各种心理特征，所遵循的法则体现在测验的编制、实施和测验结果的应用当中，相对物理测量、地理测量等自然科学研究的测量，孤独症儿童心理测量有着自身的特征。

二、孤独症儿童心理测量的特征

孤独症儿童心理测量是心理测量的一个分支，是对孤独症儿童这一特殊群体的心理特征进行的测量，其特征和心理测量具有一致性。

1. 间接性

孤独症儿童心理测量是对其心理特征进行测量。心理特征是指心理活动进行时经常表现出的稳定特点，在心理学中人的心理特征包括感知觉能力、智力、社交能力、兴趣爱好、适应性等，这些特征我们又称其为心理特质。

心理特征具有抽象性，是对一个人面对自然刺激所做出的条件性反射和非条件性反射行为的概括总结。与物体的物理特征不同，如物体的长度、高度、表面粗糙程度等可以直接测量，心理特征则是反映在一个人的外显行为上，心理测量则是通过测验创造某种心理特征发生的必要条件来观察测验对象在此环境中能否表现出这种心理特征所具备的行为反应，进而推断其是否具备这种心理特征。运用的是反推的逻辑来验证，因此，心理测量具有间接性。

其实在物理测量当中也有诸多间接测量的例子，如温度计和湿度计。湿度计由两支完全相同的温度计构成，其中一支温度计为干泡温度计，另一支为湿泡温度计。由于湿泡温度计的感温泡包着棉纱，棉纱的下端浸在水中，水的蒸发而使湿泡温度计的温度示数总是低于干泡温度计的温度示数（气温），这一温度差值跟水蒸发快慢（即当时的相对湿度）有关。根据两支温度计的读数，从表或曲线上可查出空气的相对湿度。心理测量的对象大都具备内隐性和复杂性，因此间接测量的方法被广泛地运用到心理测量当中。

2. 相对性

心理测量不具备绝对参照点和确定意义的同一单位，其测验的量表严格来说是顺序量表中的一种。孤独症儿童的心理测量亦是如此。

孤独症儿童心理测量是对孤独症儿童的智力、言语能力、社交能力、认知能力等心理特征进行测量。这些心理特征的测量难以找到绝对零点，也就是说不具备绝对参照点，他们的零点大都是人为确定的，属于相对参照点。除此之外，一些孤独症儿童心理测量的量表会对其所测量的属性进行打分，看似以分为单位，但实际上这些分值之间的距离是不相等的。例如，孤独症儿童在智力测验当中，50分到60分之间的距离与80分到90分之间的距离是不一样的，也就是说从50分提高到60分的难度与从80分提高到90分的难度是不一样的，获得的分数越高，其上升空间越小，提升的难度越大。

心理测量中的分数本身不具备任何意义，对该得分的讨论需要与其他人对比，或与常模对比，本质上来说，是相对比较进行排序的过程，代表着其所在的相对位置。孤独症儿童的心理测量亦是如此，具有相对性。

3. 多元性

每个人的心理特征都是复杂多样的，一个人的身上存在多种心理特征，孤独症儿童的心理特征同样是复杂的，并且心理特征之间有着千丝万缕的关系。这些心理特征有的相互促进，有的互相冲突。例如，数学逻辑能力优秀的人，同时也会有心思缜密的特征；外向的人，其一般在情感表达上比内向的人更加优秀。我们很难将这些心理特征分开单独测量。此外，同一种心理特征很可能有多个维度。例如，美国教育学家和心理学家加德纳（H. Gardner）博士提出的多元智能理论中，认为人至少存在八项智能，即语言智能、数理逻辑智能、音乐智能、空间智能、身体运动智能、人际交往智能、自我认识智能和认识自然的智能。所以说，心理测量也具有多元性。

4. 不确定性和随机性

心理特征反映在行为上的表现不是一成不变的，而且还存在明显的差异，同一种心理特征在同一个人身上或不同人身上的稳定性亦有差别。心理测量追求尽可能地减少无关因素的影响，但不可能完全排除无关因素的影响。例如，情绪稳定的人突然中了一个亿的大奖，也有可能会变得情绪激动和亢奋。虽然如此，我们仍要求在心理测量时，尽量减少诸如情绪、健康状况、测验环境及主试的干扰，以减少测量结果的波动，提高测量结果的有效性。因此，心理测量还具备不确定性和随机性，孤独症儿童的心理测量亦是如此。

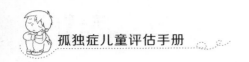

第三节　测验的定义和分类

　　通过心理测验来进行心理测量，心理测验是进行心理测量的科学化工具，同时也是一种具体的测量心理特征的方法和活动。测验在生活中十分常见，出于不同的目的，需要有大大小小的、各种类型的测验。目前，还很少有人能够准确地说出测验的定义，以及对测验做出合理的分类。

　　准确地把握测验的概念，了解测量的分类，能够帮助我们更好地将测验运用于孤独症儿童心理评估和心理测量中。

一、测验的定义

　　测验广泛地运用于各类科学研究及日常生活当中，出于个人经验与使用目的不同，对于测验的解释也存在分歧。什么是测验，至今在学术界亦未能形成一个统一的意见。在心理测验的发展史上，美国心理学家卡特尔（J. M. Cattell）占据了一个特别突出的位置。卡特尔早年留学于德国，师从冯特（W. Wundt）。1888 年，他在英国剑桥大学任教期间，与高尔顿交往颇多，深受其影响。回到美国后，编制测验了几十个项目，包括测量肌肉力量、运动速度、痛感受性、视听敏度、重量辨别力、反应时、记忆力以及类似的一些项目。他于 1890 年发表的《心理测验与测量》一文，创建了"心理测验"这个术语。

　　目前，心理学领域中大多数心理测量学家认可由美国心理与教育测量学家布朗（F. G. Browm）和安娜斯塔西（A. Anastasi）提出的定义："测验是对一个行为样本进行测量的系统程序。"对这个定义进行分析，我们不难发现测验包含的三个要点。

1. 对象

　　测验测量的对象是人的行为。人的心理特征是一种抽象化的概念，无法进行直接测量，这些心理特征通常反应在与其密切相关的外显行为当中。所以，往往通过人的行为间接性地进行心理测验和测量。

　　在心理测量中，我们常需要通过制造某种实验环境，通过测验项目人为主观地给受测试者提供某种行为所需要的刺激，为受测试者创造某种行为发生的条件，进而观察受测者面对测验项目的行为反应，以行为反应推断出其是否具有某种心理特质。测验项目能否作为一个标准刺激引起受测者做出我们所需要的行为反应，将直接影响测量结果。标准刺激需要满足几个条件：①标准刺激需要能够引起受测者出现行为反应；②引出的反应与我们所测量的心理特征是相关的；③标准刺激要适用于大多数人，具有普遍适用性。三个条件缺一不可，缺少任何一个条件都会造成测量结果的误差。

2. 对象的选择

测量的对象是人的行为，但不可能将与所要测量的心理特征存在联系的所有行为都进行测量。每一种心理特征与之相关相联系的行为均复杂多样，因此，一个测验通常会对某种心理特征有代表性，与测验目标相关的行为进行测量，即行为样本。需要观察行为样本是否具有代表性同样影响着测验结果的准确性。

通常，一次测验只能根据需要测量的心理特征设计一组测量项目，这些项目需要能够刺激引发一群有内在联系的行为，这些所表现出的有内在联系的行为群是与测量的心理特征之间又有着密切关联并且是心理特征的外显行为，代表了这种心理特征。那么，受测者在测验中的行为表现则反映了他是否具备测验项目所测量的心理特征以及这种心理特征的程度。例如，受测者在测验项目的刺激下引发了与所测心理特征密切联系的多种行为，这表明受测者有所测的心理特征；如果在测验中表现出来的这些与心理特征密切联系的行为十分明显且强烈，则表明受测者是这种心理特征的典型。不难看出，测验项目的覆盖面以及行为样的代表性直接影响和决定测验结果的准确性。

3. 测验是一种程序

测验不仅仅是考试，它包含了测验编制、执行、评分以及对评分结果整理分析和解释评分结果多个环节，是一种系统的程序。对于测验的每一个环节都有着严格的标准和必须要遵守的准则。任何一个环节所造成的误差都将引起蝴蝶效应，最终影响测验结果的准确性。例如，我们拿社会适应性量表去对特殊儿童做智力测试，从一开始选择的测验工具就出现严重偏差，社会适应性量表的得分完全不能对儿童的智力做出解释，那么整个测验毫无意义。

二、测验的分类

测验被广泛地运用于日常生活、工作和学习当中，为此心理测量专家编制了大量的测验。根据其使用的目的和应用情境不同，这些测验又有各自的名称和类别。目前，对测验的分类仍然处于多种方法并存，且分别有着各自特色的现状，尚没有任何一种分类方法能够把所有测验都归纳到一起。

几种常见的测验分类方法有：

（一）按测验功能或测验目的来分类

根据测验的目的——通过测验的手段得到某种功能或某种能力的情况，常见的测验有以下几种。

1. 智力测验

智力测验是有关于人的普通心智功能的各种测验的总称，又称普通能力测验。编制这类测验的目的是为了综合评定人的智力水平。早期编制的智力测验多采取个人测验的形式，这是单独评估心智功能的最好方法。目前国际上常用的个人智力测验主要有两种：斯坦福—比奈智力量表和韦克斯勒智力量表。现在常用的测验包括：比奈—西蒙智力量表、韦克斯勒智力量表、斯坦福—比奈智力量表、瑞文标准智力测验、军队甲种团体智力测验和军队乙种团体智力测验等。这些量表按照各自适用的年龄段又可以分为：

（1）婴幼儿智力测验：常用的测验有格赛尔发展量表、韦丹佛发展筛选测验、韦克斯勒学前儿童智力量表等。

（2）儿童智力测验：常用的测验有斯坦福—比奈智力量表、韦克斯勒儿童智力量表、瑞文彩色推理测验等。

（3）成人智力测验：常用的测验有韦克斯勒成人智力量表、瑞文标准推理测验、瑞文高级推理测验等。

2. 能力测验

能力测验也称为特殊能力测验，与智力测验不同，智力测验主要用于测量人的智力水平也就是常说的智商（IQ），能力测验用来测量一个人在某方面是否具有特殊技能和更大的发展潜能。能力测验多用于升学、职业指导服务（如绘画、音乐、空间知觉能力、交流能力等）当中。

常用的能力测验有多元智能测验量表、韦斯曼（Wesman）人员分类量表、工业认识测量量表等。

3. 人格测验

人格测验主要测量人的性格、气质、兴趣、价值观等个性特征和各种病理个性特征。人格测验又可以分为以下四类。

（1）自陈量表：自陈量表是让受测者按照自己的意见，对自己的人格特质进行评价的一种方式。自陈量表通常也称为人格量表。由于自陈量表所测量的是人格特质，所以在人格理论上遵从特质论。自陈量表通常由一个系列的问题组成，一个问题陈述一种行为，要求受测者按照自己的真实情形来回答。常见的自陈量表有明尼苏达多项人格测验、爱德华个人兴趣量表、艾森克人格问卷等。

（2）投射测验：投射测验是以弗洛伊德的人格理论为依据的。心理分析理论强调人的行为由无意识的内驱力所推动，这些内驱力受到压抑，不为人所察觉，但却影响着人们的行为。根据这种理解，人们难以通过问题直接了解这个人的情感和欲望，进而对他的人格做出评价。投射测验，就是根据这种想法做出来的。常见的投射测验有罗夏克墨渍测验、主题统觉测验。

（3）情境测验：社会学习论者强调如果能将情境中某种刺激或监视个体行为反应之间的关系确定下来，那么就可以创造某种情境来预测监视个体的行为。情境测验就是主试在某种情境下观察被试的反应，进而了解其人格特点。常见的情境测验有性格教育测验、情境压力测验等。

（4）自我概念测验：在人格理论中"自我概念"是自我论的中心。在测量自我概念时不仅要了解个人对自己的看法，还要了解个人的"自我接受"和"自尊"程度。比较"现实我""社会我""理想我"三者之间的关系。常见的自我概念测验有形容词列表法、Q 分类法等。

（二）按测验应用分类

1. 教育测验

教育测验常用于教学中对学生教育成绩及教师教育质量的衡量当中。教育测验可以指导学生选科，考察学生学习掌握程度，鉴别那些有特殊需要的学生以及评定教师教育的质量。普通校园中，最常用的教育测验是个别教师自编的随堂测验以及常规的月考、期中考试、期末考试、中考、高考等。

2. 职业测验

职业测验常用于帮助参测者确定自己的职业生涯发展规划、企业对员工的管理了解。常用的职业能力测验有 EQ 情商测评、事业心测验、沟通交流能力测验、处理问题能力测验、领导能力测验、创业潜力测验、成功倾向测验、职业选择测验、工作压力测验、工作态度测验、职业满意度测验、人际关系测验等。

（三）按测验材料分类

根据编制测验时所使用的是文字材料还是其他如视频、图片、音乐等非文字材料，测验可分为文字材料和非文字材料两大类。

1. 文字测验

用语言文字、符号、音节为测验材料所做的心理测验。通常文字测验的题目，以文字材料组成并呈现，且要求受测者通过书面或口头的方式回答。文字测验的实施比较简便，而且较易于测量人类高层次的心理功能。但是，这类测验容易受社会文化背景的影响，在跨文化比较研究中应用比较困难。同时，不同的文化程度会影响测验结果，对于那些在语言文字方面有困难者和幼儿则完全不适用，如文盲、严重智力障碍儿童等。

2. 非文字测验

这类测验一般要求受测者对图片、事物和模型等进行作答。近年来互联网技术高速发展，许多非文字测验可以通过这些技术在虚拟程序中进行，大大提高了非文字测验的便捷性。

（四）按测验标准化程度分类

1. 标准化测验

标准化测验是指测验全过程的标准化，即按照严格的程序要求确定测验的目的和计划、项目的编制、测验实施、测验的评分以及对测验结果的解释。标准化测验具有以下几个优势：①具有测验所需的统一的标准；②内容覆盖全面；③质量可得到保障；④具有广泛适用性；⑤有独立实施的主体。

因此，标准化测验能保证测试准确地反映测试目的的特质，同时测试对象在参加相同目标的测验结果是相同的，并且能够在最短的时间对测试对象的结果做出评价和判断。

2. 非标准化测验

非标准化测验与标准化测验相对立，即整个测验过程没有统一的标准程序，测验的编制、实施、评分等过程完全根据施测者的经验进行，测验内容和形式不固定。

非标准化测验又称教师自编测验，常见于教学当中。如学校教师自行编制的随堂测验、期中和期末考试等。虽然这类测验不如标准化测验那么严谨，但对于了解学生学习情况，鉴别学生学业能力，改进教师教学质量，提高教学效果有很大的帮助。

(五)按测验难度和时限分类

1. 速度测验

速度测验(speed test)译为速度考试，亦称限时测验，是以操作速度为成绩指标的测验，与难度测验相对。速度测验主要测量的是被试在限定时间内正确答题的数目，以此作为他反应快慢的指标，也可限定必须完成的工作量，记录他所使用的时间。可以是每题限定时间，也可以只限定施测的总时间。要求被试回答的题目很多，难度较低，且每个项目的难度基本相等。规定的时间较短，答题者在规定时间内都不能做完全部题目。旨在测验被试完成作业的速度，而非考察他的能力水平。

2. 难度测验

难度测验是心理测验的一种形式，功能在于识别个人能够达到的最高水平。通常包括各种难度不等的项目，其中有一些极难的项目，由易到难排列，供各种不同水平的被试作答。难度测验过程中不限时间，所有题目都有足够的时间去做，但有的题目即使有再多的时间，能力不足也无法完成，测的是个人解题的最高能力。

(六)按测验分数的解释方法分类

1. 常模参照测验

常模参照测验(norm-referenced test)是用常模来解释个人测验分数的一种测验，通过测试将受测者的测试结果与某一特定群体的整体测试水平进行比较，确定受测者的能力在这一群体中所处的相对位置。

这类测验的原始得分是无意义的，必须将其放到受测者所在的群体当中进行比较，通过受测者在这一群体中的相对等级或相对位置来评价其能力水平。

2. 标准参照测验

标准参照测验又称准则参照测验，是一种精心编制的，在一定的行为领域上按照具体的行为标准水平对被试的测验结果做出直接解释的测验。标准是指在编制测验和解释测验分数时所依据的知识和技能领域，而不是指分数的分界标准。常模参照测验对测验结果的处理上以常模为标准，而标准参照测验对测验结果的处理上以特定的操作标准和行为领域，对个体做出是否达标或达到什么程度的判断，而不考虑他人的测验分数。例如，语文考试中满分是100分，考试分数超过60分即为合格或达标，不需要将考试得分和其他考生进行比较，也不要求比较考生在群体中的排名。这种测验常用来检测学习效果。

在具体实际应用中，要充分考虑评估需要，选择对应的测验。而孤独症的复杂特征，务必要考虑测验工具的可靠度、可信度，针对需要予以应用。

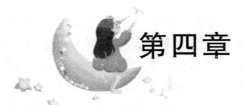

第四章

心理评估的信度与效度

第一节　测量误差

一、测量误差的定义

测量误差是指测量中由与测量目的无关的因素引起的测量结果的偏差。对该定义，主要应从两方面来理解。

一是测量误差是由与测量目的无关的因素引起的。例如，要测量某个儿童的身高，因测量时未把皮尺拉直，所得的测量值并不代表他的真正身高。又如，某个数学能力测验主要由文字应用题构成。因这些文字应用题里包含了许多生僻的词汇，一些受测者理解不了题意，就凭猜测来回答，结果测验分数的高低受偶然性因素影响非常大，若受测者猜对了题意，会得到比较高的分数；若猜错了题意，就不得分或得到比较低的分数。原本打算测量数学能力的，但由于题目没有编好，题目里的生词起了干扰作用，测验分数则在很大程度上反映了受测者的猜测能力或运气。

二是测量结果偏离了所测特质的真正水平。例如，假定某个受测者在某项数学能力测验上的真实水平是87分，由于他凭运气猜题多得了7分，实际得分为94分，测量误差指的是他在该测验上多得的7分。

测量误差在心理测量中十分普遍。例如，测验的指导语写得不清不楚，受测者对测验要求的理解不同，做出的回答就有可能不同。又如，主试未安排好测验场地，施测时周围环境很嘈杂，外界的干扰会影响受测者的应答。再比如，施测时受测者的身体状况、精神状况都很糟糕，也会影响测量结果。这些因素都不是测验要测量的东西，都属于无关变量。然而，由于测验人员没有控制好这些因素，它们对测验产生了干扰作用，使测量结果出现了偏差，这些偏差都是测量误差。

测量误差一般分为两种类型：分别为随机误差和系统误差。

随机误差是指由与测量目的无关的偶然因素引起的，又不易控制的误差。像测验时受测者的身体状况、精神状况，评分者对某些评分标准的把握等所引起的测量误差都属于这一类误差。

随机误差的特点：大小和方向的变化是随机的，无规律可循。例如，采用一套数字卡片测量智力障碍儿童的短时记忆，多次测量的结果可能不完全一致。又如，使用绘人测验来测量听障儿童的智力，多次测量的结果也可能是不一致的。造成用同一个测验进行多次测量的结果不稳定、不一致的原因就是测量中存在的随机误差。这些随机误差直接影响了测量的信度。

系统误差是指由与测量目的无关的因素引起的一种恒定而有规律的误差。系统误差也是由无关因素引起的测量结果的偏差，但和随机误差不同，它在每一次测量中的大小和方向是稳定、一致的。比如，有人把一块手表的分针拨快了5分钟，如果其他人拿这只手表来看时间，那么每次读出的时间都快5分钟，即存在系统误差。再比如，测验中某道题的标准答案有误，若按照这个答案来记分，就存在系统误差，因为受测者答对了反而不得分。这种在每次测量中都出现且大小和方向都一致的误差就是系统误差。系统误差是造成测量结果不准确的主要原因，直接影响测验的效度。

根据经典测量理论，一个受测者在某个测验上的实得分数等于真分数加上随机误差，用公式表示就是：$X = T + E$。

式中 X 为实得分数，T 为真分数，E 为随机误差。

实得分数即实际观测到的分数。那么，什么是真分数呢？所谓真分数，就是在测量中没有随机误差时所得到的稳定值。因为到目前为止，无论一个测量工具制作得多么精密，用于测量时总会出现随机误差，所以真分数只是一个从理论上构想出来的概念。

公式中的 E 为随机误差，它可能是正的，也可能是负的，总是变化不定。当随机误差是正的时，实得分数大于真分数；当随机误差是负的时，实得分数小于真分数。实得分数总是围绕着真分数在上下波动。当测量的次数很多时，真分数就可以用实得分数的平均数近似地计算出来，即 $T = \overline{X}$。

真分数是实得分数中的稳定部分，从理论上说，它还可以进行分解，分成反映受测者真正水平的有效分数（V）和系统误差（I）两部分，即 $T = V + I$。系统误差就是由无关因素引起的稳定和一致的偏差。这样，实得分数又可以表示为 $X = V + I + E$。

从实得分数或实得分数方差的分解式中还可以清楚地看到，测量误差是普遍存在的。因此，在编制和使用测验时一定要采取一些有效的措施使各种误差减少到最低的程度，从而使实得分数最大限度地接近有效分数，达到准确测量的目的。

二、常见的测量误差来源

在心理测量中，能引起测量误差的因素有许许多多，要把所有引起测量误差的因素都一一列举出来是十分困难的，不过，我们可以把常见的误差来源做一下分类。通过分析不同来源的测量误差，有助于对它们进行有效的控制。

常见的误差来源主要有测量本身、施测过程和受测者三个方面。

1. 来自测量本身的误差

许多测量误差是由测量本身质量不高引起的。例如，有些测验的题目太少，对所测的内容或行为领域缺乏代表性，受测者的分数高低受押题、复习准备等因素的影响比较大；有些测验的题目太多，容易引起厌烦或疲劳；有些测验的难度太大或题意不清，会引起猜测；有些题目太容易，受测者不认真对待；有些题型受测者不熟悉，不知如何回答；有些测验的题目编排不当，受测者作答的时间安排容易出现问题；有些测验材料不便于对某类儿童施测；有些测验的内容超出受测者的知识和能力范围。另外，诸如是非题、多项选择题、匹配题等题型容易引起猜测，论述题、作文题、操作题、联想题等题型的评分比较主观，所有这些因素都会带来测量误差。

2. 来自施测过程的误差

有些测量误差是由主试不严格执行施测过程中的有关规定或意外事件的干扰造成的。例如，测验人员没有按要求把测验安排在一个安静、明亮、宽敞、通风的房间里进行；测验用的桌子桌面不够平整，或者桌椅的高度让受测者感到不舒服；没有把测验材料准备齐全，如缺少记录纸、某张图片、秒表等；测验人员对测验方法、程序、指导语等不熟悉，导致操作频频失误；测验人员对受测者的语言和态度生硬，让受测者感到恐惧；测验人员提供暗示或帮助；测验人员有厌烦的表情；测验时间安排不当(如在受测者饥饿或疲倦时进行)；测验人员没有严格遵守时限；没有按计分规则来计分；有外人（如家长）在场产生干扰；气氛过于紧张或松懈；受测者突然发病；测验场所有外人闯入或突然停电等。

3. 来自受测者的误差

还有一些测量误差是由受测者的特点、受测者测试时的身体和心理状况造成的。例如，在智力测验或学业成就测验中，如果受测者的情绪不高或不予配合，就难以测出他的最好表现；有些测验已经给受测者反复做过多次，再给他施测会产生练习效应；受测者在一个陌生的环境里接受测试有时会感到恐慌；受测者在施测过程中出现生病、饥饿、疲倦、情绪低落或亢奋等情况都会引起误差。

总之，一切与测量目的无关的影响因素都可能产生误差。因此，测验编制者和使用者在了解误差来源的同时，要尽可能地控制各种误差，以便使测量结果更稳定有效。

第二节 信 度

一、定义

信度（reliability），又称作可靠性，通常是指同一群受测者在同一个测验上多次测量结果的一致性。一个性能优良的测量工具必须是稳定、可靠的，也就是说，多次测量的结果要保持一致，否则不知该相信哪一次测量的结果。

由误差公式 $X = T + E$ 得知，每一个实得分数（X）都由稳定的真分数（T）和不稳定的随机误差（E）两部分组成。实得分数的稳定性受随机误差大小的影响，随机误差越大，结果越不稳定，信度则越低；随机误差越小，真分数相对比较大，信度就越高。对一组受测者的得分情况要用公式 $\sigma_X^2 = \sigma_T^2 + \sigma_E^2$ 来表示，即实得分数的方差（σ_X^2）可以分解为真分数的方差（σ_T^2）和随机误差的方差（σ_E^2）两部分。真分数的方差是实得分数方差中的稳定部分，其值越高，信度则越高；其值越低，信度就越低。因此，在心理测量中，信度被定义为真分数的方差与实得分数方差的比率，即：

$r_{xx} = \sigma_T^2 / \sigma_X^2$（$r_{xx}$ 表示测量信度）。

由于 $\sigma_T^2 = \sigma_X^2 - \sigma_E^2$，故 $r^{xx} = 1 - \sigma_E^2 / \sigma_X^2$

不过，对信度进行实际估算时一般不用这个定义公式，原因是这个公式应用起来非常麻烦。如前所述，真分数是一个理论构想值，可以用同一个测验对同一个受测者多次测量所得分数的平均值近似地表示出来。对一个或一组受测者进行反复测量是很麻烦的，工作量非常大。即使不怕麻烦，把测验分数的平均值计算出来，它也只是真分数的近似估计值，所以一般不用这种方法来估计信度。

大部分信度都用一组特定的受测者在某个特定测验上所取得的一组分数，与该组受测者在一个相等的测验上所得的另一组分数之间的相关系数来表示。这个相关系数称为信度系数。

信度系数应该达到多高的水平，这个测验才可以称为优良的测验呢？最理想的情况当然是信度系数等于1.00，即测量中没有任何随机误差，实得分数就等于真分数。然而，这种情况出现的可能性是极小的，在大多数情况下，信度系数会小于1.00。一般来说，标准化智力测验和学业成就测验的信度系数应该达到0.90以上；性能比较优良的能力倾向测验和人格测验的信度系数也应该在0.80以上。

由于测量误差的来源不同，估计信度的方法也有多种。在估计信度时，要根据具体情况选择恰当的方法及公式。

二、种类及估计方法

(一)稳定性系数

也称作再测信度或重测信度，指的是测量结果跨时间的稳定性。

其计算方法：用同一个测验，对同一群受测者在一段时间的前后各施测一次，求这两组分数的相关系数，即得稳定性系数。

两次测验相隔的时间一般为半个月、1个月、3个月、6个月或1年。对于相关系数的计符，要根据两列变量的特点来选择恰当的公式。计算稳定性系数时通常采用积差相关公式. 即：$r_{xx} = (\sum X_1 X_2 - n\overline{X_1}\overline{X_2})/n\sigma_1^x \sigma_2^x$。其中，$X_1$、$X_2$ 为同一个受测者两次测验的分数，$\overline{X_1}$、$\overline{X_2}$ 为全体受测者两次测验的平均数，σ_1^x、σ_2^x 为全体受测者两次测验的标准差，n 为受测者人数。

稳定性系数的优点是能够反映测量结果随时间而变化的情况。不过，在下面三种情况下，用这种方法估计测量的信度可能是不准确的：①两次测验的时间间隔太短，受测者在第二次测验时还能记住第一次测验的内容。②两次测验的时间间隔太长，在第二次测验时受测者的身心都有了不同程度的发展和变化。③两次测验的环境、受测者的身体状况、心境等存在较大的差异。另外，在第二次施测时测验的性质若发生了改变，也会低估首次测量的信度。

(二)等值性系数

有时测验人员需要编制两个或两个以上的测验复本。编制测验复本的目的主要有三个：①施测前若发现已泄题，可以用另一个测验来替代。②在施测过程中发现题目有问题，也可以用另一个测验来替换。③有些教育干预研究需要通过前测与后测的比较来检验实验效果，为了减少同一份测验再次使用时出现练习效应，或测验的性质发生改变，往往也要编制一些等值的复本。

什么是等值的复本？等值的复本首先应该是平行的测验。所谓平行的测验，就是除了文字表述不一样外，题目所测查的内容、题型、数量、难度、区分度、指导语、时限、测验的平均分、标准差等都相同的测验。在编制了若干平行的测验以后，如何证明这些测验是等值的复本呢？这就需要计算其等值性系数。

等值性系数又称作无间隔的复本信度，指的是测量结果跨测验的一致性。

其计算方法：给一组受测者连续施测两个平行的测验，计算所得的两组分数的相关系数，即为等值性系数。

为了消除两个平行测验（测验 A 和测验 B）在前测和后测时所产生的顺序效应，可以让一半受测者先做测验 A 再做测验 B，另一半受测者先做测验 B 再做测验 A，这样两个测验都有一半的机会先测和后测，其顺序效应就被抵消了。

等值性系数一般也用积差相关法计算，其公式为：$r_{xx} = (\sum X_A X_B - n\overline{X}_A \overline{X}_B)/n\sigma_A^x \sigma_B^x$

其中 X_A，X_B 为同一个受测者两次测验的分数，$\overline{X}_A$、$\overline{X}_B$ 为全体受测者两次测验的平均数，σ_A^x、σ_B^x 为全体受测者两次测验的标准差，n 为受测者人数。

等值性系数反映了两个平行测验的等值程度。如果等值性系数高，说明两个测验是等值的，可以互相替换；反之，两个测验不等值，测验之间不能互相替换。另外，如果等值性系数低，还表明这两个测验的题目取样都缺乏代表性，或者其中一个测验的代表性比较差，测验的题目构成情况需要重新审查。

等值性系数是用无时间间隔的方法获得的，这种方法避免了在测法中由于两次施测时间不同可能带来的误差。例如，两次测验的情境不同，情境中的不一致因素会造成受测者前后分数的变化。施测时间不同，受测者心智发展的速度和水平也会不同，也能引起分数的波动。另外，由于受测者做过一次测验，熟悉了测验的内容和方法，第二次测验时，往往会把已获得的经验和结果迁移过来，从而提高测验分数。而用无间隔的复本法来估计信度时，两个测验几乎是同时进行的，因此受这些因素的影响较少。

不过，这种信度的估计方法也有一定的局限性。首先，测验复本很难编制，要使两个或多个测验在所测查的内容、难度、测验的平均分、标准差等方面都相同是很难的，而且编制两个复本的工作量比编制单个测验所需的工作量多得多。所以，在一般情况下都不编制测验复本，对这些测验也就无法计算等值性系数。其次，从一个测验到另一个平行的测验，虽然题目的表述改变了，但如果受测者掌握了解题的方法，照样可以把这些方法迁移到对同类问题的解决上。所以，用复本法估算信度虽然减少了练习效应，但不能完全消除练习效应。

（三）稳定与等值性系数

又称作有间隔的复本信度，指的是测量结果跨时间和跨测验的稳定性及一致性。

其计算方法：给一组受测者在一段时间前后各实施一个平行的测验，计算所得的两组分数的相关系数，即稳定与等值性系数。

稳定与等值性系数的计算方法与等值性系数相同。

稳定与等值性系数的求法是复本法与再测法的结合，因此，影响这两种估计方法的因素对稳定与等值性系数都有影响。可以说，稳定与等值性系数是一种比上述两种方法都严格的估计法，它反映误差的控制情况是比较全面的：既反映了测量结果跨时间稳定性的一面，又反映了跨测验一致性的一面。如果用这种方法获得的信度系数很高，就有比较大的把握说该测量结果是可靠的。

（四）分半信度系数

分半信度系数指的是两半测验的测量结果之间的一致性。

其计算方法：在施测后，将测验题目分成对等的两半，分别计算每半测验的总分，计算这两组分数的相关系数，即得分半信度系数。

如果把两半测验看成两个平行的测验，那么，分半信度系数与等值性系数是很相似的。不过，等值性系数是用两个完整的测验求得的，而分半信度系数是用一个测验分成两半后求得的，所以，两种方法之间又有区别。

如何将一个测验分为两半，方法有很多种。不管采用哪一种方法，其原则是所分成的两半测验要尽可能的相似。怎样把一个测验分成相似的两半呢？当题量很大，所有的题目一律按由易到难的顺序排列，题型都属于客观题时，通常将奇数题号的题和偶数题号的题归类并分成两半，即把题号为1、3、5、7、9等单数题号的题目归为一类，把题号为2、4、6、8、10等双数题号的题归为另一类。实践证明，用这种方法通常能够获得大致相等的两半测验。如果题量比较小，题目又多为主观题，用这种方法来分半，所获得的两半测验差异就比较大，此时不宜采用该方法来分半计算分半信度系数。

将测验分成两半以后，就可以用积差相关公式计算这两半测验的相关性。

不过，用积差相关公式计算得的相关系数不能作为分半信度系数，因为一些研究表明，测验长度会影响测量的信度。在其他条件保持不变的情况下，测验的题量越大，其信度就越高。因此，用分半法计算得到的信度系数实际上只是半个测验的信度，它低估了整个测验的信度。为了求得整个测验的信度，斯皮尔曼和布朗(Spearman & Brown)提出了分半信度系数的校正公式：$r_{xx} = 2r_{hh}/(1+r_{hh})$。

公式中r_{hh}为两半测验分数的相关系数，r_{xx}为测验恢复到原长度时的信度系数。分半信度系数通常指校正后的值即r_{xx}，而不是两半测验的相关系数r_{hh}。

用斯皮尔曼—布朗公式对两半测验的相关系数进行校正时应注意它的使用条件，即两半测验的平均数和标准差差异不大。如果两组数据不满足这个条件，计算得到的信度系数就会有一定的偏差。当两组数据的平均数、标准差差异较大时，一般用弗拉那根(S. C. Flanagan)或卢隆(P. J. Rulon)提出的公式计算分半信度系数。

弗拉那根公式：$r_{xx} = 2\left[1-(\sigma_a^2+\sigma_b^2)/\sigma_x^2\right]$。其中，$\sigma_a^2$、$\sigma_b^2$分别为两半测验的

方差，σ_x^2 为测验总分的方差。用弗拉那根公式估计信度时既不用计算相关系数，也不需要校正，而是直接用两半测验的方差及总分方差求得。

卢隆公式：$r_{xx} = 1 - \sigma_d^2 / \sigma_x^2$。其中，$\sigma_d^2$ 为两半测验分数之差的方差，σ_x^2 为测验总分的方差。卢隆公式与弗拉那根公式很相似，其使用条件也比较宽松，不要求两半测验的平均数、标准差比较接近。

分半信度系数与等值性系数的求法非常相似，两半测验交替进行，没有时间间隔，因而减少了时间间隔可能带来的误差。这种方法还有一个很大的优点，就是只需编制一个测验，仅实施一次测验，因此可以节省时间、人力和物力，所以这种测量信度的方法被广泛地应用。

不过，这种方法也存在一定的局限性。它最大的缺点就是至今没有找到一种合适的方法，能将各种测验进行恰当地分半。

（五）内部一致性系数

又称作同质性信度，指的是测验内部所有题目间分数的一致性。

内部一致性系数也是估计信度的常用方法之一。它的基本逻辑：如果某个测验企图测量单一特质，那么测验中的每一道题都应该在不同程度上测量这个特质，在各题目上的得分应该呈正相关；如果各题目上的分数不呈正相关，就说明测验内部不稳定，这个测验也可能测量了多个不同的特质。

内部一致性系数的估算方法主要有以下两种：

（1）库德—理查逊公式：库德和理查逊（G. F. Kuder & M. W. Lichardson）曾提出一系列估算测验内部一致性的公式，其中最著名的是库德和理查逊的第 20 号公式：$r^{KR20} = \dfrac{k}{k-1}(1 - \sum pq/\sigma_x^2)$。其中，$k$ 为整个测验的题目数，σ_x^2 为测验总分的方差，p 为各题的难度值，$q = 1 - p$。库德—理查逊公式只适用于测验中所有的题目都按 0 或 1 记分的情况。若题目不按 0 或 1 记分，就要用克伦巴赫 α 系数来计算。

（2）克伦巴赫 α 系数：当题目不以 0 或 1 记分，可用克伦巴赫（L. J. Cronbach）提出的公式计算内部一致性系数。该公式为：$\alpha = [k/(k-1)](1 - \sum \sigma_i^2/\sigma_x^2)$。$k$ 为整个测验的题目数，σ_i^2 为第 i 道题得分的方差，σ_x^2 为测验总分的方差。

克伦巴赫 α 系数的计算公式也适用于测验题目以 0 或 1 记分的情况。当这个公式用于测验题目以 0 或 1 记分的情况时，克伦巴赫 α 系数公式与库德-理查逊公式相同。

如何根据内部一致性系数的高低来评价测验的质量，目前还没有一个统一的标准。不过，近年来不少学者认为，一个性能优良的测验其内部一致性系数至少应该在 0.70 以上。

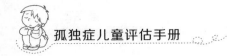
（六）评分者信度系数

如前所述，测量中的一部分误差是由题目特点引起的。有些题型比如多项选择题、是非题、匹配题、简答题、填空题等，评分是比较客观的，而有些题型如论述题、作文题、联想题、操作题等，其评分很容易受主观因素的影响。如果一份测验中包含了许多主观性测题，那么就应该估计它的评分者信度，以便于分析和判断该测验对评分方面的误差控制得如何。

评分者信度系数指的是测量结果跨评分者的一致性。其计算方法：由两位或多位评分者按评分规则独立地对受测者进行评分，然后根据两组或多组分数计算相关系数，即得评分者信度系数。

当估计两位评分者评分的一致性时，通常采用斯皮尔曼等级相关公式：$r_R = 1-6\sum D^2/n(n^2-1)$。其中，$r_R$ 为评分者信度系数，D 为两位评分者对同一位受测者所给予的等级之差，n 为受测人数。

当分析三个或三个以上评分者之间评分一致性时，要计算肯德尔和谐系数，其公式为：$r_{KD} = SS_R / \dfrac{1}{12}\left[K^2(n^3-n)\right]$。其中，式中 r_{KD} 为肯德尔和谐系数，K 为评定者人数，n 为受测人数，R 为所有评定者所给予的等级之和，SS_R 表示 R 的离差平方和，即 $SS_R = \sum R^2 - (\sum R)^2/n$。

如果评分者判给受测者的是分数，而不是等级，那么，要先把分数转化为等级，再用上面的公式进行计算。所获得的信度系数达到 0.90 以上时，才可以认为测验的评分是客观的。

第三节　效　　度

一、效度的定义

检验测验质量时，信度是一个重要的指标。如果信度高，就表明测验人员对随机误差控制得好，该测验反复测量的结果是稳定的、一致的。然而，光有信度指标是不够的，有大量的实例证明，信度高的测验所测得的结果不一定准确。例如，用一个不标准的容器量水，用准心没调好的枪进行射击比赛，用制作不标准的尺子量身高等。虽然有时测得的结果是一样的，但由于存在系统误差，测量结果并不代表受测者的真正水平或真实情况。要使测量结果反映受测者的真实情况就要控制系统误差，而系统误差控制的效果如何，需要从另一个方面来证明。由此可见，除了信度外，还有一个很重要的指标，就是效度。

效度（validity），又称作准确性，是指一个测验能够测量到所要测量的心理特质的程度。这个定义包括了两层含义：①效度是与一定的测量目的有关的，离开测量目的，效度无从谈起。例如，一个测量创造力有效的测验，用于测量记忆力就变得无效。反过来，一个测量记忆力有效的测验用于测量创造力也会变得无效。因此，评价一个测验的质量时不能泛泛地说它有效还是无效。②效度指的是某种程度，其取值范围在 $0 \sim 1$ 之间。效度系数越接近于 1，表明测验对所要测量的心理特质测得越准确；效度系数越接近于 0，表明测验对所要测量的心理特质测得越不准确。

在心理测量学中，效度定义为：与测量目的有关的有效分数的方差与实得分数方差的比率。其公式为：$r_{xy}^2 = \sigma_v^2 / \sigma_x^2$。$r_{xy}^2$ 为效度系数，σ_v^2 为有效分数的方差，σ_x^2 为实得分数的方差。

效度全面地反映了对系统误差和随机误差的控制效果，因此，与信度相比，它是一个更重要的指标。因效度涉及的面非常广，对测验效度的检验一般需要收集多方面的资料，从多个不同的角度来进行。

二、种类及估计方法

（一）内容效度

1. 定义

内容效度（content validity）是指测验中的题目对所要测量的整个内容领域的代表程度。例如，测验编制者打算编制一份小学四年级的数学测验。通过对所要测量的章节内容和行为目标的分析得知，在章节内容方面，应该包括整数、小数、分数、线、角、面、统计初步知识、量与计量等内容；在行为目标方面，应该包括知道与理解概念、运算技能、解决问题等内容。如果时间允许，该测验应该包括与这些内容有关的所有题目。然而，实际上这是行不通的，编制者必须从所有可能编制的题目中抽取一个样本，构成一个测验。这个测验所包含的题目的代表性就反映了该测验的内容效度。

2. 内容效度高的测验应该具备的条件

如何检验测验的内容效度呢？对内容效度进行检验，首先需要了解内容效度高的测验应该具备哪些条件。

（1）所要测量的内容领域界定要明确。测验所要测量的内容可以是简单的知识（如 10 以内的加减运算），可以是复杂的心理属性（如数学推理能力）；可以是有限的总体（如某册语文课本中出现的所有生词），也可以是无限的总体（如中学语文的内容）。无论属于哪一种情况，所要测量的领域界定一定要清楚。例如，中学语文的内容虽然难以枚举，但是，如果把它定义为某个教学大纲或某本教

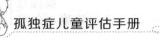

材规定的范围，其内容领域就变得清晰了。

（2）测验中的题目应该是所测内容领域的代表性样本，而不是随机取样的样本。随机取样一般是指等概率取样，即不管内容重要不重要，一律按机会相等的原则来抽取题目，这样获得的样本不能反映各部分内容的重要性。代表性取样则是根据内容的重要性来抽取题目。这种样本不一定包罗所测内容的所有方面，但是，它一定涵盖了所测内容的主要方面，并且各部分内容的题目比例一定与它的重要程度相符。

另外，在检验内容效度时还要注意，不能把内容效度和表面效度相混。所谓表面效度（surface validity），是指受测者能从题目的文字表述中看出测验意图测量什么的程度。表面效度高的测验，受测者一般比较容易看出测验的目的；表面效度低的测验，受测者则很难猜出测验的意图。严格地说，表面效度不属于效度，它只是表明测验中的题目暴露其测量目的的程度。它与内容效度是两个不同的概念，表面效度高的测验，其内容效度不一定高；而表面效度低的测验，内容效度也不一定低。若想了解测验是否具有很高的内容效度，必须进行实际的检验。

3. 检验内容效度的方法

检验测验是否具有很高的内容效度，最常用的方法是专家判断法，即把有关的专家都请来，通过分析和讨论，判断该测验的题目与所要测量的内容在多大程度上是吻合的。

检验内容效度，一般采取以下步骤：

（1）对所要测量的内容范围进行明确的界定，这是确保测验具有较高内容效度所必须具备的条件之一。

（2）编制一份双向细目表，把代表性取样的要求（包括哪些细目，每一个细目编制多少题目，分值是多少等）用双向细目表的形式体现出来。

（3）分析测验中的每一道题，看它测量了双向细目表中哪一个方面的内容。将测验题目在每一个细目中的比例与标准取样的比例相对照，如果二者的吻合程度高，就表明测验的内容效度高；反之，则表明测验的内容效度低。

（4）写出鉴定报告，说明测验所包含的各类题目的数量及分数比例，以及它对所要测量的内容领域的覆盖率如何。

内容效度的检验方法主要为逻辑分析法。虽然有人曾做过其他的尝试，但是到目前为止，还没有一种成熟的统计方法可以用于估计测验的内容效度。

4. 内容效度的应用与评价

内容效度是大多数测验必须具备的基本条件之一。它尤其适于评价成就测验的质量，因为这类测验所测量的内容范围一般比较明确且易于界定。不过，内容效度还存在一定的局限性。

首先，内容效度缺乏可靠的数量指标，因而妨碍了各测验间的相互比较。其次，内容效度主要由专家做出判断，往往带有很大的主观性。不同的专家对同一内容领域的重点、取样要求有不同的认识，对内容效度的判断可能会不一致。另外，双向细目表一般比较难编制，这也给内容效度的检验带来一定的困难。因此，和后面两种效度相比，内容效度的检验方法应用并不十分广泛。

（二）效标关联效度

1. 定义与分类

效标关联效度（criterion-related validity），又叫实证效度，是指一个测验对处于特定情境中的个体行为进行诊断或预测时的有效程度。效标关联效度越高，测验对某些行为的诊断或预测就越准确。

有时测验使用者对某个测验究竟测量了什么并不感兴趣，而感兴趣的是这个测验用来诊断或预测受测者的某些行为时能有多准确。例如，在某些有天才儿童教育班的学校里，每年都用一些智力测验和能力倾向测验来招生。其实，这些学校的老师对测验究竟测量了什么并不关心，他们关心的是这些测验能不能把天才儿童诊断出来，能否把招收进来的学生培养成为杰出的人才。在这里，要诊断或要预测的行为称为效标（criterion），测验与效标之间的关联程度即为效标关联效度，有时简称为效标效度。

根据效标资料收集的时间不同，效标关联效度分为两种：一种叫同时效度，另一种叫预测效度。

（1）同时效度（concurrent validity）：指在实施测验的同时收集效标资料所求得的效标关联效度。它主要用于检验测验对受测者的某些行为做诊断时的有效程度。例如，有人新编制了一个数学学习障碍诊断测验，在实施该测验的同时收集了近一周内受测者的数学考试成绩作为效标，通过确定二者之间的关联程度即可判断该测验用于诊断的有效性。

（2）预测效度（predictive validity）：指在实施测验一段时间之后收集效标资料所求得的效标关联效度。它主要用于检验测验对个体的某些行为做预测时的准确程度。在这里，用来预测个体未来某些行为的测验称为预测源。例如，有人编制了一套音乐能力倾向测验，在实施该测验五年后收集受测者在音乐方面的成就作为效标，确定该测验与效标之间的关联程度即可判断该测验用于预测的有效性。

在考察测验的效度时，预测效度被关注的程度远远超过同时效度，所以效标关联效度一般指的是预测效度。

2. 效标

检验效标关联效度时首先要确定效标。由于效标是衡量测验有效性的标准，因此选择好效标是非常重要的。效标有两种形式：一种是观念效标，另一种是效标测量。

（1）观念效标：指以一种抽象概念存在于大脑中的效标。例如，用音乐能力倾向测验预测一个人未来的音乐成就，那么在音乐事业上获得成功就是一种观念效标。

（2）效标测量：体现观念效标的一些具体指标就是效标测量。例如，受测者进入著名的音乐团体、参加音乐比赛并获奖、发表音乐作品或专辑等都可以作为个人音乐事业上成功的效标测量。

效标测量可以是多种多样的，常见的效标测量有以下几类：

（1）其他标准化测验的分数：如韦克斯勒儿童智力量表、瑞文标准推理测验、斯坦福-比奈智力量表、康纳斯儿童行为问卷、AAMR 适应行为量表、卡特尔 16 种人格因素问卷等测验的分数。

（2）学习成绩：如语文、数学、常识、音乐、美术、体育、劳动等学科期末或平时的考试成绩。

（3）教师评定：如班主任对本班学生的智力、学习成绩、行为问题、品德、个性、特殊才能等的评定。

（4）专门的训练成绩：如感觉统合能力、记忆力、注意力、分类能力、计算能力、推理能力、口语表达能力、书面表达能力、创造力、学习策略、社会技能等训练后的成绩。

（5）实际的生活状况或工作表现：如自理水平、社区生活的参与程度、所从事的职业、用人单位的评价、工资水平等。

效标测量的种类那么多，在选择时应注意以下几点：

（1）效标测量本身必须是有效的，也就是说，效标测量必须能真正反映观念效标。例如，用数学考试成绩作为数学学业成就的效标测量是有效的，而用相貌作为数学学习是否成功的效标测量就无效了。又如，用绘画作品作为美术成就的效标测量是有效的，而用数学成绩作为效标测量就无效了。

（2）效标测量还必须具有较高的信度。如果效标测量本身就不稳定、不可靠，那么预测源与效标之间的关系就不稳定和不可靠，很难判断预测源测验是否有效。

（3）效标测量必须排除主观偏见的影响。有时测验编制者以教师对受测者的等级评定作为效标测量，由于教师事先已经知道受测者的预测源分数，他所做的评定会受一定的影响。因此，应该在教师做完等级评定之后才让他知道预测源分数。

3. 检验效标关联效度的方法

（1）计算效度系数：计算效度系数是效标关联效度各种检验方法中最常用的

一种。具体的计算方法：首先实施作为预测源的测验，与此同时或经过一段时间之后收集效标资料，然后计算预测源分数与效标测量的相关系数，即可得到效度系数。

若两列变量均为连续变量，通常用下列公式计算效度系数：$r_{xy} = (\sum XY - n\overline{X}\ \overline{Y}) / n\sigma_x\sigma_y$

若两列变量中有一列不是正态连续变量，或两列变量都不是正态连续变量，就要根据变量的特点选用其他相关公式。例如，当效标是等级评定时，要用斯皮尔曼等级相关公式；当效标是二分变量（如分为合格和不合格两类）时，要用二列相关或点二列相关公式；当预测源和效标都是二分变量时，要用 Φ 相关等。

效度系数表明了预测源与效标的相关程度。如果效度系数高，则表明预测源与效标之间的相关性很高，也就是说，在预测源上得分高的人，在效标测量上分数也高；在预测源上得分低的人，在效标上分数也低。测验编制及使用者可以根据效度系数来评价和选择测验。

效度系数达到多高就可以认为它是一个有效的测验呢？目前还没有一个统一的标准。一般来说，所求得的相关系数至少要达到统计上的显著性水平。如果相关系数达到统计上的显著性水平，就表明该测验用来做预测是准确的；如果相关系数未达到显著性水平，那么这个测验就不能用来做预测。

（2）区分法：除了计算效度系数外，还可以用其他一些方法来检验效标关联效度。区分法就是其中的一种。

具体做法：先根据效标分数把受测者分成两组或多组，然后对这两组或多组受测者在预测源上的平均数进行差异的显著性检验。如果差异显著，则表明预测源对效标分数能做区分，有预测效度；反之，则表明从预测源分数上不能判断受测者将会出现什么情况，即不具有预测效度。

如果受测者只被分成两组，那么检验两组受测者在预测源上平均数差异的显著性要用 Z 检验（大样本）或 t 检验（小样本且总体方差齐性）。如果受测者被分成三组或三组以上，要检验各组平均数之间差异的显著性，则要进行方差分析。

（3）确定取舍的正确性：当用测验来选拔某类儿童时，可以通过计算总命中率和正命中率来检验测验的效标关联效度。

总命中率是指根据测验分数正确录取和正确淘汰的人数之和（命中）与总人数之比。一般用 P_r 表示。其计算公式为：$P_r = \dfrac{A + D}{n}$

式中 A 为正确录取的人数，D 为正确淘汰的人数，n 为受测者总人数。

总命中率越高，说明用测验来选拔越准确；反之，失误就越多。

正命中率是指根据测验分数录取的受测者当中合格者所占的比例。一般用

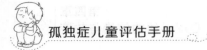

P_p 表示。其计算公式为：$P_p = \dfrac{A}{A+B}$。

（三）构想效度

1. 定义

为了给构想效度下一个明确的定义，在这里先要说明什么是构想。

所谓构想，是指心理学理论中提出的人假定具有的某种心理属性或特质，如智力、适应行为、兴趣爱好、言语、创造力等都是构想。在理论著作中构想是一些抽象的概念和术语，但是，它们可以通过人的外显行为进行描述和测量。例如，一些人有爱好音乐的特质，这种特质可以从他们经常听电视、收音机或随身听里播放的音乐、喜欢唱歌，购买音乐书籍、磁带或 CD，参加音乐会或演出活动等方面进行推断和测量。

什么是构想效度呢？构想效度（construct validity）又称为结构效度，是指一个测验测量到它要测量的心理特质的程度。例如，有人编制了一个适应行为量表，要检验它的构想效度，他首先要系统地分析适应行为的组成结构，确定共包括几个维度，每一个维度会表现出哪些行为，然后从这些行为中抽取一个样本组成量表。如果对适应行为的结构分析合理，所测量的行为与各维度有内在的关联性，行为的取样有代表性，那么，这个量表就测量了它要测量的特质，即构想效度高；反之，这个量表的构想效度就很低。

2. 检验构想效度的方法

（1）逻辑验证法：对构想效度的检验有时需要根据已有的理论做一些逻辑分析，然后看测验数据是否符合某种逻辑推论。如符合，就可以认为这个测验具有很高的构想效度，否则，就认为该测验的构想效度不高。例如，几乎所有的智力理论都认为儿童的智力会随着年龄的增长而增长，据此推论，年龄大的受测者在测验上的平均得分应该比年龄小的受测者高。如果在某个智力测验上受测者的分数没有随年龄的增长而系统的提高，那么这个智力测验就缺乏构想效度。又如，大多数理论认为，儿童的适应行为与他的智商既有联系又有区别，因此，两个分数之间应该存在中度相关。如果某个适应行为量表分数与 IQ 分数呈中度相关，就表明这个适应行为量表具有较高的构想效度。

（2）考察测验的内部一致性：内部一致性又称为同质性，它反映了测验内部各题目得分的倾向性。一般来说，如果测验的题目都测量了同一特质，各题目的分数会比较一致，即内部一致性比较高；如果测量了多个特质，各题目的分数会参差不齐，内部一致性会比较低。反过来，如果测验的内部一致性很高，就说明测验测量了单一的特质；如果内部一致性很低，则说明测验测量了多个特质。

测验编制者和使用者可以根据内部一致性系数来评价某个测验构想效度的高低。一般先假定测验或分测验要测量某个单一的特质，然后判断内部一致性系数高不高。如果内部一致性系数很高，就表明测验或分测验具有构想效度；如果不高，则表明测验可能除了测量所要测量的特质外，还测量了其他的特质，该测验的分数不能真正地反映所测特质的量值。

内部一致性系数的计算方法主要有两种：①当题目以 0 或 1 记分时，用库德—理查逊公式计算；②当题目不以 0 或 1 记分时，用克伦巴赫 α 系数公式来计算（详见本章第二节）。

计算相关系数：往往通过相关分析来检验测验的构想效度。具体做法有以下两种：①相容效度；②会聚效度（convergent validity）与区分效度。

相容效度（congruent validity）：给一组受测者实施两个测验，一个是新编制的测验，另一个是已经证明过、确知有很高效度的测验，计算两组分数的相关系数即可得相容效度。相关系数若很高，就说明这两个测验测量了相同的特质。例如，经过多次修订，斯坦福—比奈智力量表已证明具有很高的效度，一般新编制的智力测验都要与之求相关，这样就可以了解新测验与斯坦福—比奈智力量表是否测量了相同的特质。

会聚效度（convergent validity）与区分效度（discriminating validity）：将两个或多个企图测量同一特质的测验（无论形式是否相同）求相关，所得的相关系数称为会聚效度。将两个或多个企图测量不同特质的测验求相关，所得的相关系数称为区分效度。一个测验只有当会聚效度很高（相关系数高），而且区分效度也很高（相关系数低）时，才可能具有很高的构想效度。

（3）因素分析法：因素分析法（factor analysis）是一种多元统计法，其目的在于把决定多个项目或分测验分数高低的共同因素找出来，并以此作为测验所测量的特质对测验分数做出解释。将这种方法用于检验测验的构想效度，其步骤如下（以某个智力测验为例）。

第一步，给一群受测者实施某个智力测验，该测验共包含以下 13 个分测验：词汇、常识、类同、理解、积木、图片排列、填图、拼图、迷津、算术、背数、译码和符号搜索。

第二步，根据分测验分数计算彼此间的相关系数，列出相关矩阵。

第三步：通过一系列复杂的数学运算，从相关矩阵中抽出一定数目的共同因素，列出因素矩阵。

第四步，对因素进行辨认和命名。因为词汇、常识、类同和理解分测验在因素Ⅰ上负荷量最高，因此，该因素可命名为言语理解；积木、图片排列、填图、拼图和迷津分测验在因素Ⅱ上负荷量最高，这个因素可命名为知觉组织；译码、符号搜索在因素Ⅲ上负荷量最高，这个因素可命名为加工速度；算术、背数分

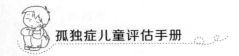

测验在因素IV上负荷量最高，这个因素可命名为抗分心或工作记忆。

第五步，将测验的因素构成与测验欲测量的构想相对照，就可以判断该测验是否具有构想效度。

3. 构想效度的应用与评价

大多数心理测验所测量的东西是人身上假定具有的心理属性或特质。这些心理属性或特质一般为某种理论构想，没有具体而明确的范围，因此，需要通过对构想的界定及构想效度的检验来判断测验的质量。

构想效度虽然是评价智力测验、能力倾向测验和个性测验的最好方法，然而，它也存在某些局限性：①许多构想概念缺乏一致的定义，因此，不同的人对同一个测验会做出不同的评价。②构想效度的检验方法种类繁多，究竟该选择哪一种却没有统一的标准，这也给测验质量的评价带来一定的随意性。

第四节　调节好受测者的身心状态

一、调节身体状况

身体感觉不舒服会使受测者在智力、能力倾向或成就测验上的分数低于他的真实水平，因此，在施测前，要观察受测者是否有身体不舒服的迹象。如果受测者因疲劳、困倦、饥饿、口渴、想上厕所等感觉身体不舒服，可以让他先休息一会儿，吃点东西或上一趟厕所，以便消除身体的不适感。如果受测者生病了，短时间内难以康复，就应该停止测验，换个时间再进行测试。

二、调节心理状况

在施测过程中对受测者要多给予鼓励，以便测量他的最佳状态。如果受测者焦虑、注意力不集中，情绪低落，亢奋或起伏非常大等，应立即停止测验，等他的注意力比较集中、情绪较稳定时再继续施测。如果受测者的情绪在短时间内难以平静下来，那么只好换个时间再进行测试。

第五节　选择恰当的检验方法

有时方法选择不当，也会低估测验的信度和效度。为了正确地评价测验的质量，在检验信度和效度时都有一些注意事项。

一、检验信度时的注意事项

估算稳定性系数时，测验所测量的特质不能随时间的变化而变化。如果随着时间的推移变化很大，那么所获得的稳定性系数肯定会非常低。这时稳定性系数既反映了测验的性能，又反映了所测特质的特点，二者难以区分，所以不适合用来反映测验的质量。

估算分半信度系数时，怎样把测验分成对等的两半是十分重要的。如果分得的两半不对等，那么测验的信度也会很低。有些测验本身不具备分成对等两半的条件，这样的测验就不宜估算分半信度系数。

二、检验效度时的注意事项

检验内容效度时，专家组成员必须具有权威性和代表性，因为内容取样的标准是由他们制定的。如果专家组成员制定的内容取样标准不正确，那么，对测验质量的判断就会有偏差。

检验效标关联效度时，必须选择适当的效标。因为效标是判断测验质量的标准，如果效标选择不当，那么对测验质量的判断就会出现偏差。

由于预测效度通常用预测源与效标分数之间的相关性来衡量，二者相隔时间的长短也会影响效度系数，所以，在分析测验的预测效度时，不仅要看效度系数的大小，还要看该系数反映的是多长一段时间内的有效性。

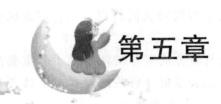

第五章

心理评估工具的编制

第一节　心理评估工具的编制流程

工欲善其事，必先利其器。为了在研究工作和实践中更好地发挥评估的效能，首先要编制出各种高质量的、合用的评估工具。

总的说来，编制评估工具一般要经过以下几个步骤，确定评估工具的目的，制定编题计划，编辑项目或题目，项目的试测与分析，集合成评估工具，将其标准化，对评估工具的鉴定，编写评估工具说明书。

一、确定评估工具的目的

1. 测量对象

在编制评估工具前首先要明确测量对象，也就是该评估工具编成后要用于哪些特殊团体与功能。只有对受测者的年龄、智力水平、社会经济和文化背景以及阅读水平等心中有数，编制评估工具时才能有的放矢。

2. 评估目标

所编的评估工具用来评估什么，是测能力、人格，还是学业成就，还是行为问题，是必须首先考虑的问题。不但要明确评估工具的目标，还要对评估工具目标加以分析，将此目标转换成可操作的术语，即将目标具体化。如美国著名测验学家瑟斯顿通过因素分析，将智力分解为七种基本心理能力：

（1）语文理解：阅读时了解文意的能力。

（2）语词流畅：正确迅速拼字与敏捷联想词义的能力。

（3）数字运算：正确而迅速使用数字解答算术问题的能力。

（4）空间关系：运用感觉器官及知觉经验正确判断空间方向及各种关系的能力。

（5）机械记忆：对事物强记的能力。

（6）知觉速度：迅速而正确地观察与辨别事物的能力。

（7）一般推理：根据已知条件推理判断的能力。

瑟斯顿根据上述七种因素于 1941 年编成了基本心理能力测验。又如，在 20 世纪 60 年代后期，人们开始对测量创造力发生兴趣。作为指导测验编制的操作定义，有人将创造力看作是发散思维的能力，即对规定的刺激产生大量的、变化的、独特反应的能力，据此定义从反应的流畅性、变通性（灵活多变）和独创性三方面来测量创造力。

3. 评估目的

所编制出的评估工具是要对被试做描述，还是做诊断，抑或是选拔和预测，这一点也是在测验编制前就应明确的。目的不同，编制测验时的取材范围以及试题难度等也不尽相同。譬如，中学毕业考试的目的是考察学生是否掌握了中学阶段所学的各学科的基本知识，在命题时主要注意取材的代表性，不必过多考虑题目的难度。而大学入学测验的目的是把学生做区分，以便择优录取，因此试题取样的代表性并不重要，但必须根据录取率来确定适当的难度。而一个学科诊断测验，则只要能找出学生学习困难之所在就可以了，对题目的难度和取样的代表性都不必考虑。

二、制定编题计划

编题计划，实际上就是编制测验的蓝图，通常是一张双向细目表，指出测验所包含的内容和要测定的各种技能，以及对每一个内容、技能的相对重视程度。不同的测验有不同的内容和技能，对于学绩测验来说，所谓内容就是某一学科教材中的各个课题；所谓技能，就是在教学中要达到的行为目标。美国心理学家布鲁姆（B. S. Bloom）最早提出教育目标的分类问题。他把学习的心理活动过程分成认知、精神运动和情感三个领域，又把认知领域具体分为知道（记忆事实、条件、方法、原理等的能力）、理解、应用、分析、综合、评价六个层次。在布鲁姆等人编写的《教育目标的分类》一书中，为每个认知层次提供了许多题目范例。后来人们一般就依据布鲁姆的认知性行为目标编拟学科试题，以测量学生的学习结果。

编题计划有两个用途：

（1）在编题阶段，测验计划指出应该写多少和写哪些种类的题目；题目编好后可将题目的实际分布情况与测验计划对照，以确定测验题目是否恰当地代表

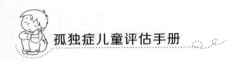
了所要测量的领域，核对重要方面的内容是否有遗漏。

（2）在计分时可按表中的百分比确定每类题目的分数。

三、编辑项目或题目

（一）搜集有关资料

编题计划制定好后，就要搜集有关资料作为命题取材的依据，一个测验的好坏和测验材料的选择适当与否有密切关系。为此要注意以下几个问题：

1. 材料要丰富

资料搜集愈齐全，命题工作便愈顺利，这样测验内容便不至于有所偏颇，而且能提高行为样本的代表性。如编制人格测验，搜集的资料应包括：人格的主要理论，用于描述人格的术语，临床观察的资料，以及其他人格调查表的题目等。

2. 材料要有普遍性

所选择的材料对测验对象要尽可能公平，即受测者都有相等的学习机会。例如，编制标准化的学科成绩测验时，要以统一的课程标准和统编教材作为题目来源，不能只考虑个别教师的意见，而要考虑大多数教师和专家的意见。在编制智力测验时则要尽量避免特殊知识经验和文化水平的影响。

（二）选择项目形式

编制者还必须确定题目的表现方式，是纸笔测验还是操作测验，是只要受测者认出正确答案，还是需要他自己做出正确答案。在大多数情况下，任何题目都可以用几种形式呈现，问题是如何选择最优的形式。在一个评估工具中，可以采用一种形式，也可以采用几种形式。

在选择题目形式时，要考虑以下几点：

1. 评估工具的目的和材料的性质

如果要考察孤独症学生对概念和原理的记忆能力，适于用简答题；要考察对事物的辨别和判断能力，适于用选择题；而要考察综合运用知识的能力，则适于用论文题。

2. 接受测验的团体的特点

对幼儿宜用口头测验；对文盲或识字不多的人不宜采用要求读和写的项目；而对有言语缺陷的人（如聋哑、口吃者）则要尽量采用操作项目。

3. 各种实际因素

如当被试人数过多，测验时间和经费又有限时，宜用选择题进行团体纸笔测验；而人数少，时间充裕，又有某些实验仪器和设备，则可用操作测验。

（三）编写和修订题目

制定测题的过程包括写出、编辑、预试和修改等一系列过程。在获得一个令人满意的测题之前，这些步骤是不断重复的。在这个过程中，编制者和有关方面的专家要对题目反复审查修订，改正意义不明确的词语，取消一些重复的和不合用的题目。然后将初步满意的题目集起来组成一个预备测验。

编写题目要注意以下几个问题：

（1）题目的范围要与测验计划所列的内容技能双向细目表相一致。

（2）题目的数量要比最后所需的数目多一倍至几倍，以备筛选和编制复本。

（3）题目的难度必须符合测验目的的需要。

（4）题目的说明必须清楚明白。

四、项目的试测和分析

初步筛选出的项目虽然在内容和形式上符合要求，但是否具有适当的难度与鉴别作用，必须通过实践来检验，也就是要通过预测进行项目分析，为进一步筛选题目提供客观依据。

1. 预测

项目性能之优劣，不能仅凭测验编制者主观的臆测来决定，必须将初步筛选出的项目结合成一种或几种预备测验，经过实际的测试而得到客观性资料。预测应注意以下几个问题：

（1）预测对象应取自将来正式测验准备应用的群体。例如，对于一个学绩测验来说，进行预备测验的学生必须和测验所指定的被试属于同一个年级，并且具有相同的课程背景。取样时应注意其代表性，人数不必太多，亦不可过少。

（2）预测的实施过程与情境应力求与将来正式测验时的情况相近似。

（3）预测的时限可稍宽一些，最好使每个受测者都能将题目做完，以搜集较充分的反应资料，使统计分析的结果更为可靠。

（4）在预测过程中，应对受测者的反应情形随时加以记录，如在不同时限内一般受测者所完成的题数、题意不清之处及其他有关问题。

预测的目的在于获得被试对题目如何反应的资料，它既能提供哪些题目意义不清，容易引起误解等质量方面的信息，又能提供关于题目好坏的数量指标，而且通过预测还可以发现一些原来想不到的情况，如检验时限长短是否合适，在施测过程中还有哪些条件需要进一步控制等。

2. 项目分析

对项目的分析包括质的分析和量的分析两个方面。前者是从内容取样的适切性，题目的思想性以及表达是否清楚等方面加以评鉴；后者是对预测结果进行统计分析，确定题目的难度、区分度、备选答案的合适度等。

编制一套评估工具，只依据一次预测的结果所作的题目分析是不够的。

由于预测的被试样本可能会有取样误差，故由此得到的项目分析结果未必完全可靠。为了检验所选出的项目的性能是否真正符合要求，通常需再选取来自同一总体的另一样本再测一次，并根据其结果进行第二次项目分析，看两次分析结果是否一致。如果某个题目前后差距较大，说明该题目的性能值得怀疑。这种在两个独立样本中进行项目分析的过程叫作复核。

五、合成测验

经过预测和项目分析，对各个题目的性能已有可靠的资料作为评价的根据，下一步就可以选出性能优良的题目加以适当的编排，组合成测验。

1. 项目的选择

在选择项目时，不但要考虑项目分析所提供的资料，还要考虑测验的目的、性质与功能。最好的题目，就是只测定所需要的特征，并能对该特征加以有效区分的难度合适的题目。首先是要测定所需要的特征，如果我们想测定语言推理能力，就不要包括主要测量阅读能力或算术知识的项目。题目性能的好坏是相对的，不同的测验对题目的难度和区分度有不同的要求。

一般说来，题目的区分度越高越好，这是选择题目的一条重要标准。特别是对于选拔测验，此条尤为重要。但有时根据需要也可以保留个别鉴别力不高的题目。如在学科成就测验中有些内容十分重要，即使区分度低一些，也要包括在内。

选择题目的另一个指标是难度，难度多大合适并无一个绝对标准，而要根据测验目的来确定。有的要求难一些，有的则要求容易一些，有的可不考虑难度，就是同一张试卷，题目难度也可以不同，只要整个测验的平均难度符合测验要求即可。

根据题目分析资料选出的题目，还要与评估计划（双向细目表）再次对照，看看在材料内容以及所测量的认知技能上的比率是否与计划相符，必要时须加以适当调整。此外题目的数量还必须适合于所限定的时间。

2. 项目的编排

项目选出之后，必须根据评估的目的与性质，并考虑受试者作答时的心理反应方式，加以合理安排。在评估工具开头应该有一两个十分容易的题目，以使受测者熟悉作答程序，解除紧张情绪，建立信心，进入测验情境。对试题的总的编排原则是要由易到难。这样可避免受测者在难题上耽搁时间太多，而影响对后面问题的解答。在测验最后可有少数难度较大的题目，以测出受测者的最高水平。

下面是两种常见的排列方式：

（1）并列直进式：此种方式是将整个测验按试题材料的性质归为若干分测验，在同一分测验的试题，则依其难度由易到难排列。

（2）混合螺旋式：此种方式是先将各类试题依难度分成若干不同的层次，再将不同性质的试题予以组合，作交叉式的排列，其难度则渐次升进。此种排列的优点是受试者对各类试题循序作答，从而维持作答的兴趣。

3. 编制复本

为增加实际的效用，一种测验至少要有等值的两份，份数越多，使用起来愈便利。例如，我们要用测验来考察一班学生在一学期中的进步，必须测量两次，一次在开学初，一次在学期末，两次结果的差别代表一学期中成绩的提高。如果测验只有一份，用两次就难免有练习的影响，不能完全代表进步的数量。要是这个测验有好几份替换使用，就可以免掉这种困难。

测验的各份复本必须等值，所谓等值需符合下列几个条件：

（1）各份测验测量的是同一种心理特性。

（2）各份测验具有相同的内容和形式。

（3）各份测验的题目不应有重复的地方。

（4）各份测验题目数量相等，并且有大体相同的难度和区分度。

（5）各份测验的分数分布（平均数和差异度）大致相等。

只要有足够数量的题目，编制复本的手续是很简单的。先将所有合用的题目按难度排列，其次序为1、2、3、4、5、6。如果要分成两个等值的测验本，可采用下面的分法。

A 本：1、4、5、8、9、12、13、16、17、20

B 本：2、3、6、7、10、11、14、15、18、19

如果要分成三个等值的测验本，可采用下面的分法：

A 本：1、6、7、12、13、18、19、24

B 本：2、5、8、11、14、17、20、23

C 本：3、4、9、10、15、16、21、22

采用上面的分法可使复本之间在难度上基本相等，从而获得大体相同的分数分布。复本编好后，应该再试测一次，以决定各份究竟是否等值。

六、将评估工具标准化

一套好的题目并不一定是一个好的测验。对于测验的基本要求是准确、可靠。为了减少误差，就要控制无关因素对测验目的的影响，这个控制的过程，称作标准化。具体包括以下几方面：

（一）内容

标准化的首要条件，是对所有受测者施测相同的或等值的题目。测验的内容不同，所得的结果便无法比较。

（二）施测

尽管对于所有的受测者使用了相同的题目，但如果在施测时各行其是，所得的分数也不能进行比较。为了使测验条件相同，必须有统一的指导语和时间限制。

1. 指导语

给受测者的指导语属于测验刺激的一部分，它的内容通常包括对测验目的说明和受测者应该如何作答的指示（包括如何选择反应、记录反应，以及时限等）。对于纸笔测验来说，这些指示一般印在测验的开始部分，也可以印在另外一张纸上。要求简单明确，不引起误解。如果题目形式对被试是生疏的，还应该有一些例题。

指导语会直接影响受测者的作答态度与方法。有人以不同的指导语对几组被试实施同一个能力测验，结果表明，将该测验说成智力测验的一组，成绩最高；将其说成日常测验的一组，成绩最低。

为了保证测验情境的一致，还要有对主试的指导语，主要是对测验细节作进一步解释，以及其他一些有关事项，包括测验房间场地的安排（照明、桌椅、隔音、温度等），测验材料的分发，如何计时、计分，对被试的各种提问如何回答，以及在测验中途发生意外情况（如停电、有人迟到、生病、作弊等应该如何处理）。由于主试的一言一行，甚至表情动作都会对受测者产生影响，所以主试一定要严格遵守施测指导，不要任意发挥和解释。总的要求是，无论什么人、什么时候、什么地点使用同一测验，都必须做同样的事，说同样的话。对主试的指导语与测验是分开的。

2. 时限

确定测验的时限，要考虑施测条件和实际情况的限制（如一节课时间的长度），以及被试的特点（如对儿童、老人、病人施测时间不宜过长），不过更重要的是考虑测量目标的要求。

对于人格测验来说，反应速度是不重要的，可不必规定严格的时限，但是在测量能力和学绩成就时，速度是需要考虑的一个重要因素。依据速度在活动中所起的作用，可以把测验分成速度测验和难度测验。纯速度测验时间应当严格限制，使被试中没有人能在规定时间内做完全部题目。纯难度测验只考察被试解决难题的水平而不考虑完成时间。实际上，大多数能力和学绩测验介于上述二者之间，既考察反应的速度也考察解决难题的能力。通常所用的时限是使大约 90% 的受训者能在规定时间内完成全部测验，如果题目由易到难排列，应使大多数人在规定对间内完成他会答的问题。

确定时限一般采用尝试法，即通过预测来决定。假设根据第一次试测的经验，我们估计大部分被试可以在 25 分钟内做完，在第二次试测时，可以先叫被试用黑铅笔做 20 分钟，然后换成红铅笔，再过 5 分钟换成蓝铅笔，这样便可了解被试在规定时间内完成题目的数量。另一种方法是在施测现场挂一个时钟，每个被试做完后即将当下的时间写在试卷末尾。试卷收齐之后再根据被试的完成情况规定合适的时限。

（三）评分

标准化的第三个要素是客观评分。客观性意味着在两个或两个以上的受过训练的评分者之间有一致性。只有当评分是客观的时候才能够把分数的差异完全归于受测者的差异。一般来说，自由反应的题目（如问答题、论文题等）评分者之间很难取得完全一致，而选择题的评分较为客观，因此有人将选择题组成的测验叫客观性测验。

无论哪种测验，为使评分尽可能客观，有三点要求：

（1）对反应要及时、清楚的记录。特别是对口试和操作测验，此点尤为重要，必要时可以录音和录像。

（2）要有一张标准答案或正确反应的表格，即计分键。选择题测验的计分包括一系列正确的答案和容许的变化；论文题的计分键包含各种可能答案的要点；人格测验不可能有明确而统一的答案；计分键上指明的是具有或缺少某种人格特征者的典型反应。

（3）将受测者的反应和计分键比较，对反应进行分类。对于选择题来说，这个程序是很容易的，但是当评分者的判断可能是一个起作用的因素时（如问答题、论文题），就需要对评分规则做详细的说明，评分时将每一个人的反应与评分说明书上所提供的样例相比较，然后按最接近的答案样例给分。

无论采用何种评分方法，都必须符合客观、正确、经济、实用四项原则。

（四）常模

一个标准化测验，不但内容、施测和评分要标准化，对分数的解释也必须标准化，如果同一个分数可做出不同的推论，测量便失去了客观性。

多数测验用常模作解释分数的依据。测验分数必须与某种标准比较，方能显出它所代表的意义。例如，某学生成绩单上写着：物理 85 分。我们仅从这个分数很难断定他学得如何，因为没有一个比较的标准。在传统心理测验中，是把个人所得的分数与代表一般人同类行为的分数相比较，以判断其所得分数的高低。此处所指的代表一般人同类行为的分数，即为常模。例如，以摄氏温度计测量，便可确诊某人是否发烧，因为一般人的正常体温是 36℃～37℃，这就是成人体温的常模。

建立常模的方法是，在将来要使用测验的全体对象中，选择有代表性的一部分人（称为标准化样本），对此样本施测并将所得的分数加以统计整理，得出一个具有代表性的分数分布。标准化样本的平均数，即为该测验的常模。

常模可因标准化时选取样本的不同而有不同的类别，常见的有年龄常模、年级常模、性别常模、地域常模、民族常模、职业常模等。

七、对评估工具的鉴定

评估工具编好后，必须对其测量的可靠性和有效性进行考验，为此就要进行测量学方面的分析，仔细分析评估工具的信度和效度。

1. 信度

信度指的是测量的可靠性或一致性。我们用钢片卷尺去量黑板的长度，所得的结果是可靠的，因为无论是由一个人去量数次还是分别由几个人去量，所得的结果都是一致的。如果我们改用橡皮筋做的软尺去测量黑板的长度时，因为拉力大小不同，多次或多人测量所得的结果就难得一致。因此，用橡皮筋做的软尺测量长度是不可靠的，也就是说，这样的测量工具是缺乏信度的。

2. 效度

效度指的是测量的有效性或正确性，这是测量工具的最基本的要求。衡量一个测量工具有没有效，就是看它所测量的是不是它所要测的东西。例如，以磅秤量体重是有效的，但如果用它量身高，虽然多次测量结果一致（信度高），但所得的数量并不能代表个人的身高，因此对量身高来说，磅秤是个无效度的工具。

在编制心理测验时，如何提高效度，无疑是个首要的问题。效度的确定方法，视测量的性质和目的而定。一般将效度分为三大类：实证效度、内容效度、构想效度。关于信度和效度的问题详见第四章第二、三节。

八、编写评估工具说明书

为使测验能够合理地实施与应用，在评估工具编写完成后，还要编制一份说明书，就下列问题做出详尽而明确的说明：

（1）本评估工具的目的和功用。

（2）编制评估工具的理论背景以及选择题目的根据。

（3）评估工具的实施方法、时限及注意事项。

（4）评估工具的标准答案和评分方法。

（5）常模资料，包括常模表、常模适用的团体及对分数如何做解释。

（6）评估工具的信度、效度资料，包括信度系数、效度系数以及这些数据是在什么情境下得到的。

编制评估工具时顺利完成以上八个步骤后，一个评估工具便可正式交付使用了。

第二节　心理评估工具的标准化

评估工具是一种标准化的系统性程序。如果把编制好的题目看作需要处理的食材，那么施测的过程就如同对其进行烹饪。高质量的食材同样需要根据烹饪的流程和规则对其处理才能得到一份美味的成品佳肴，任何一步出现差错，如盐放多了、水放少了等，都会影响最终的成品质量。编制工具的方法，依评估的性质而异。不同类型、不同用途的测验，编制的具体过程是不同的。但由于原理大体相同，因而可以概括出一套通用的编制程序。完整的评估工具包括题目的编排、施测、施测环境控制、评分和分数的解释多个环节，每一个环节对不同的受测者都按照规则采用统一的标准。那么，这个过程就叫作测验的标准化。如果没有标准化的测验，题目的编排、施测条件、评分和分数的解释这些过程对不同的受测者按照不统一的标准实施，那么测验的结果就不具备可比性，测验分数也失去讨论意义。

因此评估工具的标准化是必不可少的，一般通过以下几个方面来实现。

一、题目的编排

按编题计划将题目编写完成以后，并不是随机地或直接地让受测者答题就可以了。在施测前，这些编制好的题目还需要根据测验目的与性质，并考虑受测者作答时的心理反应，即通过编排保障这些题目能够在测验中发挥自身的功能以及减少受测者作答时对测验结果有可能出现不好影响的心理反应。

常见的题目编排方式有按题型编排、按题型难易编排、混合螺旋式和并列直进式等。根据测验目的与性质的不同，对题目的编排也会采用不同类型的方式。

各学科的考试题目最常用的就是按题目类型编排的方式，即把选择题、填空题、计算题、阅读理解、简答题等不同类型的题目区分开来，将同类型的题目集中到一起。同时，对不同类型的题目按由易到难进行排序，每种类型中的题目又可以按照作答时简单的程度，由简单到复杂进行排序。通过这样的排序，一方面能够减少不同类型的题目之间转换对受测者的干扰，同时受测者在作答时题目循序渐进，由易到难更容易接受测验，减少抵触情绪的发生。

混合编排是指将不同性质的测验题目交叉排序，以免受测者在作答时看出题目所测的是什么性质。这种题目编排方式常见于人格测验中。人格测验通常包含多种心理特质的测量，例如艾森克人格问卷，该问卷对人格内外倾性、情绪稳定性和精神质进行测量，每种类型的特质分别有一个分量表，一共有三个分量表和一个效度量表。测试时，四个量表中的题目随机打乱混合在一起，这样受测者无法从题目中推测本次测验的目的，以及每道题目所测的特质。

　　混合螺旋式和并列直进式编排方法常用于智力测验和能力测验中。混合螺旋式是将题目难度分为若干不同层次，按照不同的难度将不同性质的题目交叉组合在一起，并且难度逐渐上升。这种编排方式一来受测者可以很快地了解测验的全貌，二来也能让受测者在测验过程中保持良好的兴趣。并列直进式将整个测验按照试题材料的性质区分成若干份，在每一份试题中，按照难度由易到难排序。韦氏儿童智力评估量表就采用了并列直进式进行编排，整个量表按照试题材料分成词汇、填图、算术、积木、类同等分测验组成，每个分测验中，题目按照由易到难排序。

二、施测过程的标准化

　　施测过程包括施测条件、评分和对分数的解释三个方面组成。施测过程的标准化，即施测条件标准化、评分标准化和分数解释的标准化。

（一）施测条件标准化

　　施测条件标准化要求对所有被试在相同的条件下进行测验，相同的测试题目，相同的呈现方式，相同的测试环境。除此以外在测验编制的过程中还要设计统一的指导语并且规定是否限时，限时的时间是多长。

1. 指导语

　　根据指导对象的不同，标准化测验中有两种类型的指导语。

　　（1）对主试的指导语，通常印在测验的使用手册中，用来指导主试如何展开和布置测验，如测验场地的安排、测验材料的分发和使用、计分和计时的标准以及如何解决测验过程中的意外状况。

　　（2）对被试（受测者）的指导语，也是我们常说的指导语。对受测者的指导语可以为被试设定课题，即要求被试按照规则做出反应。这类指导语通常印在测验开始前，或在测验开始前通过主试进行说明。随着电子计算机的发展，部分测验也在计算机中进行，指导语则通过机器显示或播放。指导语要注意以下几个方面：①对被试的指导语尽量要做到内容明确，即指导语要有明确的目标要求被试按照什么要求完成测验。②在指导语中要将事情全部交代完全。③尽量简单明了能确保被试可以理解。④指导语中所用的词语以及说明指导语时主试的表情、语气、声调等方面都要进行标准化，即对所有的被试，指导语都应该一样。对有些实验最好能够使用录音机给出指导语。

2. 时间限制

时间限制是测验标准化的另一个重要过程。测验的时间限制会受到多方面的制约，例如实施测验的环境、实施测验的对象以及测量的目标等。如果测验是在课堂上进行的，那么这个测验的时间只有一节课。孤独症儿童作为特殊测验对象本身难以集中注意力并且长时间的测验有可能会导致情绪不稳定，一般老人和儿童的测验时间不宜过长；还有的测验作答时间的长短直接决定了测验得分的高低、好坏，例如智力测验、能力测验等。

测验的时间限制一般通过预估和假设去设定。一般来说，假设 90% 的受测者能够在某时限内完成测验，那么这个时间就可以作为该测验的时限。

（二）评分标准化

评分标准化是按照统一的评分标准、给分规则以及规范化的评分程序进行评分，这意味着不同的评分者在面对同一份测验结果给出的评分应该是一致的、统一的。评分标准化意味着客观的规则手段和系统化的评分准则，以客观性为评分的基本要求，保障所给分数的准确性，减少误差。这样，不同的分数之间的差异才具备讨论的意义。因此，我们需要在测验编制的过程中制定一套客观统一的评分标准和规则。

评分标准化的基本要求：

（1）对受评的反应记录是及时的、准确有效的，避免因为耽搁导致忘记受测者的反应或者对其反应记录错误，最终影响评分的结果，造成评分出现不该有的误差。

（2）测验的题目如果是有标准答案的，应该制作一份含有标准答案或正确反应的表格供主试参考，即计分键。不同类型的测验表格有着不同类型的计分键。对于选择题来说，计分键就是正确答案的代表符号；对于简答题或者填空题来说，计分键就是一个或一系列的标准答案；对于论述题来说，计分键就是所涵盖的答题要点，受测者按照题目要求需要对其中一个或者多个打分要点进行回答。

（3）制订评分规则，即如何进行打分的制度或章程。评分规则里应清晰明确地记录好什么情况下可以打分，打多少分，最好能够提供相应的评分样例。

（三）分数解释的标准化

受测者在接受测验后，按照评分标准对其作答反应直接评出的分数，叫原始分。原始分不具备讨论意义，并不能反映受测者在某群体中所处的位置或程度。我们需要按照一定规则对得到的原始分数进行解释，这一过程即分数解释的标准化，所解释的准则即编制测验时所制订的常模。通过将受测者的原始分数转化为标准，并且将标准与常模中的平均分和标准差进行对比，了解该分数的相对地位，就能够知道受测者在群体中的水平。

第六章

心理评估工具的选择与使用

第一节　心理测验的选择

一、所选的测验必须符合测量目的

每一个测验都有特殊的用途和适用范围，因此，在选择测验时，首先要考虑所选测验的适用范围是什么，能够达到什么测量目的。例如，有的测验可以测量范围很广的一般能力或多种能力；有的测验只能测量范围很窄的某种特殊技能；有的测验可用来测量个性品质；有的测验可以对受测者目前的学习或发展状况进行较全面的描述；有的测验只能用来诊断某些特殊的学习或发展障碍；而有的测验可用来预测未来；有的测验可以测量语文、数学等学科知识和能力；有的测验可以测量音乐和美术才能；有的测验可以测量劳动态度和技能；有的测验可以评定适应行为；有的测验可以诊断情绪或行为问题。测验的用途和适用范围不同，对于特定的测量目的来说，它所产生的功效就不同。因此，测验的组织者和使用者在选用测验之前一定要仔细地阅读每份测验的使用手册，以便了解这方面的确实情况。

然后，要分析和判断哪个测验最符合自己的测量目的。例如，虽然瑞文推理测验、绘人测验和韦克斯勒儿童智力量表都可以用来测量儿童的智力，但是如果要鉴别智力障碍儿童并对其进行分类，选用瑞文推理测验和绘人测验是不太合适的，因为它们只适合于对智力障碍儿童进行筛查，不能对智力障碍儿童做细致的分类。因此，这里要选用韦克斯勒儿童智力量表。又如，为了考查儿童的数学学习情况，既可以选用某个标准化测验，又可以使用自编测验。如果打算将受测者的学业水平与常模做比较，选用标准化测验是比较合适的，因为这类测验提供常模。如果只想了解受测者对近期所学内容的掌握情况，选用自编测验可能更合适，因为这类测验的内容与教学目标更贴近。

二、所选的测验要适用于孤独症儿童

目前，大多数标准化测验是为普通儿童编制的，只有少量的测验，如希内学习能力测验、孤独症儿童行为量表等专门为特殊儿童而设计。在特殊儿童的心理测量和评估中，使用专门为特殊儿童设计的测验是最理想的。因为这类测验除了提供特殊儿童常模外，在编制过程中还考虑到特殊儿童的特殊性。然而，这类测验的数量是非常少的，目前人们用得最多的还是在内容或测验方式上经过精心选择或做了适当改变的普通测验。

对于不同类型的特殊儿童，在测验内容或测验方式的选择上应该采取不同的策略。一般来说，对于智力水平比较低的特殊儿童，如中、重度智力障碍或年幼的特殊儿童，要尽量使用评定量表，即通过家长、老师或其他人的观察来了解受测者的发展状况及存在的问题。对于有听力和语言障碍、多动症、孤独症、智力障碍的儿童等，要少用文字测验，多用一些像图片、积木、拼板之类的非语言测验；对于肢体障碍儿童，尽量用应答方式简单的测验；对于视觉障碍儿童，在测验中不能出现视觉材料，而应使用一些能用盲文呈现的或者可以读出声来的材料。

在特殊儿童的心理测量和评估中，有时还需要改变测验方式。最常见的做法有两种：①改变测验的呈现方式或程序，以适用于某类特殊儿童。例如，用手语向听觉障碍儿童说明题意及应答要求；将题目念给视觉障碍的儿童听。又如，对于有运动障碍的儿童，在他们回答问题时不予计时。②改变受测者的应答方式。例如，对有听力及严重语言障碍的儿童，只要求他们用手指指出多项选择题中哪个选项是正确的；对于视觉障碍儿童，只让他们口头回答问题。

测验方式的改变加大了特殊儿童心理测量和评估的可能性，但同时也带来一些问题。呈现方式程序及应答方式的改变必然导致测验情境的改变。测验情境的改变，会使测验不再是以前的那个标准化测验了。在这种情况下，如果还用原来的常模解释分数就不合适了，最好用其他方法解释分数，比如，同类儿童之间的比较，受测者本人前测与后测分数的比较等。

三、所选的测验必须具有良好的心理测量学性能

一个性能良好的测验应该具备以下几个特点：

1. 题目有适当的难度和区分度

如果题目太容易了，几乎所有的受测者都能获得很高的分数，或者题目太

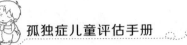

难了，几乎所有的受测者都通不过，这两种情况都不利于对受测者做区分。如果测验使用的目的就是要对特殊儿童做鉴别和分类，这样的测验就不太适宜了，应该找到难度适中、区分度很高的测验。

有些测验在编制时可能有适宜的难度和区分度，但由于难度和区分度有相对性的特点，将它们用于特殊儿童可能不太合适。因此，在选择测验时还要考虑受测者的特殊性，事先估计一下测验对特殊儿童的相对难度。

2. 测验结果具有很高的可靠性和有效性

也就是说，在不同的时间、情境，由不同的人来施测，测验结果都是稳定的、一致的，测验的题目取样对所要测量的内容领域有很好的代表性，测验确实测量了想要测量的东西。

测验的可靠性和有效性可以从测验手册提供的各种信度和效度资料中了解到。在选择测验时要仔细查看这些资料，并根据心理测量学的标准来判断测验的质量。不过，有些测验虽然没有提供信度和效度的资料，但实践证明它们确实能够准确地反映教学的效果，这样的测验也是可以选用的。

3. 测验手册中提供了标准答案、计分规则和适宜的常模

有标准答案、计分规则和常模的测验，不仅使用起来方便，而且可以控制由于计分标准和规则不统一而引起的误差，还能将受测者与他人进行比较，说明受测者目前的学习和发展水平以及存在的问题。

有些测验有标准答案和计分规则，但没有提供适宜的常模（如常模已经过时，或者受测者与常模团体的背景相距很远等），只要这些测验能够反映最近一段时间以来的教学效果，这样的测验也是可以选用的。

4. 施测、计分及分数的解释方法简便易行

在测验质量相同的情况下，施测、计分及分数的解释方法越简便，就越能省时、省力和省费用。在选择测验时，除了要考虑测验的质量外，有时也需要考虑测验的成本以及是否易于操作等。

如果有多种测验可供选择，具有上述特点的测验应该作为首选。

第二节　测验的使用

一、测验人员应具备的条件

对特殊儿童实施心理测量和评估是一项复杂的、专业性很强的工作。为了使这项工作能够顺利、有效的进行，在特殊教育事业的发展中发挥积极的作用，在培训和选用测验人员时应当认识到，作为一名合格的测验工作者必须具备以下几方面的条件。

（一）知识和技能

在知识结构方面，测验人员首先应该具备普通心理学、儿童心理学、教育心理学、教育学原理、课程与教学论、教育管理学等广泛的心理学和教育学基本知识。其次，要掌握心理与教育统计学、心理与教育测量学等基本知识。再有，应具备特殊儿童心理学、特殊教育学、语言病理学、变态心理学等专业知识。此外，还应该熟悉语文、数学等学科知识，了解特殊儿童的医学基础、盲文、手语以及我国有关残疾人教育、福利等各方面的政策和法规等。

在技能方面，测验人员应该掌握测验的操作技能并有丰富的主试经验，包括善于观察受测者的情绪变化，迅速调整好受测者的情绪，有较强的语言表达能力，熟练地操作各种测验用具，快速而准确地记录受测者的各种反应，妥当地回答受测者提出的各种疑问，掌握测验时间，处理好各种偶发事件，正确计分和解释测验分数，恰当地报告测验结果等。

（二）职业道德

测验人员必须遵守职业道德，具体来说，至少要做到以下几点：

1. 对自己的工作后果负责

心理测量和评估是一种社会行为，会引起一定的教育及社会后果。测验人员根据测验结果对儿童进行筛查、鉴别、分类、安置、教学等，可能会改变一个人的生活轨迹。例如，据国外的报道，有人被误诊为"智力障碍"以后，受到了歧视和不公正的待遇，受测者本人对自己也失去了信心。因此，测验人员必须对自己的工作及其后果负责，采取严肃、认真、谦虚的态度，谨慎地对待测量和评估中的每一个细小环节，按照心理测量学的标准来实施测验并进行评估。

2. 认识自己能力的局限性

在特殊儿童的心理测量和评估中，常常需要使用各种各样的测验。测验人员对一些测验可能是非常熟悉的，而对另一些测验，可能不太熟悉或不能熟练地操作。每个人的能力有大有小，工作经验也各有不同，测验人员应该通过经常性的反思，正确地估计自己的能力，认识自己能力的局限性。当遇到自己不能胜任的工作时，要学会拒绝，或与他人合作，共同完成测验工作。这样，就能防止对测验的不恰当使用。

3. 认识测验的局限性

测验发展到今天，无论在理论上还是在技术上都还不是很成熟。几乎所有的测验都是对某个具体行为样本的测量，没有绝对零点和等值的单位，存在抽样误差或测量误差，在做推断时都可能出现错误。因此，测验人员不应夸大测验的作用。对测验应当采取的态度是：不把测验看成绝对可靠和准确的。虽然在教育决策中测验是一种能起重要辅助作用的工具，但是，它目前还很不完善。

4. 注意对测验结果保密

测验结束后，测验人员会收集到大量有关受测者个人及其家庭的资料，有些资料涉及个人及家庭的隐私，如某方面的缺陷、内心冲突、家庭关系和矛盾等。在一般情况下，受测者不会把这些情况透露给外人，只有在寻求帮助时或为了配合测验才可能把它们说出来。这就要求测验人员尊重受测者的人格，严格为他们保密，以保护受测者的利益。在未经允许的情况下，受测者的个人资料不能随便让外人查阅，不得在书刊和杂志上发表，也不能拿到非正式的场合中讨论。只有经过受测者、家长或监护人同意，才可以对外公布个人资料及测验结果。

5. 不要滥用测验

测验不像尺子、秤等物理测量工具那样可以反复使用。测验使用的次数多了会产生练习效应，使测验失效。因此，不要随便地使用测验，更不能把测验当作平时的训练内容，反复地进行练习。只有在必要时才使用测验。一旦决定使用某个测验，就应该做好充分的准备，争取一次成功。

目前还有相当多的测验其信度和效度都不够理想，滥用测验容易让人忽视测量误差的存在，导致错误的决策，使受测者受到伤害。一些人为了追求经济利益而大肆推销或滥用测验，有职业道德的测验人员应该自觉地抵制这种行为。

二、施测过程中的一些注意事项

选择完测验并确定了测验人员以后，接下来就要对受测者实施测验。测验的种类很多，每一种测验的具体操作方法是不同的。一般来说，团体测验的操作方法简单一些，对测验人员的要求不太高，而个别测验的操作方法比较复杂，对测验人员的要求非常严格。下面就以韦克斯勒儿童智力量表为例，说明个别测验在施测过程中的一些注意事项。

(一) 做好测验前的准备工作

做好测验前的准备工作是确保测验有效实施的一个重要环节。测验人员首先要阅读测验手册，熟悉测验的结构、特点、内容以及使用方法。例如，在施测韦克斯勒儿童智力量表之前，通过阅读测验手册可以熟悉这个量表的结构和使用方法。韦克斯勒儿童智力量表由六个言语分测验和六个操作分测验构成，为了使整个测验过程更加有趣和富于变化，言语分测验和操作分测验交替地进行。对每位受测者实施整套测验需要 55~80 分钟。每个分测验都有不同的起测点、停测点、指导语和计分方法。例如，常识分测验共有 30 道题；8~10 岁的儿童从第 5 题开始做，连续 5 道题都不能通过即停测；每正确回答 1 道题得 1 分，回答错误不得分，最高分数为 30 分。又如，图片排列的分测验共有 12 道题；8 岁以上的儿童从例题开始做，接着进行第 3 题，连续 3 道题都不能通过即停测；第 1~4 题的时限是 45 秒，第一次试验通过得 2 分，第一次试验未通过但第二次试验通过得 1 分；第 5~12 题的时限是 45~60 秒，在规定的时间内完成得 3 分，若提前完成再得 1~2 分的速度加分，该分测验的最高分数为 48 分。

把测验用具和材料准备好。在韦克斯勒儿童智力量表的工具箱中应该备有一盒填图卡片（共 26 张）、一盒图片排列卡片（共 13 套）、一盒积木（共 9 块积木）、一套积木图案（共 11 张）、五盒图像组合板、一盒词汇卡片（共 32 张），一张印有 12 棵树的图片和一张空白卡片、一个小屏风，以及计分纸、译码测验纸、迷津测验纸、秒表、铅笔和测验手册。测验前应该把所有用具和材料都准备齐全。

背熟指导语，并做适当的练习。韦克斯勒儿童智力量表的指导语是比较复杂的，每个分测验甚至每道题都有不同的指导语。例如，算术分测验第 1 题的指导语是：在儿童的面前出示 12 棵树的图片，并且说："用你的手指数一数这些树。数出声音来，使我能够听见。"第 2 题的指导语是：儿童的面前仍然放着一排树的图片，交给他一张空白卡片，说："在这一排树里留出 4 棵树，用这张卡片把其他几棵树都盖上，剩下看得见的 4 棵。"又如，理解分测验第 6 题的指导语是："如果你看到邻居房间的窗户冒出浓烟着火，你将怎么办？"第 7 题的指导语是："用砖或石头盖的房子比用木头建成的房子有哪些好处？"为了在施测过程中能流利地说出每道题的指导语，在施测前测验人员必须背熟这些指导语。

当受测者来到测验室时，测验人员应该先和他聊聊天或做一两个小游戏，以便消除受测者的陌生感、恐惧感或紧张不安的情绪。在聊天或做游戏的过程中可以观察受测者的精神状态，看他的精神是否饱满，情绪是否稳定。如果他精神不振，要了解是因为什么，是累了？饿了？昨晚没有睡好？对测验没有兴趣？或者生病了？然后根据具体情况让他适当休息或吃一点东西。如果受测者的精神状态还是调整不过来，那么只好改期再进行测验。如果受测者的情绪很亢奋，则要通过谈话或游戏让其情绪安定下来，把注意力集中在测验任务上来。

（二）严格按指导语的要求去操作

在测验手册中一般都用较大的篇幅详细地说明如何施测，测验人员不仅要理解并背熟这些指导语，而且还要严格执行。例如，在韦克斯勒儿童智力量表的施测须知中规定：主试绝对不能改变任一测题所规定的语句；不得超出允许的范围给儿童提供帮助；要按手册规定的程序施测；必须严格遵守时间限制；用自然的谈话语调来表达；必要时可插入恰当的评语（如"做得很好"）来提高受测者的兴趣。在各分测验中还有更具体的规定。例如，积木分测验的施测说明是：儿童直接按照示范的积木样板去摆第 1 图和第 2 图，再按照图案卡片进行第 3 ~ 11 图的测验。在摆放样板图和出示图案时，主试必须明确图形处于规定的方向，即图案的底边要对准儿童。当为第 1 图和第 2 图示范时，样板的底边要和卡片的底边相对应，即都向着儿童。每道题的时限写在计分纸第 3 页上，要严格执行。每道题的计时从指导语的最后一个词说完时开始。对于第 1 ~ 3 题，如果让儿童试做第二次，要重新计时。如果儿童在时限之内完成，要记下他完成每一个图案所使用的确切时间。第 4 ~ 11 题的准确计时极为重要，因为在这几道题上提前完成作业可获得速度加分。凡是摆出错误图形或不能在规定时间内完成作业的都不能算作通过。图案的方向偏转了 30 度以上的，也算不能通过。只有严格按这些指导语去操作，才能有效地控制各种测量误差。

（三）测验结果的报告和解释要有分寸

分数计算出来之后，一般要向受测者本人、家长、老师或其他有关人员报告和解释。测验结果的报告方式有两种，一种是把分数直接告诉受测者或有关人员。例如，在实施了韦克斯勒儿童智力量表以后，可以报告受测者的总智商、言语智商、操作智商、各分测验的原始分数和量表分数等。另一种是不报告具体的分数，而只用受测者或有关人员容易理解的话语对测验结果进行描述和解释。例如，根据在韦克斯勒儿童智力量表上的得分，只说明受测者的智力处于高、中或低水平，智力发展优异、普通或者比较缓慢，言语智商比操作智商高还是低，哪些能力比较强，哪些能力比较弱等。目前许多心理测量和评估专家提倡第二种做法。

除了报告和解释测验结果外，测验人员还应该给受测者、家长或老师提供有益的帮助和建议。可以鼓励受测者继续努力，加强自己的优势领域；针对不足可以提出一些补救措施；对于不确定的方面，要建议做进一步的评估；根据受测者的特点调整教学的难度和速度等。所提的建议可能并不多，但对受测者来说一般是很有意义的，因此，要予以重视。

第七章

孤独症儿童的筛查性评估

孤独症儿童通常在儿童早期发病，以明显的社会沟通障碍、刻板的兴趣以及奇特的行为为主要特征，由于病因不明，至今也没有有效的药物（Marian and Lisa，2008）。孤独症是在各类导致儿童残障疾病中治疗和干预效果最佳的一种疾病。给予科学的干预，多数孤独症儿童可以获得不同程度的改善，相当一部分的儿童可以在成年后拥有独立生活、学习乃至工作的能力，少部分的儿童还可以为社会做出重要贡献，尤其是早期获得诊断和干预的儿童，其改善的空间更大。因此，世界各国都将孤独症早期诊断和早期干预作为孤独症防治的重点工作。美国《精神障碍诊断与统计手册》（第五版）明确指出，作为一类先天性的发育行为障碍，孤独症的症状必定在婴幼儿早期会出现，这为医生对孤独症进行早期诊断提供了合理的依据和标准。

孤独症早期征象主要包括以下几点：①孩子对自己的名字没反应，或仅当有人径直走向他并做鬼脸时才对自己的名字有反应。②孩子曾经说过几个词，之后不会说了（语言倒退）。③2岁的孩子出现社会能力倒退。例如，一个孩子原本会玩拍手或玩类似"虫虫飞"和躲猫猫游戏，会挥手再见，但后来又失去这些能力。④一个孩子原本会有意义地运用几个词，诸如"爸爸""瓶子""鸭子"等，然后逐渐不会用了，也没有出现其他新词汇。⑤孩子已经学会用手指指物表达要求，但从不用"指"来向其他人展示物品或引起他人注意。

超过一半的父母因为孩子不会说话而带孩子去看医生或寻求帮助。对于1岁半以上的儿童，如果出现不能有意义的说话（如有指向性地叫妈妈、爸爸）的情况，则父母必须注意孤独症的可能。还要注意，在我国让儿科医生在普通的诊室中诊断孤独症其实是非常困难的。原因包括：普通诊室通常缺少让孩子自由玩耍的空间和玩具；儿科医生看诊的时间非常有限，难以观察到孩子前述能力的缺乏；一般的孩子惧怕医生，而出现不看着医生、对别人的讲话没有回应、不愿意做游戏的现象。

美国儿科学会认为，以下特征可以作为不同年龄婴幼儿孤独症早期警示信号。如果孩子出现以下任何一项表现，提示孩子应该尽快转往专业机构进行孤独症评估：①到6个月大，孩子还没有出现大笑或其他热情、愉快的表情。②到9个月大，孩子对声音、微笑或其他面部表情仍没有互动式的分享。③到12个月大孩子还不会咿呀学语。④到12个月大孩子还不会做手势，如用手指指物、给他人展示东西、伸手够东西、招手等。⑤到16个月大孩子还没有语言。⑥到24个月大孩子还不能说出两个单词组成的有意义的词组（不包括模仿或重复的语言）。⑦在任何月龄孩子出现了语言、咿呀学语、社交能力方面的退化。

如上所述，有丰富经验的儿科发育行为专科医生已经可以在1岁左右，甚至1岁前就对个别典型的病例做出孤独症的诊断。但在实际工作中，在多数情况下医生会比较慎重。有些孩子没有能够通过筛查，即筛查阳性或可疑阳性，在1岁左右就会有一些孤独症的早期征象，如叫之不应（不是听力问题）、目光不能注视（不是视觉障碍），缺乏对母亲的依恋，但是这些孩子并没有刻板行为，语言没有出现，却也在发育容许的范围之中，对于这样的孩子，医生通常不做出诊断，但给予干预指导，同时要求每一个月或两个月进行一次随访跟踪。如果孩子的情况逐渐好转，这是大家都期盼的结果，如果孩子的问题似乎逐渐明显，医生也会根据情况做出最终诊断并开展强化干预。

2008年，美国儿科学会指出，初级保健儿科医生在婴儿9个月健康保健检查过程中，必须对孩子是否有孤独症的早期征象进行询问、观察和记录，发现上述早期征象，如果不能确定诊断，应该向专科医生转介，同时向家长提供简易的早期干预方法。

本章介绍了孤独症儿童早期筛查的原因、意义和程序等内容，并围绕孤独症早期筛查的三级模式，对各级筛查工具进行了详细介绍。

（一）初级筛查工具

群体筛查是在初级卫生保健体系中针对一般儿童中有风险的儿童进行的筛查。所用到的诊断工具包括婴幼儿孤独症筛查量表（CHAT）、M-CHAT、婴幼儿孤独症筛查量表中文版（CHAT-23）、量化的婴幼儿孤独症筛查量表（Q-CHAT）、1岁核查表FYI、孤独症特质早期筛查表（early screening for autistic traits，ESAT）、父母担忧问题核查表（the parental concern checklist，PCC）、婴幼儿核查表（infant-toddler checklist，ITC）、孤独症婴幼儿图片筛查量表（pictural autism screening scale for infant and toddler，PASS-IT）、早期孤独症筛查量表（early autism screening items，EASI）、广泛发育障碍筛查测试Ⅱ-第一阶段（stage 1 of pervasive developmental disorders screening test Ⅱ，PDDST-Ⅱ Stage 1）、克氏孤独症行为量表（clancy autism behavior scale，CABS）。

（二）重点筛查工具

重点筛查是针对可疑的发育迟缓或有发育迟缓风险的儿童进行的筛查。所用到的诊断工具包括：婴儿孤独症观察量表（autism observation scale for infants，AOSI）、孤独症儿童行为量表（autism behavior checklist，ABC）、沟通与象征行为发展量表（communication and symbolic behavior scales developmental profile，CSBS-DP）、婴幼儿孤独症特质筛查量表（baby and infant screen for children with autism traits，BISCUIT）、2岁儿童孤独症筛查量表（screening tool for autism in two-year-old，STAT）、广泛发育障碍筛查测试Ⅱ-第二、三阶段（stage two and three of pervasive developmental disorders screening test Ⅱ，PDDST-Ⅱ Stage 2、3）、儿童孤独症评定量表（childhood autism rating scale，CARS）等。

第一节　孤独症早期筛查概述

大多数孤独症儿童在出生后24个月内就表现出异常行为，其中，50%左右在12个月内就表现出异常行为，但是，许多儿童的家长在儿童2岁时才开始担心并寻求帮助（Matson and Wilkins，2008）。从出现症状到引起父母担心的时间段长达1年，从父母开始担心到转诊评估的时间段至少在1年以上。因此，孤独症儿童平均诊断年龄为3岁，但是孤独症的症状一般在儿童3岁前就已出现。

一、孤独症的早期表现

婴幼儿时期，孤独症的早期行为异常主要体现在社会交往障碍，言语及非常语沟通障碍以及重复、刻板行为，兴趣狭窄等方面（徐云和杨健，2014）。

（一）社会交往障碍

1. 对人缺乏兴趣

对人缺乏兴趣的表现：①没有被抱起时的准备姿势，抱起时全身发软或发硬，或拒绝拥抱。②对人的声音缺乏兴趣和反应。③缺少情感反应，表情少，被逗弄时不会或很少微笑。④避免眼神对视，哺乳时不会望着母亲，6个月后不能分辨亲疏。⑤走路时，对周围人熟视无睹，甚至别人将他撞倒也没有反应。⑥愿意独处，自得其乐，对小伙伴不感兴趣（李洪华等，2012）。

2. 分享性注意缺陷

分享性注意是指对周围的人、事、物等注意的协调分配，儿童调整注视点后，和成人的注意力会聚在同一个注意对象上，并且共享周围信息。分享性注意包含要求性注意和表白性注意两类。要求性注意是指要达到某种目的或想要得到某件东西而做出示意行为，如用手指向该物体；表白性注意是指可以对事物进行简单评价，可以明白对方的意思，可以感受某种体验所表现出来的外部特征。一般情况下，他人可通过儿童目光的指向判断出他在"想什么东西"或"想要什么东西"，但很难从孤独症儿童的目光中判断他的精神状态。普通婴幼儿在9～14个月龄时就表现出分享性注意，孤独症儿童则没有。年龄非常小或智龄非常小的儿童可能会出现这方面的缺陷，但其存在时间并不持久，而孤独症儿童的这种缺陷将持续至学龄期以后（李洪华等，2012）。

（二）言语及非言语沟通障碍

言语及非言语沟通的障碍主要表现在以下方面：①缺乏咿呀学语。②言语表达有明显缺陷，表现为说话年龄推迟，言语理解缺陷，对周围声音无反应，常以"耳聋"就诊。③缺乏非言语的沟通姿势。极少采用恰当的姿势或手势表明自己的问题，如许多孤独症儿童对别人的指点、点头、摇头等毫不理会，不会通过手指的指示来表达自己的需求，而是牵着妈妈的手，将妈妈的手放在想要的东西上。

（三）僵硬的行为模式和兴趣

僵硬的行为模式和兴趣主要表现在以下方面：①婴儿期易吵闹，只有在车中被推着走，被抛着玩或听节奏感很强的声音才能安静下来，而有的则特别安静，不吵不闹。②有特殊的兴趣，如拍手、摇晃身体、扭动手指、专心致志地看字母或数字，难以变换食物种类。③缺乏想象力和创造力，模仿能力差，只会将玩具排成一排或分类，对复杂的、新颖的活动模仿能力差。④象征性游戏缺乏。象征性游戏是指把一种物体想象成具有另一种性质或特点的物体，分为三种形式：物体代换、假道具、想象中的物体。正常婴幼儿在12个月时即出现象征性游戏的内容，而孤独症儿童有明显的象征性游戏缺乏。

为提高我国儿科医师识别孤独症早期行为标志的能力，规范早期筛查，由中华医学会儿科学分会发育行为学组主持，并邀请中国医师协会儿科分会儿童保健学专业委员会、国家卫生和计划生育委员会（现为国家卫生健康委员会）行业专项"儿童孤独症诊断与防治技术和标准研究"项目专家组以及相关专业的专家参加讨论，并参考美国、英国等有关孤独症的管理指南，同时结合国内外孤独症的研究进展，达成以下专家共识（中华医学会儿科学分会发育行为学组等，2017）。

孤独症早期识别与筛查的依据如下。

1. 孤独症早期行为标志

（1）不（少）看：孤独症儿童早期表现出对社交刺激的视觉注视缺乏或减少，对人尤其是人眼部的注视减少，在24月龄时对于人眼部的注视时间仅为普通儿童的 1/2。

（2）不（少）应：孤独症儿童对父母的呼唤声充耳不闻；14～15月龄孤独症儿童出现共同注意相关的沟通水平下降。

（3）不（少）指：缺乏恰当的肢体动作，无法对感兴趣的东西提出请求。孤独症儿童可能在 12 月龄时就表现出肢体动作的使用频率下降。

（4）不（少）语：多数孤独症儿童存在语言延迟现象。

（5）不当：不恰当的物品使用及相关的感知觉异常。孤独症儿童从 12 月龄起可能会出现对物品的不恰当使用，如将小汽车排成一排，旋转物品并持续注视；言语不当表现为正常语言出现后的言语倒退，难以听懂、难以重复语言。

2. 孤独症儿童的社交和沟通行为发育轨迹异常行为

发育轨迹是指儿童行为发育的水平、速度及方向。早期发育轨迹的异常可能是孤独症的危险指标。部分孤独症儿童 12 月龄后发育轨迹出现异常，学习新技能的能力下降。也有报道称孤独症儿童在 6 月龄后其社交技能发育的轨迹出现下降趋势。部分孤独症儿童出生后 1～2 年出现已获得技能的丧失。孤独症儿童发育倒退发生率约为 30%，发生的平均年龄为 19～21 月龄。

3. 孤独症发生的高危因素

孤独症病因不明，目前已被明确的孤独症高危因素：①有患孤独症的兄弟姐妹；②有精神分裂、情绪障碍或其他精神及行为问题家族史。

上述孤独症早期行为识别尚不能构成孤独症诊断，家长和儿科医师根据已所列的早期标志，务必在给予初步干预指导的同时，进行全面的观察和评估或转诊至有条件的医院进行进一步的孤独症诊断与评估。

二、孤独症早期筛查的意义

早期发现、早期行为干预和教育可显著改善孤独症儿童的不良行为。由于孤独症在婴幼儿时期就能观察到特殊的行为症状，这就使孤独症的早期筛查成为可能。随着现代诊断标准和科学技术的不断发展，许多量表被开发出来用于孤独症儿童的早期筛查和诊断。美国儿科学会在 2007 年就建议幼儿在 18～24 月龄时进行孤独症的普遍筛查（AAP，2012）。

孤独症儿童的早期筛查具有重要意义。

（1）对儿童进行孤独症早期筛查，有助于增加儿童从早期干预中获益的机会。目前，教育干预是孤独症治疗的关键。儿童在婴幼儿时期个体神经系统的可塑性较大，在这个时期给予及时、适当的干预可以提高孤独症儿童的适应能力和认知能力（徐云等，2014）。研究表明，孤独症儿童接受干预的年龄与康复效果、临床预后明显相关。早期干预能帮助孤独症儿童较早地发展社交技能、学习社会规则，还能预防和减少儿童攻击、自伤等行为的发生。

（2）早期筛查也有助于孤独症儿童父母及家人更早地在心理和社会关系等方面做好相应的调整。孤独症儿童提早获得诊断，可以尽早帮助家长接纳现实，针对孤独症儿童的具体情况、行为和发展特点因材施教。并且，研究发现，孤独症儿童在早期得到明确的诊断，并能较早得到康复治疗指导，可增加父母对康复治疗的依从性和认可度。

（3）早期筛查与诊断可在一定程度上减轻家庭和社会的负担。中国针对孤独症的公益性服务机构较少，主要是医院和康复训练机构。约有64.5%的孤独症儿童在康复中心接受干预治疗，这些教育服务机构的收费标准为每月1 000～4 000元。最后，有些孤独症患者(尤其是低功能孤独症患者)的生活自理能力较低，大多患者需要有人看护，而国内专业护理人员较少且费用较高，许多中下收入的家庭有孤独症儿童家长不得不辞职来照顾患儿。因此，尽早发现孤独症并进行有效的早期干预，可以减轻孤独症的严重程度，这能够潜在地减少孤独症儿童成年后的干预支持，同时也可改善其成年后的生活质量，减轻家庭的生活和经济负担。

现在越来越多的人认识到孤独症早期发现的重要性。因此，近年来国内外的许多研究者和临床医生也致力于越来越早地对孤独症儿童进行识别，开展了对3岁以下婴幼儿进行孤独症早期筛查和诊断，并取得了一些进展。这些从筛查和诊断工具中就可以体现出来。

第二节　孤独症早期筛查工具

美国儿科学会发布的孤独症的早期筛查指南中，建议初级儿童保健医生对9个月及以上的全部婴幼儿进行孤独症筛查，并提出了三级筛查诊断程序：初级保健筛查、一级筛查、二级筛查(李洪华等，2012)。孤独症的早期筛查与诊断应从多维度、多领域进行。同时，对孤独症儿童的早期筛查应遵循群体筛查、重点筛查和最终诊断的过程。下面就以初级筛查和重点筛查为分类依据来介绍孤独症的早期筛查工具。

一、初级筛查工具

群体筛查即初级水平的筛查，主要针对一般儿童中有风险的儿童进行筛查。以下14个量表均是针对孤独症的初级筛查工具(表7-1)。

表 7-1　孤独症初级筛查工具

常用量表	适用月龄	测试方式	项目个数	施测时间
CHAT	18~24	父母报告	9(父母)	5~10 分钟
		医生观察	5(医生)	不确定
M-CHAT	16~30	父母报告	23	5~10 分钟
CHAT-23	18~24	父母报告	23(父母)	5~10 分钟
		医生观察	4(医生)	5~10 分钟
Q-CHAT	18~24	父母报告	25	5~10 分钟
CIASS	≥12	医生观察	17	不确定
FYI	12	父母报告	63	15~30 分钟
ESAT	14~15	父母报告	4	5~10 分钟
		医生观察	14	不确定
PCC	6~18	父母报告	8	5~10 分钟
ITC	6~24	父母报告	24	5~10 分钟
PASS-IT	<24	父母报告	25	5~10 分钟
EASI	<36	父母报告	46	10~20 分钟
PDDST-Ⅱ Stage1	18~48	父母报告	22	10~20 分钟
CABS	>24	父母报告	14	5~10 分钟
儿童孤独症早期筛查量表	>24	父母报告	28	5~10 分钟

1. CHAT

CHAT 是由 Baron-Cohen(巴伦-科恩)等编制的孤独症早期检测工具(任爽等,2012)。量表适用于 18~24 月龄的婴幼儿。

CHAT 共 14 个题目,项目选项为"是"和"否"。整个量表分为两个部分来进行测量:A 部分由 9 道题组成,由家长填写;B 部分由 5 道题组成,由专业人员对儿童进行观察后填写。明显高危儿童的判断标准:5 个关键项目不能通过,包括有意向性用手指(A7 和 B4)、眼凝视(B2)、玩的意向(A5 和 B3)。一般高危儿童的判断标准:5 个关键项目不能通过,包括有意向性用手指(A7 和 B4),不满足明显高危儿童的标准(如 A5、B2、B3 至少通过了一项)。

完成该量表需要 5~10 分钟,主要检测项目有共同注意和假装游戏,前者包括原陈述指向和盯视监控。原陈述指向表示婴幼儿能够引导另一个人去注意他所感兴趣的物体,盯视监控是指顺着另一个人注视的方向去看。研究认为,婴幼儿在 18 月龄时,如果在这三个方面有一项或两项失败,就有患孤独症的可能(莫书亮等,2003)。CHAT 的特异性高达 0.98~1.0,但敏感度在 0.38~0.65(Baron-Cohen, et al., 1997)。详见附录四。

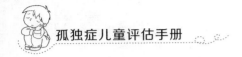

2. M-CHAT

M-CHAT 是 Robins 等对 CHAT 进行了修订后的量表(任爽等，2012)。量表适用于 16～30 月龄的婴幼儿。

M-CHAT 去掉了 CHAT 中 B 部分的题目，将 A 部分的题目由原来的 9 项增加为 23 项，题目选项仍为"是"和"否"，其中第 11、18、20、22 为逆向题目，选择"是"为阳性，其余题目选择"否"为阳性，由家长填写。该量表有两种诊断标准：①当量表的 6 道关键题目(第 2、7、9、13、14 和 15 题)中有任意 2 道及以上答案为"否"时，诊断结果为阳性，怀疑是孤独症儿童。②量表的 23 道题中任意 3 道及以上答案为"否"(逆向题目选择"是")时，诊断结果为阳性。

该量表为 CHAT 父母问卷部分的扩充版，家长完成该量表需要 5～10 分钟。M-CHAT 增加了测量的范围，包括感觉运动异常、模仿、对名字的反应等内容。其中 6 道高鉴别力的关键题目主要与共同注意、社会连接和交流能力有关，这 6 道题目能有效筛选出孤独症的危险因素。在敏感性上较 CHAT 有了较大的提升，达到了 0.85～0.97。在特异性上仍保持较高的水平，为 0.95～0.99(Robins, et al.，2001)。但 M-CHAT 也存在一些问题，如其结论所依据的样本量较少，样本也未实现随机化，所以其敏感性和特异性在用于普通人群中时还需要进一步研究证实。另外，有研究者发现，身体残疾的儿童(如脑神经麻痹、听力或视力损害儿童)在 M-CHAT 上的得分有一半以上呈阳性结果，因此，该量表需要与其他筛查工具一起使用来提高其准确性。

3. CHAT-23

CHAT-23 是将 M-CHAT 的 23 道题目和 CHAT 的 B 部分结合在一起并翻译成中文而形成的一个筛查工具。量表适用于 18～24 月龄的婴幼儿。

CHAT-23 包括两部分：A 部分有 23 道题目，以"没有、偶尔、有时、经常"对儿童的行为进行评分。其中第 16 题为是非判断题，由婴幼儿父母填写。B 部分有 4 道题目，每道题的计分方法均不一样，由专业人员填写。A 部分有两个判断标准：①7 个核心题(第 2、5、7、9、13、15、23 题)中有 2 道或大于 2 道判断失败时，结果为阳性。②23 道题中有 6 道或大于 6 道判断失败时，结果为阳性。B 部分的判断标准：4 道题中有 2 道为失败时，结果为阳性。

该量表完成 A、B 部分分别需要 5～10 分钟。CHAT-23 的信度和效度良好：对 CHAT-23 家长问卷进行同质性信度检验，Cronbach α 系数为 0.87；对其进行分半信度检验，其系数为 0.87。采用 Spearman 相关系数评估 CHAT-23 的效标效度为 0.57(龚俊等，2018)。在实际应用中，通常先用该量表的 A 部分在社区儿保机构进行初级筛查，筛查结果为阳性的由二级或三级医院的儿童保健科专业医生运用该量表的 B 部分进行进一步观察评定，CHAT-23 可作为早期发现孤独症儿童的一种方便快捷的筛查方法。

4. Q-CHAT

Q-CHAT 是由 Allison 和 Baron-Cohen 研究团队对 CHAT 做进一步修订而成的。量表适用于 18~24 月龄的婴幼儿(Allison and Baron-Cohen，1997)。

Q-CHAT 共有 25 道题目，由家长填写。每道题目有 5 个选项，分别代表了儿童在某方面发展的程度，以 0~4 分计分，得分越高，表示该儿童患有孤独症的风险越大。

完成该量表需用时 5~10 分钟。Q-CHAT 保存了有关共同注意和假装游戏的项目，增加了语言发展、重复行为及社交方面的内容，这些增加的题目均以《国际疾病分类》(第 10 版)和美国《精神障碍诊断与统计手册》(第五版)的诊断标准为基础。Baron-Cohen 的研究表明其具有较高的信度，内部一致性系数为 0.83。国内研究表明，此量表的敏感性为 0.75，特异性为 0.97(肖婷等，2012)。该量表配有相关的图像，家长比较容易理解，操作简便，而且能提供标准化的数据。同时，它是第一个在控制组中得分分布几乎接近未经选择的普通人群的量表，可见其不仅可以作为孤独症的早期筛查工具，而且也能在普通人群中测量儿童发展的个体差异性。

5. CIASS

CIASS 是由重庆市儿童孤独症康复治疗中心的邵智等，以澳大利亚心理学家 Robyn(罗宾)及其团队编制的孤独症检测工具(flinders observational schedule of preverbal autistic characteristics-revised，FOSPAC-R)为蓝本修订而来的，用于评定婴幼儿的孤独症倾向。量表适用于 12 月龄及以上的婴幼儿。

CIASS 共有 17 道题目，每道题目分为"常规行为、介于常规行为与非常规行为之间、非常规行为"3 个选项，分别计为 0 分、1 分、2 分。内容包括唤名反应、恰当的"功能性"游戏技巧、听觉反应、眼神追踪、情感依恋等。测试由具有医学、心理学或教育学学历背景的专业评估人员来进行，评估时需家长在现场进行配合，评估者通过观察婴幼儿的行为反应来进行测评。量表的界限分为 14 分，儿童总分大于或等于 14 分时，被筛选为阳性。目前该量表已经应用于国内多家医院的儿童保健门诊。

6. FYI

FYI 是由 Reznick 研究团队开发的针对婴幼儿的早期筛查工具，量表适用于 12 月龄的婴幼儿(Turner-Brown，et al.，2012)。

FYI 共有 63 道题目，其中有 46 道题目的选项为"从来、极少、有时、经常"4 个选项；有 14 道题目为多项选择题，设有 3~4 个答案；有 1 道题目为父母通过辅音列表选择婴幼儿的发音；有 2 道题目为开放式问题。内容包括了人际沟通和感觉调节两个发展领域，每个发展领域下设 4 个维度。人际沟通领域包含的 4 个维度为社会定向与接受性沟通、社会情感参与、模仿、表达性沟通。感觉调节领域包含的 4 个维度为知觉加工、监管模式、反应性、重复性。基于标准样本得到 FYI 的计分方法，每个维度的得分在 0~50 分，最后得分为 8 个维度的总和，分数越高表明其非典型行为越多。

FYI 的大部分项目对于学龄前儿童的临床筛查是灵敏的，因此，它可以用于 12 月龄时儿童孤独症的早期筛查。同时，该量表的得分和学龄前孤独症儿童症状严重程度之间存在显著相关，因此，其在识别孤独症儿童症状的严重程度上也有一定的作用。但是，FYI 条目繁多，后续研究希望可以缩减条目以增加临床的实用性，而且其敏感性和特异性等测量指标还有待进一步研究。另外，部分孤独症儿童在 12 月龄时被父母和专业人员认为是正常的，但在 12 个月之后出现了退化的状况，这样的儿童很可能会在筛查中漏掉，同时也会降低量表的敏感性。所以，还需要考虑将 FYI 和其他相似工具配合使用，来持续监测和进行孤独症的筛查工作。

7. ESAT

ESAT 也是适用于幼龄儿童的孤独症早期筛查量表，量表适用于 14~15 月龄的婴幼儿。

ESAT 分为两种形式：一种是 4 道题目的 EAST 量表，作为预先筛查工具，由家长对有关儿童在游戏、情绪表达和对刺激的反应方面的问题做出回答，一般只需 3 分钟。4 道题目中如果有 1 道没有通过，就被筛选为阳性。另一种是 14 道题目的量表，由家长和心理学专业人员回答有关儿童行为的问题，3 道或 3 道以上题目不通过就被筛选为阳性。

ESAT 中 4 道题目的版本非常简洁，操作方便，增强了实用性，但同时也可能增加假阳性的比例，因此，ESAT 敏感性较高，特异性偏低。

8. PCC

PCC 是由 Lung 等编制的中文版的筛查量表，量表适用于 6~18 月龄的婴幼儿。

该量表有 8 道题目，以"是"或"否"来回答。内容涉及大动作、精细动作、语言和人际沟通四个方面。

该量表针对父母对儿童发展过程中所担心的问题进行核查，操作简单，易于实施，但目前相关研究还比较少。

9. ITC

ITC 是 CSBS-DP 的第一组成部分，是由 Wetherby 和 Prizant 于 2002 年编制的孤独症儿童早期筛查工具，量表适用于 6~24 月龄的婴幼儿（Eadie, et al., 2010）。

ITC 包括 24 道有关人际沟通发展方面的问题，测查婴幼儿在情绪、凝视、交流、手势、发声、词汇、理解和物体使用等方面的发展水平，归为社会交流、语言和象征行为 3 个因子，用于检测儿童是否存在沟通方面的问题。量表以儿童行为发生的频率为依据进行三级评分："从不"计 0 分，"有时"计 1 分，"通常"计 2 分，该量表由家长填写。评判标准：判断 3 个因子的得分和总分是属于正常范围，还是属于可疑范围。若社会交流因子、象征行为因子和总分中的任何一个因子得分处于"可疑"范围，则需要进行进一步的发育筛查和孤独症相关检查来判定。若单纯语言因子"可疑"，则在 3 个月后进行复查，复查结果仍然为"可疑"时，则做进一步的诊断评估。

ITC 不是专门针对孤独症儿童制定的筛查工具，完成需用时 5～10 分钟。但研究表明，ITC 在筛选高风险孤独症和其他发育迟缓儿童方面具有较高的敏感性和特异性（均为 0.89）（Lin，et al.，2015）。如果需要将孤独症和其他发展障碍进行区分，还需要做进一步的评估。

10. PASS-IT

PASS-IT 是由美国北达科他大学儿科专家 Larry Burd 教授带领其团队设计的，尚未标准化，但已在美国和印度的普通儿童与孤独症儿童中应用。量表适用于 24 月龄以下的婴幼儿。

PASS-IT 由 25 张图片组成，根据儿童平时有无图片所示的动作或表情回答"是"或"否"，分别记为 1 分或 0 分，总分小于或等于 20 分筛选为阳性，怀疑为孤独症儿童。量表由家长和精神科医师共同填写。

该量表通过呈现儿童行为的图片对孤独症儿童进行筛查，比较直观，易于理解，较少受到填写者（主要是儿童家长）文化程度的影响。量表的敏感性为0.88，特异性为 0.64（赵丽琴，2014）。目前关于该量表的研究还比较少。

11. EASI

EASI 也是由美国北达科他大学儿科专家 Larry Burd 教授带领其团队设计的，尚未标准化，但已在美国和印度的正常儿童与孤独症儿童中应用。量表适用于36 月龄以下的婴幼儿。

该量表有 46 道题目，每项根据儿童行为表现的程度和频率分为"没有或很少""有时""经常"3 个选项，分别记为 0 分、1 分、2 分。总分小于或等于 40 分筛选为阳性，怀疑为孤独症儿童。量表由家长和精神科医师共同填写。

完成该量表需用时 10～20 分钟，量表的敏感性为 0.80，特异性为 0.75，目前关于该量表的研究还比较少（赵丽琴，2014）。

12. PDDST-Ⅱ Stage1

PDDST-Ⅱ Stage1 是根据 Seigel 等编制的《广泛发育障碍筛查测试》进一步修

订而成的(Mansoureh，et al.，2018)。其中包含三个阶段的测试。第一阶段的测试适用于基层医疗部门和社区的初次筛查。量表适用于18~48月龄的婴幼儿。

第一阶段的测试量表包含22道题目，选项分为两项："是，通常是这样"和"否，通常不是这样"，由家长填写。如果有5道及以上回答"是"，则认为儿童有孤独症风险。

完成该量表需用时10~20分钟，量表的敏感性和特异性均较高，分别为0.92和0.91(姜凌霄等，2015)。

13. CABS

CABS是由Clancy等编制的经典孤独症儿童筛查量表。1975年，由宋维村教授翻译该量表并在门诊试用。1984年起，宋维村教授与陶国泰教授联合修订的中文版克氏孤独症行为量表开始逐渐在内地使用(朱莎等，2017)。量表适用于24月龄以上儿童。

CABS共由14道题目构成，每道题选项有1分和0分两个分数，界限分为7分，由家长填写。谢清芬于1983年对该量表进行了修订，将原来的2个选项修改为3个选项："从不"计0分、"偶尔"计1分、"经常"计2分，并认为总分大于等于14分为初步筛选孤独症的标准。总分大于等于14分，"从不"项目小于3项，"经常"项目大于等于6项，这三种标准合并可作为诊断孤独症的依据。

CABS是国内外使用比较多的孤独症筛查量表之一，具有较高的敏感性，但是特异性不高。CABS虽有一定的临床应用价值，但是由于其开发较早，使用受到一定的限制。

14. 儿童孤独症早期筛查量表

儿童孤独症早期筛查量表是由我国徐云和马晓钦以CHAT、Q-CHAT、CABS等量表为蓝本编制的适用于家长测评的中国儿童孤独症早期筛查量表，量表适用年龄为24月龄以上儿童。

儿童孤独症早期筛查量表共由28道题目构成，每道题目根据儿童表现的程度和频率，评为0分、1分、2分、3分。分数越高，说明儿童的孤独症表现越明显，分数大于45分时，被筛选为阳性。该量表由家长填写。

完成该量表需用时5~10分钟，量表的敏感性为0.73~0.76，特异性为0.59，信度适中，为0.61~0.66(徐云等，2012)。该量表要求家长在问卷的每道题后面标注儿童该行为明显出现的时间，这有利于探查儿童孤独症行为早期出现的时间，为以后早期筛查量表的项目选择和编制奠定了基础。目前该量表还在进一步修订和完善，并未广泛使用。

以上量表的优势是简单易操作，评估时间不长，大多由家长或照料者根据儿童表现填写即可。但不难看出，这些筛查量表的评估信息并不全面，只能用作初步的筛查，而孤独症作为多种障碍的集合体，需要对儿童进行更为详细和全面的评估。

二、重点筛查工具

重点筛查为二级水平的筛查，是针对发育迟缓或有发育迟缓风险的儿童进行的筛查。二级筛查的目的主要是区分儿童是孤独症儿童还是其他发育障碍儿童。以下介绍一些常用的二级水平的筛查工具（表7-2）。

表7-2　孤独症重点筛查工具

常用量表	适用月龄	测试方式	项目个数	施测时间
AOSI	6~18	专业人员观察儿童表现	18	15~20分钟
ABC	>18	医生访谈、行为核查	57	10~20分钟
CSBS-DP	6~24	专业人员与儿童互动	三部分	30~40分钟
BISCUIT	13~37	父母报告、儿童在场	三部分	20分钟
STAT	24~36	专业人员与儿童互动	12	20分钟
PDDST-Ⅱ Stage2、3	18~48	父母报告	14	10~15分钟
	18~48	父母报告	12	20分钟
CARS	>24	专业人员观察儿童表现	15	15~20分钟

1. AOSI

AOSI是专门针对婴儿的筛查工具，适用于6~18月龄的婴幼儿（Bryson，et al.，2008）。

AOSI包括18道题目，由专业人员通过半结构化的游戏活动来进行观察，可评价婴儿在目光接触、视觉跟踪、社会性微笑和社会兴趣等方面的行为特点。

该量表的评价过程需要15~20分钟。AOSI具有很好的评分者内部一致性信度和预测效度，重测信度为中到良，敏感性为0.84，特异性为0.98（Zwaigenbaum，et al.，2005）。

2. ABC

ABC是由Krug等在1978年编制的量表，适用于18月龄以上的婴幼儿（Marteleto and Pedromônico，2005）。

ABC由描述儿童行为、语言、运动、感觉和交往的5个因素共57道题目组成。按每项在量表中的负荷大小而分别给予1、2、3、4四级评分，如第X项分值是"3"，只要儿童有该项表现，无论症状表现轻、重都评"3分"。量表总分为158分，总分越高表示儿童孤独症症状越严重。该量表的筛查标准为：总分大于等于53分时，表示存在疑似孤独症的症状；总分大于等于68分时，表示孤独症的高度可能性。国内研究表明，以31分为界限分做筛查时较为合适，以62分为诊断参考分较为适宜。详见附录六。

完成该量表需用时 10~20 分钟。当界限分为 68 分时，量表的敏感性为 0.38~0.58，特异性为 0.76~0.97；而当界限分为 49 分时，量表的敏感性提升为 0.92，特异性为 0.92，故建议临床应用时降低界限分（Dababnah，2011）。ABC 的题目多描述的是儿童孤独症的典型症状，其中有 26% 是有关重复、刻板行为的具体描述，还包含关于孤独症症状严重程度的判断。在使用时要求评分者与被评儿童至少共同生活 3~6 周，填表者可以为儿童的父母或与儿童生活达半年以上的教师。

3. CSBS-DP

CSBS-DP 是由 Wetherby 等设计的用于评价儿童沟通与象征行为能力的标准化工具（Lin，et al.，2015）。量表适用于 6~24 月龄的婴幼儿（Eadie，et al.，2010）。

该量表包括三部分：ITC、《养育者问卷》（caregiver questionnaire，CQ）和《行为样本》（behavior sample，BS）。ITC 用于初级阶段的筛查，筛查为阳性的儿童，可以用 BS 做进一步的评估。BS 包括社交、语言和象征三部分。在进行行为样本评估时，要对儿童进行直接观察，对其与养育者和医生之间的互动过程进行录像，然后根据儿童的行为表现来评分。在评价的过程中，父母要在场，鼓励儿童进行自发的沟通和游戏。

BS 评价过程中的热身时间大约为 10 分钟，评估需用时 20~30 分钟。其具有良好的内部一致性和重测信度及预测效度。CSBS-DP 不仅适用于孤独症儿童的早期筛查，而且能为干预计划的制订提供参考依据。

4. BISCUIT

BISCUIT 用于孤独症的筛查及儿童情绪障碍和挑战性行为的评估，量表适用于 13~37 月龄的婴幼儿（Matson，et al.，2011）。

BISCUIT 共由三部分组成，第一部分有 62 道项目，有助于对孤独症和非特异性广泛性发育障碍进行诊断，通过与同龄普通儿童相比的方法来评估孤独症儿童。以李氏 3 点记分：0 表示无差别或无缺陷；1 表示有点差别或轻微缺陷；2 表示差别很大或严重缺陷。第二部分共有 65 个项目，对孤独症儿童的其他情绪障碍进行评估，可以评估为下列心理问题：品行障碍、ADHD、抽动障碍、强迫症、特定恐惧症及进食障碍。以该问题行为近期出现的频率或程度对每个项目进行评分：0 表示没有问题或缺陷；1 表示轻微问题或缺陷；2 表示严重问题或缺陷；X 表示不清楚。第三部分有 17 个项目，对儿童的挑战性行为进行评估，可评估为儿童的攻击性行为、破坏性行为、自残及刻板行为等。评分方法同第二部分（郭纪昌，2012）。

该量表三部分的内部一致性系数比较高，分别为 0.97、0.96 和 0.91。量表的敏感性为 0.93，特异性为 0.87（Matson，et al.，2009；Matson，et al.，2011；Matson，et al.，2012）。专业人员在使用时可以根据时间和儿童的具体状况灵活选择量表的第二和第三部分。BISCUIT 既可作为一种辅助诊断工具，又可作为一种检测早期干预效果的工具，它可以很好地弥补 CHAT 及后续工具仅能作为一种筛查工具的缺陷，而且对于疑似有发育迟缓的儿童更为敏感，因此适用于二级水平的筛查。

5. STAT

STAT 是由 Stone 等于 1997 年编制的用于 2～3 岁儿童的孤独症筛查工具。量表适用于 24～36 月龄的幼儿（Chiang，et al.，2013）。

STAT 由经过培训的专业人员在与儿童的互动中观察儿童在模仿、游戏和交流领域的表现，按通过或失败来计分。量表包括 12 项活动，分为 4 个能区：互动性玩耍、寻求帮助、指向注意和动作模仿，每个能区中得分超过 2 分则为通过，计 1 分，总分 4 分。

研究发现，STAT 也适用于 2 岁以下的婴幼儿。STAT 在设计之初是为了鉴别孤独症儿童与发育迟缓的儿童，是颇有发展前景的二级筛查工具。完成该量表大约需要 20 分钟，量表的敏感性为 0.92～0.95，特异性为 0.73～0.85（Stone，et al.，2008）。

6. PDDST-Ⅱ Stage2、3

PDDST-Ⅱ Stage2、3 的第二阶段主要用于发育门诊，第三阶段用于专科门诊。量表适用于 18～48 月龄的婴幼儿。

第二阶段量表包括 14 个项目，用于区分孤独症和其他发育迟缓问题；第三阶段量表包括 12 个项目，对疑似孤独症的儿童进行更为细致的筛查。这两部分量表均由家长填写。

第二阶段量表完成需用时 10～15 分钟，敏感性为 0.73，特异性较低，为 0.49；第三阶段量表完成需用时约 20 分钟，敏感性和特异性不是很高，分别为 0.58 和 0.60（赵丽琴，2014）。

7. CARS

CARS 是由 Schopler 等编制的适用于儿童、少年和成人孤独症的辅助诊断工具，量表适用于 2 岁以上的儿童（Schopler，et al.，1980）。

CARS 包括 15 个评定项目。每一项目都附加有说明，指出检查要点，让评定者有统一的观察重点与操作方法。量表是采用 1、2、3、4 共四级评分标准，每级评分依次为"与年龄相当的行为表现""轻度异常""中度异常""严重异常"，每一级评分都有具体的描述性说明。本量表总分 60 分，总分低于 30 分，可初步判断为非孤独症；30～60 分为孤独症，其中 30～37 分为轻到中度孤独症，37～

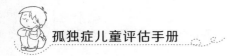

60 分为重度孤独症。详见附录五。

8. 儿童心理行为发育问题预警征象筛查表

儿童心理行为发育问题预警征象筛查表是由原国家卫生和计划生育委员会于 2013 年组织国内儿童心理、发育领域资深专家根据经验制定的，拟作为我国基层儿科儿童心理行为发育问题的早期筛查工具。在 0～3 岁年龄范围内涉及 8 个时点，每个时点包含 4 个条目（表 7-3）。在初筛过程中应对儿童进行观察并且检查有无相应月龄的预警症状，该年龄段任何一条预警征象呈阳性，都将提示儿童有发育偏异的可能。预警征象可由专业人员、父母、其他代养人、老师等任何人提出。该表的信度和效度已达到了心理学筛查量表评估的基本要求，并且筛查花费时间少、内容简洁，可用于广大基层开展儿童心理行为发育偏异的早期筛查工作（黄小娜等，2017）。

表 7-3   儿童心理行为发育问题预警征象

年龄	预警征象	年龄	预警征象
3 月龄	1. 对很大的声音没有反应 2. 不注视人脸，不追视移动的人或物品 3. 逗引时不发音或不会笑 4. 持续头后仰 5. 俯卧时不会抬头	18 月龄	1. 不会有意识地叫"爸爸"或"妈妈" 2. 不会按要求指人或物 3. 不会指身体部位 4. 不会独走 5. 与人无目光对视
6 月龄	1. 发音少，不会笑出声 2. 紧握拳不松开 3. 不会伸手及抓物 4. 不能扶坐 5. 扶腋下站立时下肢呈剪刀样或不能站	2 岁	1. 无有意义的语言 2. 不会扶栏上楼梯/台阶 3. 不会跑 4. 不会握笔乱涂 5. 不会用汤匙吃饭
8 月龄	1. 听到声音无应答 2. 不会区分生人和熟人 3. 不会双手传递玩具 4. 不会翻身 5. 不会独坐	2 岁半	1. 兴趣单一、刻板 2. 不会说 2～3 个字的短语 3. 不会示意大小便 4. 走路经常跌倒
12 月龄	1. 不会挥手表示"再见"或拍手表示"欢迎" 2. 呼唤名字无反应 3. 不会用拇食指对捏小物品 4. 不会爬 5. 不会扶物站立	3 岁	1. 不会双脚跳 2. 不会模仿画圆 3. 不能与其他儿童交流、游戏 4. 不会说自己的名字

家长的早期发现意识，与各级医院医师的配合，特别是依托我国儿童保健三级预防监测网络，对9月龄、18月龄、24月龄婴幼儿，在其他发育问题常规筛查的同时，常规开展孤独症早期筛查，效果是比较好的。我国不少地区，如浙江省宁波市、广东省中山市等已经将儿童孤独症筛查纳入公共卫生服务中，进行常规的免费服务。

第三节　孤独症早期筛查程序

一、国内外孤独症早期筛查流程

孤独症早期筛查一般采用三级筛查诊断程序，即群体筛查、重点筛查和最终诊断。孤独症儿童的早期筛查程序在国内外均有实证研究，现将部分研究的程序和方法介绍如下。

有研究者提出了对儿童孤独症的两阶段筛查诊断方案：第一阶段用PCC对父母担忧的儿童发展问题进行筛查，按筛查结果分为正常组、临界组和高风险组。第二阶段对临界组运用M-CHAT进行再次核查，高风险组用ADI-R进行诊断。

在社区医院用CHAT-23的A部分问卷做初步筛查，筛查结果为阳性的需转至二级或三级医院儿保科用CHAT-23的B部分做进一步筛查。筛查为阳性者及任何通过筛查但被非专科医生、教师或家长怀疑为孤独症的儿童由三级医院专科医生进行评估、诊断。评估异常者建立专科病史，并列为随访干预对象。

另外，有研究者应用定期反复三级筛查逐级转诊模式进行孤独症早期筛查和诊断（王艳娟等，2014）。幼儿在1.5～3岁进行免疫接种和定期健康体检时，在社区医院及县乡镇妇幼保健所用CHAT-23的A部分问卷和CABS做初步筛查，筛查结果为阳性者需转到县（区）妇幼保健所儿保科做CHAT-23的B部分问卷和ABC的进一步筛查。再筛查时结果仍为阳性者转至市级妇幼保健院儿童心理科，依据CARS和美国《精神障碍诊断与统计手册》（第五版）进行诊断，并运用首都儿科研究所编制的《0～6岁小儿神经心理发育诊断量表》来测定智龄。最后，通过对筛查结果为阳性的儿童父母的询问、看生活录像，每2～3个月定期随诊的方式，由市妇幼保健院儿童心理卫生门诊中级职称专业医师负责连续追踪半年，对明确有问题的儿童建议早期干预。

吕兰秋等（2015）探索了一套适于基层社区推广的孤独症早期筛查诊断管理模式。乡镇卫生院或市区街道社区卫生服务中心在对18～30月龄儿童进行常规体检时运用M-CHAT进行初级筛查。筛查结果为阳性者转至市级儿保机构运用

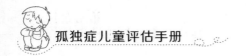

ABC 做进一步筛查或根据临床表现及 CARS 做初步诊断。任何通过筛查，但非专科医生、教师或家长怀疑为孤独症的儿童，由心理专科医院做进一步的评估，发现异常者需建立专科病史并列为随访干预对象。

二、我国孤独症早期筛查中存在的问题与建议

近年来，国内外对孤独症的早期筛查与诊断取得了很多进展，一些测量工具得到了广泛认可，也出现了不少颇有前景的早期筛查工具，这有利于尽早对有风险的孤独症儿童做出诊断并及早干预，但同时孤独症的早期筛查与诊断中也存在不少问题和挑战（赵丽琴，2014）。

首先，现在关于孤独症早期筛查的工具有很多，但是各个工具在适用年龄、测量指标、操作方法、使用成本、所关注的领域、强调的重点等方面存在差异，给临床工作者带来了更多的选择，但也造成了一些研究结果的分歧与混乱。

其次，还需要对现有的评估工具进行完善，形成能够获得普遍认可、广泛推广的筛查工具。而且，国内的孤独症早期筛查工具主要以引进为主，研究开发的适合中国文化和语言特点的工具还比较少。另外，康复机构和社区儿童保健部门对孤独症早期筛查评估工具的使用知识与技能水平也需要提升，在筛查与诊断流程方面也要考虑到各种筛查工具的使用成本与诊断效果的问题。

最后，虽然早期诊断有助于及早进行康复干预，但是随着儿童诊断年龄的提前，错诊和漏诊的可能性也会增加。有些儿童在早期筛查时发育正常，但是之后出现退化或发育停滞现象，在早期筛查时容易被漏诊。还有些儿童在诊断时表现出孤独症的相关症状，但之后又会正常发展。这些问题会给儿童家庭带来负面的影响。

针对筛查中存在的问题，对孤独症的早期筛查提出以下建议。

1. 加强孤独症的普及宣传，规范早期筛查工作

政府有关部门和机构不仅需要在婴幼儿的健康监测方面出台相关政策，而且需要通过网络、媒体、社区宣传等大力普及儿童发育及孤独症的相关知识，提高大众对孤独症早期症状的认识水平和觉察意识，将孤独症的早期筛查纳入社区卫生服务体系，结合婴幼儿保健工作，探索出一套适合中国国情的孤独症早期筛查与诊断程序，规范孤独症的早期筛查工作。

2. 加强对社区基层保健和康复机构从业人员的培训

基层乡镇卫生院或市区街道社区卫生服务中心和康复机构在初级筛查中应发挥积极的作用，因此要加强对社区基层保健人员和康复机构从业人员的专业培训工作，对于孤独症的早期行为迹象及诊断工具、筛查程序、实施方法等方面要进行专业指导与培训，提高基层人员的专业技能水平（赵丽琴，2014）。

3. 选择适当的孤独症筛查工具

目前国内外有关孤独症的早期筛查与诊断工具不断丰富，这些工具在敏感性和特异性上各有特点，在测量方式和操作要求上有所区别，在各种筛查工具的选择上，既要考虑到工具的测量属性，又要考虑到工具的实用性和使用成本（赵丽琴，2014）。

4. 综合各种信息全面评价儿童的发展情况

在诊断时要全面收集信息，家长的报告和专家的观察与诊断都会提供有关儿童发育发展的信息。但是家长对于儿童的问题没有较精确的理解，可能会高估或低估儿童的能力，而专家与儿童接触的时间较少，无法评价儿童在不同情境中的表现。因此，需要将临床观察和家长的报告结合起来，将临床医生的诊断与心理学专家的评价结合起来对儿童进行筛查和诊断。另外，除了使用标准化的筛查和诊断工具外，还需要对儿童进行综合的心理评估，包括儿童认知水平的评估，社交、情绪和行为功能的评估，儿童适应行为的评估，儿童语言水平的评估等。

第八章

孤独症儿童诊断性评估

第一节　孤独症的诊断

目前广泛采用的精神疾病诊断指导标准有美国《精神障碍诊断与统计手册》（第五版）（DSM－Ⅴ）、《中国精神疾病分类与诊断标准》（第 3 版）（CCMD－3）、《国际疾病分类》（第 10 版）（ICD－10），其中对孤独症的诊断标准略有差异，具体如下：

一、DSM－Ⅴ诊断标准

1. 在以下（1）、（2）、（3）三个项目中符合 6 条，其中在（1）项至少 2 条符合，在（2）或（3）项至少 2 条符合：

（1）在社会交往方面存在质的缺损，表现为下列中的至少 2 条符合：

①在诸如目光对视、面部表情、身体姿势和社交姿势等多种非语言交流行为方面存在显著缺损。

②不能建立符合其年龄水平的伙伴关系。

③缺乏自发性地寻求与他人共享快乐、兴趣或成就的表现，如不会向他人展示、携带其感兴趣的物品。

④与人的社会或感情交往缺乏，例如不会参与游戏活动，喜欢独自玩耍。

（2）在交往方面存在质的缺陷，表现为以下至少 1 条符合：

①口头语言发育延迟或完全缺乏，并且没有用其他交流形式，如身体姿势或哑语来替代的企图。

②在拥有充分语言能力的患者身上，表现为缺乏主动发起或维持与他人对

话的能力。

③语言刻板、重复或古怪。

④缺乏符合其年龄水平的装扮性游戏或模仿性游戏。

（3）行为方式、兴趣或活动内容狭隘、重复和刻板，表现为以下至少1条符合：

①沉溺于一种或多种狭隘而刻板的兴趣中，在兴趣的强度或注意程度上是异常的。

②固执地执行某些特别的、无意义的常规行为或仪式行为。

③刻板重复的行为，如手的挥动、手指扑动或复杂的全身动作。

④持久地沉溺于物体的部件。

2. 在以下3个方面至少有一方面的功能发育迟滞或异常，而且起病在3岁以前：

（1）社会交往。

（2）社交语言的运用。

（3）象征性或想象性游戏。

3. 无法用雷特综合征或儿童瓦解性精神障碍解释。

二、CCMD-3 诊断标准

1. 在下列（1）、（2）、（3）项中，至少有7条符合，且（1）项至少有2条符合，（2）、（3）项至少各有1条符合：

（1）人际交往存在质的损害，至少2条符合：

①对集体游戏缺乏兴趣，孤独，不能对集体的欢乐产生共鸣。

②缺乏与他人交往的技巧，不能以适合其智龄的方式与同龄人建立伙伴关系，如仅以拉人、推人、搂抱作为与同伴的交往方式。

③自娱自乐，与周围环境缺乏交往，缺乏相应的观察和应有的情感反应（包括对父母的存在与否亦无相应的反应）。

④不会恰当地运用眼对眼的注视，以及用面部表情、手势、姿势与他人交流。

⑤不会做扮演性游戏和模仿社会的游戏（如不会玩过家家）。

⑥当身体不适或不愉快时，不会寻求同情和安慰；对别人的身体不适或不愉快也不会表示关心和安慰。

（2）言语交流存在质的损害，主要为语言运用功能的损害，表现为至少1条符合：

①口语发育延迟或不会使用语言表达，也不会用手势、模仿等与他人沟通。

②语言理解能力明显受损，常听不懂指令，不会表达自己的需要和痛苦，

很少提问，对别人的话也缺少反应。

③学习语言有困难，但常有无意义的模仿言语或反响式言语，应用代词混乱。

④经常重复使用或使用与环境无关的言词，或不时发出怪声。

⑤有言语能力的患儿，不能主动与人交谈、维持交谈及简单的应对。

⑥言语的声调、重音、速度、节奏等方面异常，如说话缺乏抑扬顿挫，言语刻板。

（3）兴趣狭窄，活动刻板，坚持环境和生活方式不变，至少具有下列中的一条符合：

①兴趣局限，常专注于某种或多种模式，如旋转的电扇、固定的乐曲、广告词、天气预报等。

②活动过度，来回踱步、奔跑、转圈等。

③拒绝改变刻板重复的动作或姿势，否则会出现明显的烦躁和不安。

④过分依恋某些气味、物品或玩具的一部分，如特殊气味、一张纸片、光滑的衣料、汽车玩具轮子等，并从中得到满足。

⑤强迫性地固执于执行特殊而无用的常规性或仪式性动作或活动。

2. 通常起病于3岁以前。

3. 排除阿斯伯格综合征、儿童瓦解性精神障碍、雷特综合征、特定性感受性语言障碍、儿童精神分裂症。

CCMD-3还指出，若患儿症状不典型（只能部分满足上述孤独症症状标准），或发病年龄不典型（如在3岁后才出现症状），则可考虑诊断为不典型孤独症。

三、ICD-10 的诊断标准

孤独症是一种弥漫性发育障碍。在3岁前出现发育异常和（或）受损。特异性的功能时常可见于以下三个方面：社会交往、沟通和局限的重复行为。男孩发病率比女孩高3~4倍。

诊断要点：病前常没有可疑症状的正常发育期。即使有，3岁以前也会出现明显异常。患儿的相互性社交总是有质的损害，其表现方式为对社交情节线索估计不当，对他人的情绪也就缺乏反应；不能根据社交场合调整自身行为；不能利用社交信号，对社会、情绪和交流行为整合能力弱，尤其缺乏社交—情绪的相互性应答。患儿交流方面质的损害同样普遍存在，表现为不能应用任何已掌握的语言技能；不能在扮演和模仿游戏中正确充当角色；在交谈中无法交流，缺少应对；言语表达缺乏灵活性；思维相对缺乏创造性和幻想性；对他人的语言和非语言性提示缺乏情绪反应；不能运用语调和语气的变化来适应交谈的气氛；在口语交谈中同样缺乏手势以强化或加重语气。

孤独症患儿还以行为、兴趣和活动的局限、重复与刻板为特征。他们倾向于采用讲话刻板、墨守成规的方式应付各种日常活动，在新添加活动、旧习惯和游戏中都是如此。患儿可能依恋某种少见的，通常是不柔软的物体，在童年早期尤其如此。患儿可能坚持履行无意义的特殊常规作为仪式；可能会刻板地专注于日期、路径或时间表；常有刻板动作；常对物品的无功能成分（如气味或质感）发生兴趣；拒绝改变日常生活规律或个人环境的细枝末节（如移动居室内的装饰或家具）。

除这些特殊诊断指标外，孤独症患儿还常出现其他一些非特异性的问题，如害怕和恐惧，睡眠和进食紊乱，发怒和攻击。患儿的自伤（如咬手腕）也较常见，伴有严重精神发育迟滞时尤其如此。大多数孤独症患儿对闲暇的安排缺乏自发性、主动性和创造性，也难以用概念做出决定（即使这些任务是他们力所能及的）。孤独症的特征性缺陷的特殊表现形式随患儿年龄增长会有改变，但这种缺陷会一直延续到成年，类似的问题可表现在更广的范围内，如社会化、沟通和兴趣类型。只有在3岁前就已出现发育异常的患儿才可确诊该综合征，但在各年龄段都可做出诊断。孤独症患儿的智商可高可低，但约3/4的病例有明显的精神发育迟滞。

综上所述，无论采取哪种诊断标准，社会交往障碍、语言障碍及狭隘兴趣和刻板行为是孤独症儿童必须具备的三大症状。

四、鉴别诊断

需要与孤独症相鉴别的主要疾病有：

1. 特殊性语言发育延迟

孤独症早期被关注的问题往往是语言障碍，比较容易与特殊性语言发育延迟相混淆，鉴别要点在于孤独症儿童同时合并有非语言交流的障碍和刻板行为。

2. 儿童精神发育迟滞

10%的精神发育迟滞儿童可以表现有孤独样症状，多数孤独症儿童也表现出精神发育迟滞。可以根据孤独症儿童的社交障碍、行为特征以及部分特别的认知能力加以鉴别。此外典型孤独症儿童外观正常，动作发育基本正常，而很多精神发育迟滞儿童往往存在早期运动发育迟滞，有些面容痴呆。

3. 儿童精神分裂症

孤独症儿童多数在2~3岁出现行为症状，而精神分裂症在5岁前少见。有人甚至指出，5岁前不存在精神分裂症。此外尽管孤独症某些行为方式类似精神分裂症，但是不存在妄想和幻觉，所以不难鉴别。

4. 儿童多动症

大多数孤独症儿童多动的症状很明显，甚至成为家长关注的核心问题，因

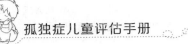

而常常被误诊为多动症。但是多动症儿童不存在明显的交流障碍和刻板行为，可以鉴别。

5. 聋哑儿童

较多孤独症儿童被疑诊为聋哑，而事实上孤独症儿童对有些声音有兴趣，如音乐、广告等，通过细心观察可以鉴别。也有部分孤独症伴耳聋的患儿。

五、有关药物的应用

由于孤独症病因学和生化异常改变没有得到完全阐明，直到目前为止没有有效治疗的特异性药物，尤其对于核心的语言和交流障碍缺乏有效药物。但在某些行为控制方面合理的药物治疗对康复训练和教育有一定的帮助。须指出的是，尚无证据表明有任何神经营养药物对儿童孤独症有效。

1. 多动行为

哌甲酯对孤独症患儿的注意力缺陷和多动障碍改善效果好，但有报道显示其副作用也明显，可能加重刻板行为、自伤行为、退缩行为，导致过度激惹的发展。可乐定也用来治疗多动行为和儿童睡眠问题。可乐定有口服与贴剂，贴剂对于拒绝吃药的孩子较适用，主要副作用是低血压。近来有学者单独使用新型抗精神病药利培酮（维思通）治疗孤独症儿童多动行为，取得一定的疗效，剂量从 0.25mg/d 开始，最大剂量一般不超过 2mg/d。利培酮对于减少攻击行为也有明显效果，副作用较氟哌丁醇明显减少，可以长期使用。

2. 攻击行为

氟哌丁醇可以用于治疗孤独症儿童的攻击行为，也可以用于减少刻板行为、多动和自伤。尽管氟哌丁醇对学习没有帮助，但可以使孩子安静下来而没有镇静作用。遗憾的是，该药引起很多锥体外系症状，长期使用可引起迟发性运动障碍，适合短期使用，合并使用苯海索（安坦）、苯扎托品可以减少副作用。其他治疗攻击行为的药物还有普萘洛尔（心得安）、卡马西平、丙戊酸钠、丁螺环酮和锂剂。

3. 自伤行为

阿片受体拮抗剂纳曲酮，对治疗儿童自伤和攻击行为有一定的疗效，纳曲酮还有中度改善多动和刻板行为的作用。

4. 刻板僵直行为

5-羟色胺重摄取抑制剂氟西汀（百优解）可治疗孤独症的刻板行为，而三环类抗抑郁药物氯米帕明（氯丙米嗪）、芬氟拉明由于有较多副作用，包括多动、激惹、食欲减退和失眠等，现已经很少使用。

5. 抑郁

可首选氟西汀；如有躁狂表现，可使用锂剂。

6. 惊厥

一般选用卡马西平和丙戊酸钠。苯巴比妥、苯妥英钠由于会引起多动和激惹，应避免使用。

7. 睡眠障碍

可以选用褪黑素或水合氯醛、可乐定等。

8. 其他药物和疗法

大剂量维生素 B_6 合并镁剂、二甲基甘氨酸、大剂量维生素 C 和叶酸治疗、驱汞治疗、免疫治疗、膳食治疗、中医疗法等，均有报道可改善孤独症的各种症状，但尚未见充足的科学依据。

第二节　孤独症的诊断工具

典型的孤独症诊断并不困难，但是目前我国孤独症误诊率高，一方面是由于医务人员对该疾病的认识不足；另一方面，众多的家长存在着"贵人语迟"的错误观念。因此对于 2～3 岁语言发育落后的儿童，如果合并有非语言交流障碍和刻板行为，均应考虑患孤独症的可能。诊断主要通过病史询问、体格检查以及儿童行为观察和量表评定。对可疑患者，病史询问和行为观察应根据事先设计好的问题或量表，进行结构式或半结构式的访谈。对孤独症儿童的诊断评估工具可分为直接评估工具和间接评估工具。直接评估只由熟悉儿童的家长、教师等根据其对儿童的观察和了解做出评分；间接评估是根据各种诊断工具来诊断。

从诊断目的看，诊断评估工具大致可分为心理评估工具和病理学评估工具两类。心理评估工具主要包括智商测试、语言测试、适应能力测试、综合测验等，这些量表有些不是专门为孤独症设计的，但可为康复干预计划的制订提供参考。病理学评估的目的主要是检查受试儿童是否具有孤独症症状。常用的心理评估工具有韦克斯勒儿童智力量表、婴儿—初中生社会生活量表、Achenbach 儿童行为量表（CBCL）、心理教育评定量表中文修订版（Psycho‐Educational Profile，PEP）等。常用的病理诊断量表有孤独症行为评定量表（ABC）、儿童期孤独症评定量表（CARS）、婴幼儿孤独症筛查量表（CHAT）等。

一、婴幼儿孤独症筛查量表

婴幼儿孤独症筛查量表（CHAT）是英国学者综合先前研究发展出的一种早期

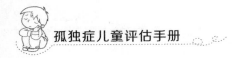

评估工具，用于对 18 月龄以上的婴幼儿进行筛查，完成需 5~10 分钟。

研究表明，婴幼儿孤独症筛查量表（CHAT）具有较高的特异性（98%），但相对灵敏度较低（38%）。针对这种情况，美国康涅狄格大学心理系的学者们于 2001 年提出了修正的婴幼儿孤独症检查量表（Modified Checklist for Autism in Toddlers，M-CHAT）。这是一个包含 23 个项目的父母问卷调查表，其特异度和灵敏度分别为 99% 和 87%，但调查内容仅由父母提供，这可能是 M-CHAT 的一个不足之处。因此，研究学者对其进行修订改良，衍生出 CHAT-23、Q-CHAT 敏感度更高的筛查工具。

婴幼儿孤独症筛查量表，详见附录四。

二、儿童孤独症评定量表

儿童孤独症评定量表（CARS）由斯科（Schopler E.）、瑞齐勒（Reichle R. J.）和伦纳（Renner B. R.）于 1980 年编制，是目前使用较广的孤独症测试量表之一，适用于 2 岁以上儿童。

上文中（第七章第二节）对儿童孤独症评定量表进行了详细描述。

儿童孤独症评定量表，详见附录五。

三、孤独症行为量表

孤独症行为量表（ABC）由克拉格（Krug）于 1978 年编制，是国内外普遍使用的孤独症诊断量表，稳定性好，阳性符合率可达 85%。本量表涉及感觉、行为、情绪、语言等方面的异常表现，可归纳为生活自理（S）、语言（L）、躯体运动（B）、感觉（S）和交往（R）5 个因子，依据 57 个症状表现来评估，为家长评定量表，共 57 个项目。

孤独症行为量表，详见附录六。

四、Achenbach 儿童行为量表

Achenbach 儿童行为量表（CBCL）是众多儿童行为量表中使用较多的，内容较全面，有适用于 4~16 岁年龄段和 2~3 岁儿童版两个版本。其中前者使用经验较多，我国已标准化。这种量表主要筛查儿童社交能力和行为问题，有家长填写的、老师填写的和智龄 10 岁以上儿童自己填写的三种。这里主要介绍 4~16 岁年龄段孩子的家长填写量表，因为它被使用较多。

量表详细内容将在后文（第十章第二节）展开介绍。

五、婴儿—初中生社会生活能力量表

该量表来源于日本 S-M 社会生活能力检查修订版，由我国左启华教授主持

修订，适用于 6 个月的婴儿至 15 岁的中学生，包括独立生活（SH）、运动能力（L）、作业能力（O）、交往能力（C）、参加集体活动（S）、自我管理能力（SD）等几部分共计 132 个项目，有 7 个起始年龄，或者由 7 个起始年龄组成。

由家长或儿童的照料人根据相应年龄逐项填写，≥10 分为正常。

检查注意事项如下：

1. 指导语

此项检查是为了了解您孩子的各种生活能力而进行的，与幼儿园或学校的成绩无关。其中有些项目可能不能完成，这是因为您的孩子还小。请认真考虑您孩子的日常表现后，坦率的回答。我们对您的真诚合作表示感谢。

2. 回答人

本量表的回答人可以是孩子的父母、每天照料孩子的人，或经常与孩子接触的老师。

3. 首页填写

首先请填写儿童姓名、性别、年龄（检查年、月、日减去出生年、月、日）、所在幼儿园、学校或其他设施的名称及家庭住址。检查结束后，由记录人分别填写该儿童在各领域所通过的项目数得分及总分，并根据手册填入评定结果。各分项目包括：独立生活（SH）、运动（L）、作业操作（O）、交往（C）、参加集体活动（S）、自我管理（SD）等。

第一部分（6 个月 ~ 1 岁 11 个月）

第二部分（2 岁 ~ 3 岁 5 个月）

第三部分（3 岁 6 个月 ~ 4 岁 11 个月）

第四部分（5 岁 ~ 6 岁 5 个月）

第五部分（6 岁 6 个月 ~ 8 岁 5 个月）

第六部分（8 岁 6 个月 ~ 10 岁 5 个月）

第七部分（10 岁 6 个月以上）

4. 检查方法

检查时，从相应的年龄阶段开始检查。从该年龄阶段的第一项开始提问。如连续十项通过，则认为这以前的项目均已通过，可继续向下提问，直至连续十项不能通过，则认为这以后的项目均不能通过，检查即可结束。

如开始十项未能全部通过，应继续向前提问，直至连续十项均能通过，即认为前面项目全部通过，可以继续向后提问，直至连续十项不能通过，则认为这以后的项目均不能通过，检查即可结束。

通过，是指孩子对该项目会（基本上会），或认为有机会就会，在项目左端的"是"上打钩。不通过，是指孩子对该项目不会（不太会），或认为有机会也不

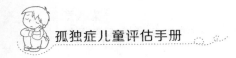

会，在项目右端的"否"上打钩。

婴儿—初中生社会生活能力量表，详见附录七。

六、心理教育评定量表中文修订版

心理教育评定量表中文版（C-PEP）是根据美国孤独症等沟通障碍儿童治疗及教育计划（TEACH Program）出版的心理教育评定量表修订版（psycho-educational profile-revised，PEP-R）修订的，由辽宁师范大学和北京大学精神卫生研究所的学者们共同完成修订。量表适用于孤独症患者、孤独症倾向人群和其他类同的沟通困难者。对能力和发展处于 7 个月至 7 岁的儿童，主要评估其在不同发展范围的能力和行为表现，以供制订训练计划及目标。

1. C-PEP 的内容

C-PEP 包含功能发育量表和病理量表两个分量表。功能发育量表由 95 个项目组成，主要测量以下功能领域：

（1）模仿：共 10 个项目，用于测量语言和动作模仿的能力，如举胳膊、模仿动物声音等。

（2）知觉：共 11 个项目，测量视觉、听觉功能，如目光追泡泡、声音定位。

（3）动作技能：共计 21 个项目，其中精细动作 10 项，如穿珠子；粗大动作 11 项，如抛球。

（4）手眼协调：共计 14 个项目，此领域主要与写字、绘画能力有关，如着色、临摹图形等。

（5）认知表现及口语认知：共 39 个项目，以测试认知和语言为主，有部分交叉。认知表现 20 项，口语认知 19 项。认知表现侧重于表现或完成项目的能力，而口语认知则侧重于对口语的反应能力。

病理量表由 44 个项目组成，用来评估患儿病理性危机的严重程度，包括以下五个领域：情感、人际关系及合作行为、游戏及材料嗜好、感觉模式和语言。正常儿童在此量表上的个别项目也可能出现问题，但往往随着年龄的增长而消失。

2. C-PEP 的实施与评分

在 C-PEP 进行之前，必须经过包括 CARS 行为量表、智力测试、家长访谈及行为观察等评估。C-PEP 实际操作时间，可视儿童的能力和情况灵活处理。C-PEP 功能量表的评分系统分为"通过（P）""中间反应（E）""不通过（F）"3 个级别。能成功完成任务而不需要测试者演示为通过；对完成任务似乎有所领会，但不能成功完成（不会做、不全会做）或需测试者示范才能完成为中间反应；不能完成任务的任何一方面，或者即使在反复示范后，仍不试图去完成为不通过。测试完后，将评分表上记录的各项得分画到功能发展侧面图上，便可显示儿童目前可能的发展区域。C-PEP 病理量表评分分为"没有（A）""轻度（M）"

"重度(S)"3个级别。行为与其年龄相适应为没有；行为明显不适应，但很可能在比他年龄小的儿童身上看到这些行为为轻度；行为在强烈程度、性质、特点上明显地表现出不同与特异为重度。记录时不仅要记录程度还要记录行为表现。最后将各病理领域出现的不适当行为按不同等级加以分类统计，再画到病理量表的侧面图上，就可以显示患儿的病理程度和领域。

C-PEP量表使用了较丰富的材料，儿童容易发生兴趣，测试中所需语言少，通过功能发展侧面图和病理侧面图可以直观地了解个别化训练方案的制订和行为矫正。

七、智力测试

1. 丹佛发育筛选测试

该测验是由美国丹佛学者佛兰肯堡(Frankenburg W. K.)和多兹(Dodds J. B.)于1967年制订的丹佛发育筛选测试，主要是筛查智力发展的大致范围。每个受测者的测试时间约15分钟，适用于出生2个月至6岁的婴幼儿。

丹佛发育筛选测试(DDST)测验表共提出105个要求式项目，分别测量四大行为领域的能力：

(1)应人能(个人—社会行为)：对周围人的应答的能力。

(2)应物能(精细动作—适应性)：观察、用手摆物和绘画的能力。

(3)言语能：听、说、写和语言能力。

(4)动作能(大动作)：坐、走步和跳跃的能力。

丹佛发育筛选测试(DDST)是目前国际上广泛应用的发展筛查测验，可发现早期的婴幼儿发育差异或智力发育迟缓，我国已将其标准化，基本保留了原有的项目。

2. 格塞尔发育量表

格塞尔发育量表最初发表于1925年，后对它做了几次修订，先后发表于1937、1940、1947和1974年。1974年修订版的测试对象为从出生至5岁、重点是3岁以下的幼儿，测试时间约30分钟。

格塞尔的发育量表适应年龄为4周(后来修订到3岁)至6岁，共包括四大行为领域的测量，这四大领域是：

(1)动作能：分为粗动作和细动作。前者指身体的姿势，身体平衡，以及坐、跑、跳等能力；后者指使用手指的能力。

(2)应物能：对外界刺激分析综合以及顺应新环境的能力。

(3)言语能：听、理解语言和语言的表达能力。

(4)应人能：与周围人们的交往能力和生活自理能力。

将患儿四个领域的表现与正常儿童的发育顺序对照，可分别得到每一领域的成熟年龄，并可进一步得到每一领域的发育商数（development quotient，DQ）。该量表共有 63 个项目，但对于不同月龄的儿童来说，通过与否的标准不一样，所以相当于有几倍的项目。在全部项目中，少数是名副其实的测验，多数是通过直接观察儿童对标准化玩具或其他刺激物的反应收集资料，并把照顾者提供的信息作为补充。由于发育商数（DQ）提示了发育速率的指标，因此对诊断有相当高的价值，在世界上普遍使用。

3. 贝利婴儿发展量表

该量表由贝利（Bayley N.）发表于 1933 年，1969 年再版。该量表共 244 个行为项目，其中心理量表 163 项，运动量表 81 项。每个婴儿在心理量表和运动量表上的分数按年龄组转换成平均数为 100、标准差为 16 的标准分数，从而计算出心理发育指数和运动发育指数。

该量表由心理量表、运动量表和婴儿行为及记录三部分组成。测试时间约 45 分钟。心理量表的内容有知觉、记忆、学习、问题解决、发音、初步的语言交流、初步的抽象思维等活动；运动量表测量坐、站、走、爬楼等粗动作能力，以及用双手和手指操作的精细操作技能。

从测验编制技术的角度看，贝利量表被公认为是最好的婴儿测验，它具有科学的可靠性和有效性。在心理学实验上，常用它作智力前后变化的对比。然而，该量表应该主要用来测量当时的发展状况，而不是预测将来的能力水平，或者说用婴儿的测验分数做出长远的预测是没有多大价值的。

4. 韦氏智力测验

韦氏智力测验共有 3 套，包括成人（WAIS）、儿童（WISC）、幼儿（WPPSI）三个阶段，其中韦氏儿童智力测验（WISC）适用于 6~16 岁的儿童，韦氏幼儿智力测验（WPPSI）适用于 4~6 岁的幼儿。韦氏儿童智力测验包括言语和操作两个分测验，由常识、理解、类同、算术、背数、词汇、填图、图画排列、方块图案、拼图、译码、迷津 12 类项目组成。韦氏幼儿智力测验也包括言语和操作两个分测试，含常识、词汇、算术、类同、图片概括、理解、动物房子、图画补缺、迷津、几何图案、木块图案 11 类项目。

5. 儿童神经心理测验和评估

浙江工业大学应用心理学研究所的徐云在 20 世纪 90 年代修订了鲁利亚—内布拉斯加神经心理成套测验、PREMEED 神经心理测验、孤独症儿童发展评估、孤独症关键技能评估等，对孤独症儿童心理评估有重要的实用价值。结合研发的儿童智力与社会性行为测评工具，在卫生、教育、民政和残联等系统有关特殊儿童发展领域的推广中取得了很好的效果，并在国际上产生了一定的影响。

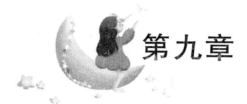

第九章

孤独症儿童综合性评估

孤独症（autism），又称自闭症或孤独性障碍（autistic disorder）等，是广泛性发育障碍（pervasive developmental disorder，PDD）的代表性疾病。《DSM－Ⅴ－TR》将 PDD 分为五种：孤独性障碍、Retts 综合征、童年瓦解性精神障碍、阿斯伯格综合征和未特定的 PDD。其中，孤独性障碍与阿斯伯格综合征较为常见。该症一般起病于 36 个月以内，主要表现为三大类核心症状，即社会交往障碍、语言发展障碍、兴趣狭窄和刻板重复的行为方式。

孤独症应综合病史、躯体和神经系统检查、精神检查、辅助检查的结果予以诊断。诊断要点包括：①起病于 36 个月以内；②以社会交往障碍、语言发展障碍、兴趣狭窄及刻板重复的行为方式为主要表现；③除了 Rett 综合征、Heller综合征、阿斯伯格综合征、言语和语言发育障碍之外的其他疾病。如患儿起病于 36 个月之后或不具备所有核心症状，则诊断为不典型孤独症。

孤独症的治疗原则：

（1）早发现，早治疗。治疗年龄越早，改善程度越明显。

（2）促进家庭参与，让父母也成为治疗的合作者或参与者。患儿本人、儿童保健医生、患儿父母及老师、心理医生和社会应共同参与治疗过程，形成综合性团队。

（3）坚持以非药物治疗为主，药物治疗为辅，两者相互促进的综合化教育或康复方案。

（4）干预方案应个体化、结构化和系统化。根据患儿病情因人而异地进行治疗，并依据治疗反应随时调整干预方案。

（5）康复训练和特殊教育的同时要注意患儿的躯体健康，预防其他疾病。

（6）坚持再坚持，持之以恒。

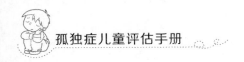

第一节　孤独症儿童评估的重要性及常见的评估方式

　　孤独症儿童为什么要进行评估？作为孤独症儿童教育活动的起点，教育评估是为制定适宜教育计划或干预计划服务的。由于孤独症儿童在言语、沟通、社交等方面存在问题，并表现出兴趣狭窄或刻板重复的行为，需要对他们的认知、言语等多方面的能力进行评估。评估的结果有助于了解孤独症儿童的发展状况及其独特的思考和学习方式，帮助教师确定他们的特殊教育需求和希望他们发生改变的行为，找到适合其能力水平的教学内容和符合其学习特点的教育方法，从而制订有针对性的个别化教育计划。

　　具体步骤：①确定训练起点。评估就是对儿童身体各机能不同能力的状况，进行科学有效性的临床观察，借助评估工具进行能力测试、数据分析，确定个体儿童能力发展的弱、强项，确定首先训练的起点。②确定训练目标、明确训练效果。儿童经过评估后，通过科学的数据分析后，确定儿童的训练能力，明确我们想要达到的训练目标，明确儿童训练的效果。③确定训练计划。儿童的训练不是盲目无科学性的训练，通过一系列的专业评估后，训练师可通过数据分析明确儿童的实际发展能力，给儿童制订不同阶段性的针对性训练计划，只有制订针对性的训练，孩子才能得到全面的发展。

一、发育评估

　　发育评估的目的是明确儿童实际发育水平及存在的问题，为康复干预计划的制订与实施提供依据。常用的评估工具有 Gesell 发育诊断量表（Gesell development schedules，GDDS）和正常儿童发育里程碑。

1. Gesell 发育诊断量表

　　Gesell 发育诊断量表是公认的儿童发育水平评估工具，适用于 0～6 岁儿童，包括应物能（对外界刺激分析综合以及适应新环境的能力）、运动能（粗大动作和精细动作）、言语能（听、理解语言和语言的表达能力）和应人能（与周围人们的交往能力和生活自理能力）四大行为领域。评估结果以发育商（development quotient，DQ）表示。结果判定：$55 \leqslant DQ \leqslant 75$ 为轻度发育迟缓；$40 \leqslant DQ \leqslant 54$ 为中度发育缓；$25 \leqslant DQ \leqslant 39$ 为重度发育迟缓；$DQ < 25$ 为极重度发育迟缓。该评估工具对施评者要求较高，需进行专业培训。

2. 正常儿童发育里程碑

参见粗大运动功能发育、精细运动功能发育、社会交往及情绪情感发育、认知功能发育、游戏功能发育、语言功能发育等正常发育里程碑。

二、心理评估

1. 智力发育评定量表

常用的智力发育评定量表有韦氏智力量表（WIS）、Peabody 图片词汇测验等。对孤独症儿童进行韦氏智力量表评定时有一些特殊问题应予以注意：①孤独症儿童一般操作分数高于语言分数，因此，取得儿童在韦氏量表中的具体部分的分数往往比取得其一般智商分数更有用；②在使用标准量表对孤独症儿童进行评定时，有时必须对测试程序做适当调整以获得符合实际的结果，如可用实物奖励的方法取得被评定儿童的配合等。

2. 适应行为能力评定量表

常用的适应行为能力评定量表有婴儿—初中生社会生活能力量表、儿童适应行为评定量表、文兰德适应行为量表等。

（1）婴儿—初中生社会生活能力量表，适用于6个月～15岁婴儿—初中生，由家长或照料人据相应年龄逐项填写。

（2）儿童适应行为评定量表（国内修订版，ADQ），适用于3～12岁智力正常或低下的儿童，包括独立功能因子（感觉运动、生活自理、劳动技能、经济活动4个分量表）、认知功能因子（语言发展和时空定向2个分量表）以及社会/自制因子（个人取向和社会责任2个分量表）。

（3）文兰德适应行为量表（Vi leland adaptive behavior scales，VABS），适用于出生至18岁的婴幼儿及青少年，包括交流沟通、生活能力、社会交往、动作能力及问题行为5个分测验。评定时可根据特定的目的选择全部或数个分测验。优点是可确定孤独症儿童在特定领域的长处与问题，从而为干预方案的制订提供客观依据。

三、专科评估

早期筛查与诊断评估：

（1）婴幼儿孤独症筛查量表（CHAT），适用于18月龄以内的婴幼儿。

（2）婴幼儿孤独症筛查量表版（M-CHAT），18～24月龄儿童首选此量表。

（3）孤独症筛查量表中文版（CHAT-23），适用于18～24月龄儿童。

（4）克氏孤独症行为量表（Clancy autism behavior scale，CABS），适用于2～15岁儿童及青少年，适用于在儿保门诊、幼儿园、学校等地对孩子进行快速筛查。

（5）孤独症特征早期筛查问卷(early screening of autistic traits questionnaire ESAT)，适用于 14～15 月龄儿童，由父母与专业人员填写，每次评定时间约为 15 分钟。3 项未通过时判定为有患 ASD 风险。

专科评估须由专科医师来执行，用于排除孤独症可疑人群中的其他发育障碍，协助诊断。常用量表包括孤独症行为量表（Autism Behavior Checklist，ABC），儿童孤独症评定量表（Childhood Autism Rating Scale，CARS），孤独症诊断观察量表（Autism Diagnostic Observation Schedule- Generic，ADOS-G）和孤独症诊断访谈量表修订版（Autism Diagnostic Interview- Revised，ADl-R）。其中后三者为诊断量表。

四、常用教育评估

1. 孤独症儿童心理教育评核量表

适用于 2～7.5 岁儿童，是目前孤独症儿童综合评估的主要工具，通过评估明确儿童的强弱项，为制订康复计划提供参考和依据。主要内容：①发展与行为副测验（共 172 个测试项目）。包括发展部分副测验和行为部分副测验。发展部分副测验：认知、语言表达、语言理解、小肌肉、大肌肉、模仿 6 项内容，其中前 3 项内容合成为沟通项，后 3 项内容合成为体能项。行为部分副测验：包括情感表达、社交互动、行为特征—非语言、行为特征—语言 4 项内容，合成为行为项。②儿童照顾者报告（38 个测试项）包括问题行为、个人自理、适应行为 3 项内容。国内目前使用的 PEP-3 大部分是由香港协康会所翻译引进的版本。

PEP-3 评估的全称是自闭症儿童心理教育评核，译自美国北卡罗来纳州大学出版的 Psychoeducational Profile（Third Edition）（PEP-3）。PEP-3 是 TEACCH（Treatment and Education of Autistic and related Communication handicapped Children）课程的评估工具，该课程在国际上享负盛名，被公认为少数具实证成效的自闭症儿童训练模式。PEP-3 包含共 172 项儿童发展和行为部分测试项目，其中分为认知、语言表达、语言理解、小肌肉、大肌肉、模仿、情感表达、社交互动、行为特征、语言和非语言 10 个部分。同时还包含 38 项儿童照顾者报告项目，包含问题行为、个人自理和适用行为 3 个部分。PEP-3 的项目非常全面，涵盖了儿童大部分的表现与能力。这些项目主要针对 6 个月至 7 岁半的儿童，将同年龄段的正常儿童与自闭症儿童作比较使用。在香港协康会所引进的 PEP-3 的评估工具中，还包含了后续的目标和计划。

PEP-3 有一整套的评估工具。在评估后，可以直接将工作人员以及家长的填写结果输入电脑，评估结果将直接显示出来。在进行个别化教育计划制订过程中可以参考训练计划大纲，为孩子量身设定目标，计划教学。这套评估工具是目前最为全面、系统的一套评估工具，同时也是高科技操作、评估速度最快的一套。

它的使用让个别化教育计划更加准确，使儿童康复训练的教学计划及效果更加明显。孤独症儿童应结合诊断及儿童特殊性进行 PEP-3 测验或使用其他量表进行个别化评估，通过评估发展量表评估孩子在模仿、感知、大小肌肉、手眼协调、认知理解、语言表现及行为方面的能力，它不仅能体现出儿童偏离正常发展的特征与程度，而且可以为特教老师或家长制定下一步的个别化教育计划提供依据。

2. 语言行为里程碑评估及安置程序

语言行为里程碑评估及安置程序（verbal behavior milestones assessment and placement program，VB-MAPP）是一套针对孤独症及其他发展性障碍儿童的语言和社会能力的评估程序，包括 5 个部分。①发育里程碑评估，分为 3 个发展阶段（0～18 个月，18～30 个月和 30～48 个月。②障碍评估，包含 24 项关于学习和掌握语言等障碍方面的项目。③转衔评估，包含 18 个评估领域，其中包含了发育里程碑评估和障碍评估中的测量总分。④项目分析，对 90 项技能进行详细分解，用于制订学习和语言技能领域的个别化教育计划，并明确语言行为教学的教学顺序。⑤个别化教育计划建议，通过上述系统化 VB-MAPP 评估，将得出的评估数据用于制订个别化教育计划，并设计系列语言课程。

VB-MAPP 评估，是基于美国心理学家斯金纳关于语言分析、行为分析的基本原理和儿童发展规律的里程碑式的评估工具，是一套比较完整和优良平衡的评估方法。它是一个有循证医学支持、有理论基础的科学专业的评估工具，而且已经入选中国残疾人康复协会发布的孤独症儿童康复服务团体标准之一。该评估工具适用于任何有语言、社交能力明显有发育障碍的 0～16 岁儿童及青少年（发展年龄为 0～4 岁的发育障碍儿童，有的孩子生理年龄为 6 岁甚至 16 岁但是孩子的发展年龄为 4 岁及以下，均可适用）。

3. 基本语言和学习技能评估

基本语言和学习技能评估（assessment of basic language and learning skills，ABLLS）是由詹姆斯·帕廷顿（James W. Partington）和马克·桑德博格（Mark L. Sundberg）编写。詹姆斯·帕廷顿于 2006 出版了 ABLLS 的修订版——ABLLS-R，适用于发育龄 0～12 岁儿童。ABLLS-R 有 25 个评估大项和 544 个技能小项。每个技能领域内的任务项目从简单到复杂的任务排列，并且衔接紧密，有助于识别儿童有效沟通和学习日常经验所需的技能，并提出了技能追踪的概念，也就是说可以多次评估，后一次评估建立在前一次评估的基础上，使其具有了课程指南作用。

评估的方法很多，各有其独特的优点，也有其局限性，使用时必须谨慎，不可盲目滥用。一次评估反映的只是儿童当时、当地的表现，不能根据一次评估结果预测儿童将来甚至终生的发展情况。

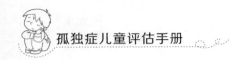

第二节　孤独症儿童发展评估系统

一、系统简介

徐云等开发了"孤独症儿童发展评估系统"，以建立完善、全面的儿童信息为目标，为开展教育教学和康复训练提供了一个科学的管理和评估平台。该系统包含了儿童信息管理、发展评估、标准化评估工具。它全面收集孤独症儿童的相关信息，并将评估量表简单化，以计算机作为硬件平台来实现，对患儿的发展水平进行评估，充分了解他们的发展水平、优势和不足，将评估结果作为制订其个性化康复计划的依据，帮助指导制订患儿的康复训练目标和计划。

二、系统功能

1. 发展性评估

发展性评估是指对孤独症儿童发展能力进行评估，主要包括感知觉、粗大动作、精细动作、语言与沟通、社会交往、生活自理、情绪行为8个方面，系统地将评估与教育康复训练相结合。

2. 科学的档案管理

档案管理可对儿童康复历程进行科学的跟踪与分析，从而进一步提高康复数据的科学管理水平(图9-1、9-2、9-3)。

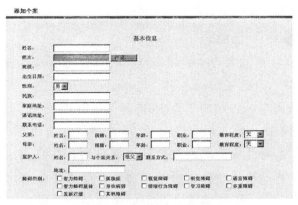

图9-1　档案管理界面(1)

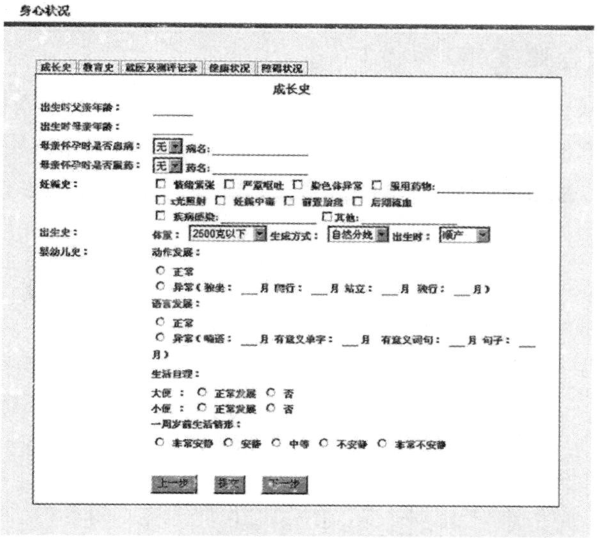

图 9-2　档案管理界面(2)

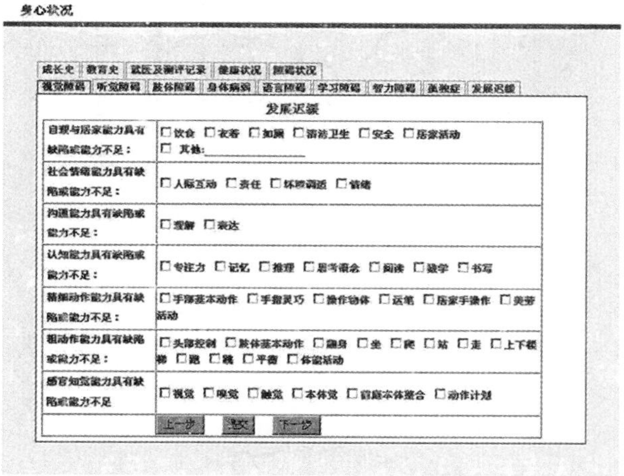

图 9-3　档案管理界面(3)

3. 科学的评估工具

孤独症儿童发展评估表以认知心理学、语言学、社会学、生理学、生态学、儿童发展心理学、孤独症儿童的心理发展理论等为依据，参照海内外相关的儿童发展评估量表和孤独症儿童康复训练方法等资料，将心理评估、生态评估及功能性评估等评估方法进行整合。

4. 康复计划的制订

根据对儿童的发展性评估，在充分分析儿童发展水平、优势和不足的基础上，制订有针对性的康复性计划，并对训练效果进行动态评估，以便及时调整训练目标和计划，保证教育康复训练的科学性和有效性。

5. 强大的数据库支持

该系统具有强大的数据库功能，可对所有个案信息进行添加、分析、查询、备份，并且操作方便、快捷，结果准确、可信(图9-4、9-5)。

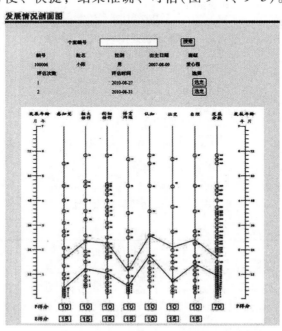

图9-4 发展情况剖面图

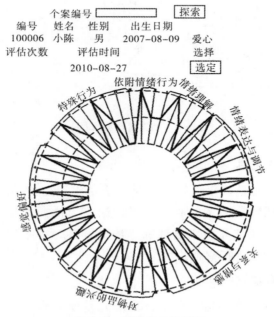

图9-5 情绪行为表现图

第三节　孤独症儿童发展评估表概述

孤独症儿童发展评估表由全国残疾人康复工作办公室组织编制，根据国内实用的孤独症评估工具较少的现状，以认知心理学、语言学、社会学、生理学、生态学、儿童发展心理学、孤独症儿童的心理发展理论等为依据，将心理评估、生态评估及功能性评估等评估方法进行整合。此外，还采用观察、测试、访谈等方法，凭借一系列的评估材料对0~6岁的孤独症儿童及其他广泛性发育障碍儿童的发展现状及康复需要进行评估，为开展针对性的教育康复提供依据。

一、编制目的

孤独症儿童发展评估表的编制是为了进一步加强康复机构和特殊教育学校对孤独症及其他广泛性发育障碍儿童的教育康复需求的了解，将评估与教育康复训练相结合，在充分分析发展水平、优势和不足的基础上，可制定针对性的训练目标和训练计划，并对训练效果进行动态评估，以便及时调整训练目标和计划，保证教育康复训练的科学性和有效性。

二、适用对象及评估时间

评估表适用于年龄为0~6岁，能力与发展处于学前阶段的孤独症及其他广泛性发育障碍儿童。

孤独症儿童发展评估表的每个领域都可以独立进行评估，整套量表可以按领域分开评估，在2周内完成全部评估项目。

三、评估表的结构

本评估表由感知觉（55）、粗大动作（72）、精细动作（66）、语言与沟通（79）、认知（55）、社会交往（47）、生活自理（67）以及情绪与行为（52）的8个评估领域共计493个项目组成，每个评估领域都是一个评估的独立体，评估时不受其他评估领域的影响。

1. 感知觉领域评估项目

该项目共55项，主要评估儿童视觉、听觉、触觉、嗅觉和味觉5个领域在注意、反应、辨别和记忆等方面的能力现状、优劣与需求。

2. 粗大动作领域评估项目

该项目共72项，分为姿势、移动与操作三部分，主要评估儿童坐姿、站姿以及爬、坐、站立、行走、跑、跳、推、端、抛、接、踢、击、拍等动作的平衡

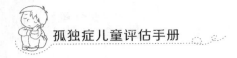

性、协调性等。

3. 精细动作领域评估项目

该项目共66项，主要评估儿童摆弄物品、基本操作能力、双手配合、手眼协调、握笔写画以及工具使用的能力现状和需求。

4. 语言与沟通领域项目

该项目共79项，分为语言与沟通前能力、语言模仿、语言理解和表达四部分，主要评估儿童非语言沟通、分辨声音、口腔器官的运动、模仿单音、模仿叠音词、模仿表示物品的词、模仿动词、模仿方位词、名称指令、指认、动作指令、理解形容词的含义、理解事物关系、表达要求与回答问题、说短语、说句子、主动提问、复述与主动描述等方面的基本能力与需求。

5. 认知领域评估项目

该项目共55项，分为经验与表征、因果关系、概念三部分，主要评估儿童在简单推理、分类、配对、排序以及时间概念、空间概念、颜色概念、数字概念等方面的能力优劣与需求。

6. 社会交往领域评估项目

该项目共47项，分为社交前基本能力、社交技巧与社交礼仪三部分，主要评估儿童社交中在非口语、认识自己、评价自己、控制自己、与照顾者的互动、与陌生人互动、近距离打招呼、远距离打招呼、自我介绍、近距离告别、电话告别、表示感谢、表示抱歉与表示称赞等方面的能力现状与需求。

7. 生活自理领域评估项目

该项目共67项，分为进食、如厕、穿衣、梳洗、睡眠以及其他日常家居自理能力六部分，主要评估儿童在吸吮、合唇、喝、咀嚼、进食，表示如厕需要、如厕技能，脱衣、穿衣，擦、刷，洗、梳头发，睡眠，物品归位、使用开关、收拾餐具等方面的能力优劣及训练需求。

8. 情绪与行为领域评估项目

该项目共52项，分为依附情绪行为、情绪理解、情绪表达与调节、关系与情感、对物品的兴趣、感觉偏好及特殊行为七部分，一方面要评估孤独症及其他广泛性发育障碍儿童在回应行为反应、情绪理解、依恋情绪行为、表达情绪、调节情绪、物品运用、接纳亲近、引发社交沟通、社交反应、适应转变、运用物品及身体等方面所表现出来的行为模式的异常与否，另一方面还要评估他们的视觉、听觉、触觉、味觉和嗅觉等感官是否具有典型的特殊偏好和局限，是否具有孤独症儿童的一些特殊行为等，以便真实了解他们在情绪和行为方面的特殊需求。

四、评分方法

孤独症儿童发展评估表每个学年进行三次评估，第一次评估是为制订康复训练目标进行的基线评估，第二、三次评估既是对康复训练效果评估的阶段性评估，也是为调整后续康复训练目标服务而进行的诊断性评估。

1. 评分领域与级别

感知觉、粗大动作、精细动作、语言与沟通、认知、社会交往以及生活自理七个领域的评分有"通过（P）""中间反应（E）""不通过（F）""X"4个级别。

通过（P）——计1分，表示在没有他人示范或协助下，儿童能独自完成某项目。

中间反应（E）——不计分，表示儿童虽然未能完成某项目，但具有所要求动作的意识；或在经他人协助、重复指示和示范后，能尝试完成某项目。中间反应可以直接转化为个别化训练目标，但不作为统计项。

不通过（F）——计0分，表示即使经他人示范或协助，儿童也不能完成某个项目。

X——不计分，表示某个项目不适合所测试的儿童。

2. 情绪与行为领域的评分采用临床判断

使用的是"与年龄相适应的""在正常范围内"等相关术语，评分分为"没有（A）""轻度（M）""重度（S）"3个级别。

没有（A）——表示儿童的情绪行为恰当，并符合其年龄的发展。

轻度（M）——表示儿童的情绪行为有较轻微的异常，较同龄儿童发展迟缓，异常的情绪行为发生次数不多。

重度（S）——表示与同龄的儿童相比，其情绪行为在强烈程度、性质、特点上极度异常，而且发生次数很频繁。

五、评估记录表的填写

1. 孤独症儿童发展情况剖面图

评估结束后，"感知觉""粗大动作""精细动作""语言与沟通""认知""社会交往"和"生活自理"7个领域的评估结果被转换到"孤独症儿童发展情况剖面图"上，根据"通过（P）"项目的得分在图上对应领域找到得分点位置，把各个领域"中间反应（E）"的总数目加上通过项的总数目得到某个领域的总数目，并在剖面图上找到某个领域得分的相应位置点，然后把各个领域通过项目的得分点在图上用实线连接，再把各个领域中间项加通过项的位置点用虚线进行连接，这样就得到两条曲线，实线为能力发展现状曲线，虚线为个别化训练目标曲线。

2. 孤独症儿童情绪行为表现图

"情绪行为"领域的评估结果被转换到"孤独症儿童情绪行为表现图"上。把各个评估范围中"没有（A）""轻度（M）""重度（S）"三个级别的项目得分分别相加得到三个总数，从数量上初步判断儿童情绪行为问题的轻重程度，再对各个评估范围中每个项目的评估结果（没有、轻度或重度）在饼形图的经纬线对应交接点进行标涂，由里而外，饼形图的第一圈表示重度（S）异常，第二圈表示轻度（M）异常，第三圈表示没有异常，并将彼此相邻的各交接点用实线相连接。由此，可以比较儿童的情绪行为问题的轻重，以确定教育康复训练的目标和计划。

3. 孤独症儿童评估结果分析表

运用孤独症儿童评估结果分析表（表9-1）对孤独症及其他广泛性发育障碍的儿童进行全面评估，针对感知觉、粗大动作等八个领域分析孤独症儿童的发展现状、优劣势以及特殊需求，将结果归纳和概述，将评估结果中间反应项转化为教育康复训练的目标，依此制定康复训练的计划。

表9-1　孤独症儿童评估结果分析表

儿童姓名：　　　　　　　评估者：　　　　　　　评估时间：

领　　域	能力现状描述	优 劣 分 析	训 练 目 标
感知觉		优势： 劣势：	
粗大动作		优势： 劣势：	
精细动作		优势： 劣势：	
语言与沟通		优势： 劣势：	
认知		优势： 劣势：	
社会交往		优势： 劣势：	
生活自理		优势： 劣势：	
情绪与行为		优势： 劣势：	

六、效果评估表的填写

为便于记录每个领域孤独症儿童的康复训练效果，需将孤独症儿童发展评估表中第二次、第三次的评估结果依次转化为孤独症儿童康复训练效果评估表中第一次、第二次的康复训练效果。

（1）在填写孤独症儿童康复训练效果评估表时，对所有领域，在第一次、第二次对应训练项目下打"√"，表示此次训练的项目。

（2）对所有领域，在第一次、第二次对应项目训练效果（显效、有效、无效）下打"√"，表示此项目的训练效果。

在对"感知觉""粗大动作""精细动作""语言与沟通""认知""社交"以及"生活自理"七个领域的训练前后比较中，训练前评估为"中间反应（E）"，训练后评估为"通过（P）"的为"显效"；训练前评估为"未通过（F）"，训练后评估为"中间反应（E）"的则为"有效"；各项目训练前后没有变化的为"无效"。

在"情绪行为"领域的训练前后比较中，"轻度异常（M）"或"重度异常（S）"项目，训练后评估为"正常（A）"的为"显效"；"重度异常（S）"项目，训练后评估为"轻度异常（M）"的则为"有效"；各项目训练前后没有变化的为"无效"。

七、教育与康复效果折线图的制作

孤独症儿童康复训练效果折线图是一种形象地展示儿童康复训练效果的工具，设计使用时间为三个学年。

要求每个学年对每个儿童进行三次评估。第一学年结束时，康复机构评估人员负责将儿童三次评估的项目通过项目数分别标记在每个领域的折线图上，标记点依次用实线连接。

第二学年开始，评估人员要把第一学年三次评估的折线图进行复制，并在第二学年结束时，将第二学年儿童三次评估的项目通过项目数分别标记在折线图的对应位置，标记点依次用实线连接。第三学年以此类推，最终形成孤独症儿童三个学年的康复训练效果折线图（图9-6）。

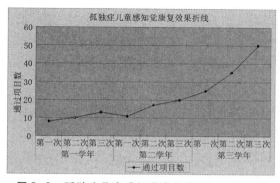

图9-6　孤独症儿童感知觉康复效果折线图示例

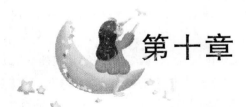

第十章

行为问题的评估

第一节　行为问题的概念

一、概念

在阅读行为问题的相关文献时，对行为问题有多种描述，有行为问题、问题行为、挑战行为、不适当行为、不恰当行为、异常行为或偏差行为等相关用法。在外文文献和中文文献中，行为问题和问题行为是最常见的用法。行为问题和问题行为有何不同？行为问题一词强调的是行为本身，而问题行为则具有负面的含义，从字面上可以看出这个行为有问题。因此，使用行为问题一词更为确切。钮文英在2001年指出要界定行为问题，考虑以下四个因素：①行为是否符合个体当前的年龄、性别和发展程度；②行为发生的时间和地点是否恰当；③周围人物对此行为的看法；④行为对个案来说是否恰当（如过多或过少），是否严重，如已经造成他或别人的伤害，以及他或别人相处的困扰。可见行为问题，没有直接指出行为存在问题，而是考虑相关因素：年龄、性别、时间、地点、他人看法等。

二、孤独症儿童行为问题的功能

行为问题的功能是指行为问题具有的意义，此意义可能存在于引发行为问题的前事刺激上，也可能存在于行为的结果上。大量的研究表明，许多不同的行为后果与维持行为问题有关，而且一个单一的行为可能具有多重功能。Iwata等人在1993年将行为功能分为四类，社会性正增强：以获得喜欢的人或事物为主，如注意力、物品、活动、情景等；社会性负增强：以逃离、避开厌恶的人或事物为主，如他人的接近、任务要求等；自发性负增强：以避免、减少自身器官或身体上的不舒服感为主；自发性正增强：以获得自身感官的满足为主。

Janney 和 Snell 提出行为问题有五种目的：获得注意、逃避、需要的物品、自我刺激和喜欢的活动。并将前三类目的归为社会沟通的功能，也就是说行为问题的目的是尝试去表达某种要求。行为问题是一种非口语沟通的形式，将后两类目的归为提供感觉的功能，其目的只是单纯地发生该行为。其感觉输入时个体本身是一种自我增强。综上所述，可以总结出行为问题的功能主要为逃避任务要求、获得注意、获得喜爱的物品及自我刺激等，由此可见，一个行为针对不同的个体会有不同的功能，一个行为也会有多重功能。

三、孤独症儿童行为问题的研究现状

我国对孤独症儿童行为问题的研究较多，研究者采用不同的研究方法进行探讨干预策略的有效性，按行为问题的类型进行阐述。

1. 课堂干扰行为的相关研究

陈晖和牟晓宇都对孤独症儿童的课堂干扰行为进行了相应的研究。牟晓宇的研究对象是 4 名孤独症儿童，都具有严重课堂干扰行为，对其进行功能分析，并在此基础上确定出目标行为的替代行为，通过录像示范法对其课堂干扰行为进行干预，结果表明 4 名孤独症儿童的行为问题得到了明显的改善。

2. 刻板行为的相关研究

李艳和丁芳玉对孤独症儿童的刻板行为进行了相应的研究。李艳根据行为的功能，选取了前提事件的改变、行为后效的改变以及沟通训练等进行干扰。研究结果表明，2 名研究对象的刻板行为均呈现明显下降的趋势，且干预效果明显。丁芳玉以个训的形式对 2 名学龄前孤独症儿童的刻板行为进行 3 个月的感觉统合训练干预，研究表明感觉统合训练在一定程度上能够有效改善学龄前孤独症儿童的刻板行为。两位研究者分别采用前事控制、替代行为、感觉统合进行干预，孤独症儿童的行为问题显著下降。

3. 自伤行为的相关研究

孙立双、张洋对孤独症儿童的自伤行为进行了相应的研究。孙立双在采用前事刺激等策略对 2 名被试的自伤行为进行干预，研究结果显示：2 名被试的自伤行为呈现明显的下降趋势，干预效果显著。张洋对 2 名具有自伤性行为的孤独症男童进行干预。研究结果表明：运用注意转移策略对研究对象不同功能的自伤性行为进行干预，施以注意转移策略后能有效地减少研究对象的自伤行为。

4. 攻击行为的相关研究

林云强和张福娟在 2012 年所做的研究是基于孤独症儿童攻击行为的功能评

估，梳理并总结了如下干预策略：前事控制；区分强化，培养合适替代行为；社会消退，阻断强化来源；建立有效沟通技能等。

5. 多种行为问题的相关研究

黄朔希、石晓辉、方思颖分别对孤独症儿童的行为问题进行了相应的研究。黄朔希对2名孤独症儿童采用个案研究法，通过积极行为支持在孤独症儿童家庭中的实施，结果发现：以家庭为中心的积极行为支持能够在我国孤独症儿童家庭中顺利开展，并且能够有效改善孤独症儿童的行为问题。石晓辉发现社会故事能够有效地减少孤独症儿童的行为问题。方思颖运用心身机能运动疗法对1名孤独症儿童进行3个月的干预，比较行为问题的前后变化，表明了该方法能有效改善孤独症儿童行为问题并能提高其社交技能。研究者采用家庭为中心的行为支持、社会故事、心身机能运动疗法对行为问题进行干预。研究证明孤独症儿童的行为问题得到了明显的改善。

目前，我国对课堂干扰行为、刻板行为、自伤行为、攻击行为、睡眠障碍等行为问题采用不同的干预方法，进行研究设计、分析、实施，行为问题都呈明显下降趋势。干预方法：以家庭为中心的积极行为支持、录像示范法、感觉统合训练、注意转移策略、社会故事、前事控制、防范于未然；社会消退，阻断强化来源；区分强化，培养合适替代行为；常规塑造，建立有效沟通技能、体育游戏等。由此可以看出，我国对行为问题的干预策略较多，对行为问题的研究主要集中在对其干预方法的探讨，还有行为功能的分析上，所研究的目标行为涵盖了多种行为问题。

第二节　几种常用的儿童行为评定量表简介

一、康纳斯行为评定量表及其修订本

康纳斯行为评定量表是由美国心理学家康纳斯（C. K. Conners）等20世纪60年代末编制的他评量表。它是用来检查儿童行为问题的量表，包括父母问卷、教师问卷和多动指数问卷。父母问卷于1969年编制，适用于3～17岁儿童。评估品行问题、学习问题、心身问题、冲动—多动和焦虑五个方面。

优点：①具有功能性；②强调个别化；③提供学生潜能的评估；④评估与教学密切相关。缺点：①评估耗时费力；②生态环境难以成为教学情境。该量表有些评分标准的界定较含糊，需要改进参数和权重，填表指导应更清楚完整。康纳斯儿童行为量表适用于6～18岁儿童及青少年，分为家长评定版和教师评定版，约5分钟完成。康纳斯儿童行为量表教师评定量表，用于教师对幼儿的行为进行评估。表中每个项目以 4 个等级计分，其中"0"表示完全没有此种行为表现，"1"表示有一点此行为表现，"2"表示此方面的行为表现比较明显，"3"表示此方面的行为表现非常明显。通过所得分数对幼儿的行为是否正常进行评估。这一量表设计攻击性行为、注意力不集中、焦虑、多动和社会合作性行为等五个方面的问题。康纳斯行为评定量表由教师用表、父母用表两个表组成，也有父母与教师的合用表（简表）。

教师用表由 28 个问题组成，由教师对儿童的行为做出评价。简表包括 10 个问题，该表可由父母或教师填写，主要用于观察多动症儿童的治疗效果，简便易行，评定方法同前。

1. 康纳斯教师评定量表（TRS）

此版量表在评估儿童问题行为中应用广泛。教师面对学生群体，在评价问题行为时通过比较学生能做到更专业、客观，使用 TRS 能够提供较有价值的信息。该问卷共 28 题，分为 4 个因子：品行问题（8 题）、多动冲动（7 题）、注意力不集中—被动（8 题）、多动指数（10 题）。其中多动冲动因子和多动指数因子有 4 道共有题，题目指向身体扭动、坐立不安、妨碍他人、兴奋冲动方面。两者的区别在于前者题目包括多动、冲动、在一定场合举止不当、任性、寻求注意等，指向活动过度方面，后者题目则在多动冲动基础上包括社会性不良的生气愤怒、情绪多变、灰心丧气、容易分心等情绪行为问题。TRS 采用四级计分法（"无"计 0 分；"稍有"计 1 分；"相当多"计 2 分；"很多"计 3 分）。得分越高则表示儿童的问题行为表现越多，其自我控制、注意力越差。

将受测者每个因子的各自条目分数相加，得到该因子的原始分数，再根据具体年龄和性别查常模表得到标准分数。一般来说，被认为有该项行为因子问题是指因子得分高于相同年龄与性别儿童分数平均值加两个标准差，TRS 多动指数为 15 分时（总分 30），有"注意缺陷多动障碍"的可能。量表第一部分为一般项目即被评估者与其家庭成员个人信息，这里主要介绍第二部分。第二部分的内容被归纳为 3 个因子，即活动情况、社交情况及学校情况。如果将这 3 个因子从左到右排列在横轴上，把各因子的总分从少（0）到多、按百分位数从下向上排列在纵轴上，就可以构成"儿童社会能力廓图"。第三部分的每一条行为问题都有一个分数（0、1 或 2 分），称为粗分，分数越高，行为问题越大，越低则行为问题越小。因此根据大样本的统计分析，可以算出一个正常上限（不需下限）。简便的计算方法可以把每个样本的 113 条的总分加起来，除以样本数以求得均值，并求得标准差，以此作为筛查标准。详见附录八。

2. 康纳斯父母评定量表（PSQ）

父母用表由 48 个项目组成，要求父母对每个问题都准确如实填写，在相应等级处打钩，0 分—无，1 分—有一点，2 分—相当多，3 分—极多。

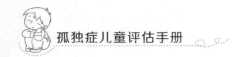

此量表经过因素分析，能测量六个方面的问题：

（1）品行问题，与问题 2、8、14、19、20、21、22、23、27、33、34、39 有关。

（2）学习问题，与问题 10、25、31、37 有关。

（3）身心问题，与问题 32、41、43、44、48 有关。

（4）冲动—多动，与问题 4、5、11、13 有关。

（5）焦虑，与问题 12、16、24、47 有关。

（6）多动指数，与问题 4、7、11、13、14、25、31、33、37、38 有关。

根据每个方面问题得分的总和，再除以问题的数目，即可得到各方面的分量表分。如多动指数与 10 个问题有关，就将这 10 个问题的得分相加，再除以 10，即为多动指数。研究表明，多动指数平均分高于 1.5，则提示有多动症。

当然，各分量表的计分要与正常儿童的标准评分相比较，如高于平均值加两个标准差以上才有诊断意义。

二、阿肯巴克儿童行为量表及相关量表

该量表是由美国精神医学家阿肯巴克（T. M. Achenbach）等 1983 年编制的他评量表，分父母评定和教师评定两种量表，用于评定儿童的社会能力和行为问题。社会能力包括体育运动、课余爱好、社团活动、职业或劳动、好朋友、对父母与同辈态度和当前学习成绩七个方面，归纳为活动、社交和学习三个因子；行为问题包括 113 项，归纳为内向、外向、分裂样、抑郁、不合群、强迫、躯体主诉、社会退缩、多动、攻击、违纪。

阿肯巴克儿童行为量表（CBCL），是一个综合性的儿童行为量表。利用它，可以检测出儿童在行为方面可能存在的问题以及这些问题对儿童产生影响的程度。CBCL 从多方面测查儿童的不良行为反应，是小学生行为问题数量化诊断的一个重要工具。这套量表引入我国后，经徐稻园等在普通中小学生中调查测试，证明基本上可在我国推广应用。CBCL 由三个模块组成，即一般项目模块、社会适应情况模块和行为问题模块。社会适应情况模块包括活动情况、社交情况和学业能力三部分，旨在用以评定儿童的社会适应能力。行为问题模块由 113 个条目构成，包含以下因子：内向、外向、分裂样、抑郁、不合群、强迫、躯体主诉、社会退缩、多动、攻击、违纪等，旨在检测儿童各方面的行为问题。CBCL 是父母问卷，由就诊儿童的父母填写。回答问卷可个别进行，也可集体进行。在填写过程中，家长有问题可随时提出，调查人员或诊断人员负责解答。详见附录一。

三、儿童孤独症评定量表

儿童孤独症评定量表（CARS）由斯科（Schopler E.）、瑞齐勒（R. J. Reichle）

和伦纳（B. R. Renner）于 1980 年编制，是目前使用较广的孤独症测试量表之一，适用于 2 岁以上儿童。CARS 信度、效度较好，不仅能区分智力障碍和孤独症，也能对孤独症的轻重程度加以判断，因此具有较强的适用性。在临床操作中，评估人员应通过直接观察、与家长访谈、分析已有的病历记录等多种方式收集资料，在此基础上再做出评定。

四、孤独症儿童关键技能检核表

徐云等开发了"孤独症儿童关键技能检核表（Key Skills Checklist for Autism Children）"，包含非语言社交互动技能、模仿技能、行为组织能力和自我调控能力四个分量表共 55 个条目，非语言社交互动技能包含共同注意和非语言手势技能评估，共同注意共包含 9 项技能，共 9 个条目。其中共同注意这 9 个条目又包括 RJA 技能：看、眼神跟随、协调关注；IJA 技能：主动给、主动展示、分享和眼神交替和共同参与；保持共同注意，持续 1 分钟以上三个维度。

孤独症儿童关键技能检核表中每个条目包含四个选项："没有掌握"计 0 分、"初步掌握"计 1 分、"已经掌握"计 2 分、"泛化使用"计 3 分。Kathleen Ann Quill 等人使用孤独症儿童关键技能检核表对孤独症儿童的关键技能进行评估，内部一致性系数为 0.98，分半信度为 0.90，说明该问卷具有良好的信效度。所有被试儿童都进行了完整的孤独症儿童关键技能检核表填写，研究中选取共同注意部分进行分析，研究的内部一致性系数为 0.97，分半信度为 0.96，说明该问卷具有良好的信效度。详见附录九。

五、孤独症儿童社交技能检核表

社交技能检核表（social skills checklist，SSC）是孤独症谱系障碍人士社交和沟通能力评估量表修订版（the assessment of social and communication skills for individuals with autism spectrum disorder-revised，ASCS-2）的分量表。初版 ASCS 发布于 2000 年，Kathleen 和 Lynny 根据教育者和临床医生十几年的反馈，于 2017 年进行了修订更新，该检核表的内部一致性系数高于 0.80。2021 年，陈烽对其进行翻译。SSC 共包括 50 道项，主要用于评估被测对象的社交技能，包括游戏休闲技能（独自游戏休闲技能、结构化的社交游戏休闲、非结构化的社交游戏休闲）、集体活动技能（在集体中保持专注、在集体活动中轮流、跟从集体指令）和换位思考的能力（情感理解能力、友谊）。

该量表采用李克特 4 点记分，"0"等于没有掌握（指该项技能表现不明显，或者从未观察到）；"1"等于初步掌握（指在直接指导下学会该技能，但只能在一种情境下使用，在有提示或者无提示情况下能在该情境下使用该技能）；"2"等于已经掌握（在直接指导下学会该技能，但只能在教学设计情境下使用该技能，

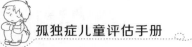

在无提示情况下能在这些情境下使用该技能）；"3"等于泛化使用（无须指导即可独立使用该项技能，在教学和非教学情境下都可使用该项技能实现社会性功能）。本研究的克隆巴赫 α 系数为 0.98。详见附录十。

第三节 功能性行为评估方法简介

一、功能性行为评估的定义

行为具有某种功能，环境中的某些因素可能会对个体的行为起到强化的作用，从而使该行为继续出现。问题行为的功能分析就是要分析维持某种行为持续下去的原因，将其从复杂多变的环境中找出来，从而对其进行有效的干预或控制的一种分析方法。在具体的操作中是对某些环境变量进行实验操控，即控制行为出现前的前奏事件和行为出现后的结果事件，以此来验证先前的实验假设。目前，问题行为的功能分析被视为一种有效的识别行为功能及与之相关的环境因素的分析方法，非常有助于教师或干预人员设计干预计划，以应对孤独症儿童的问题行为（Reid and Nelson，2002）。

（一）行为的功能

根据行为主义的原理，行为可被强化，也可被消退，最终帮助教师达到预定的教学目标。

1．二分法

正强化功能是指某行为出现后，呈现令个体满足或喜欢的强化物，以维持该行为的发生。例如，3 岁的智力障碍儿童小兵，每次想要某个东西，都会用手将妈妈的头转向该物体，当妈妈拿给小兵该物品后，小兵会非常开心地玩耍，并且以后继续使用这种方法向妈妈索要物品。

负强化功能是指个体某行为发生后，去除、减少或延迟某个令个体所厌恶的刺激，从而提高个体行为的发生率。过多使用惩罚可能会导致孤独症儿童出现问题行为或情绪障碍，不利于教师的教育教学。

2. 五类法

社会性正强化是指来源于外界使个体感到满足的刺激物。例如，老师的表扬、同学的关注等。

社会性负强化是指引发个体出现逃避或回避行为的刺激物，常出现于个体的生活环境中。例如，当老师要求小明完成某项教学任务时，小明嘴中连续发出"啊"的声音，直到教师让其他同学完成时，小明嘴中的声音才停止。

感觉性正强化是指个体的行为可以给其带来生理或感官上的愉悦享受的刺激，如刻板行为可能带来的感官刺激是快乐的，得到感官刺激并沉溺于此种感官刺激中。

感觉性负强化是指个体的行为可以减轻或缓解身体上不舒服的状态的刺激，如目标行为的发生，自动减少或者消除了作为行为结果的消极刺激时，感觉性负强化就发生了，所以某些个体的刻板行为可能与其身体局部的病变有关。

有时候，假设认定刻板行为并不单一具有某种功能，而是具有多种功能，如孤独症儿童打自己的头部，就可能同时兼具社会正强化和社会负强化两种，称为"多重强化结合"。

（二）行为功能分析的方法

行为功能分析被认为是一种可以有效识别或预测影响问题行为出现因素的方法。在进行行为功能分析时，教师或干预者掌握以下几种方法将起到事半功倍的效果。

1. 间接分析

间接分析是指通过问卷、访谈、量表等形式，帮助教师或干预者了解孤独症儿童问题行为的表现、症状程度、环境因素等资料的方法。访谈的对象一般是父母、同伴、教师等与孤独症儿童相关的重要他人，有时孤独症儿童本身也会成为被访谈的对象。通过多方了解，收集有关个体的相关资料与信息，对孤独症儿童问题行为的解决具有重要的作用。而功能评估量表（functional assessment rating scale）是以高度结构化的形式围绕问题行为及可能的功能呈现一系列的问题，让熟悉儿童行为问题的人员进行填写、作答。目前，常用的功能评估量表有动机评估量表、行为功能问卷等（Durand and Crimmins，1987；Matson and Vollmer，1995）。

2. 描述性分析

描述性分析是指对孤独症儿童的问题行为及可能引发问题行为的因素进行直接观察和记录的方法。在对问题行为进行功能性访谈或问卷调查后，教师或干预者可通过对问题行为的直接观察评估前期所获取信息的忠诚度。描述性分析主要包括直接观察法、散点图法和 ABC 评估法三种。

直接观察法是指在自然情景下，教师或干预者对孤独症儿童的问题行为进行直接的观察，并记录其行为发生的频率、强度、持续时间等变量数据，也可对行为的前奏事件和结果进行观察记录（Vollmer，et al.，2009）。

散点图法是通过图表的形式，将孤独症儿童在某个时间段内的行为发生、变化的情况呈现出来的一种方法（Noell and Gansel，2009）。一般会将观察的时间确定在几个特殊的时间段内，统计在这几个时间段内孤独症儿童问题行为出现

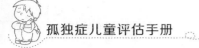

的次数，以验证孤独症儿童出现问题行为是否与特定的活动、任务或人员等刺激因素相关，有助于教师或干预者更快地辨认与问题行为有关的环境变量。

ABC 评估法是对行为、前奏事件及行为结果的记录。应用 ABC 评估法可以将儿童的问题行为清楚地记录下来，让人一目了然（表 10-1）。

表 10-1　ABC 评估记录表

前奏事件	行为	行为结果
老师向小红提问	小红大声尖叫、用头撞墙； 小红尖叫、撞墙行为停止	老师安慰小红，安抚其身体； 老师停止提问

3. 功能分析

功能分析是一种通过控制与问题行为有关的前奏刺激和行为结果，并对问题行为和环境变量间的关系进行假设验证与排除假设的实验方法。下面简要介绍两种功能分析方法。

（1）伊瓦特（Iwata）等的功能分析法。该功能分析法共设计了四个实验情境，分别是关注情境、要求情境、独自一人情境和游戏情境（Iwata，et al.，1982）。通过比较个体在四种实验情境中的问题行为表现，对其行为功能进行确认。

关注情境是指当孤独症儿童出现问题行为后教师或干预者予以一定的批评或关注，用于测试行为是否具有社会性正强化功能。

要求情境是给孤独症儿童一个相对较难的任务或题目要求其完成，用于测试行为是否具有社会性负强化功能。

独自一人情境是让孤独症儿童独自待在房间内，且屋内没有任何刺激或人员，用于测试行为的自动化强化功能。

游戏情境是提供给孤独症儿童一些喜欢的活动或玩具等，给予丰富的刺激，与此同时给予孤独症儿童持续的关注，与其保持积极的沟通。前三个情境是问题行为的测试情境，而游戏情境不同于前三个情境，它是用于测试情境的控制情境。

（2）卡尔（Carr）和杜兰德（Durand）的功能分析法。伊瓦特等的功能分析法对前奏刺激和结果同时进行了控制，而卡尔和杜兰德的功能分析法仅对前奏刺激进行了控制。

由于在功能行为的分析过程中加入了干预措施，他们的功能分析法又称为干预评估法，即在对个体实施关注情境、要求情境、独自一人情境和游戏情境后，采取干预措施介入的方法，以观察孤独症儿童行为的变化，验证功能行为分析得出结论的正确性（Carr and Durand，1985）。

二、功能性行为评估的操作程序与表格

功能性行为评估（functional behavioral assessment，FBA），是指通过收集与目

标行为有关的一系列前事刺激、行为后果等数据，使特定环境事件和行为之间的关联形成假设，并通过分析资料和验证假设，来确定该目标行为的功能是什么。

看上去定义较复杂，但功能性行为评估作为特教专业的相关人员其实应该一点都不陌生，也就是平时我们提到的行为功能分析。即通过观察和记录一个行为之前发生了什么以及一个行为之后发生了什么，来确定该行为为什么发生。比如一个学生总是怪叫，我们可以记录学生在叫之前发生了什么事，叫之后发生了什么事，从而确定发出怪叫的原因。

分析功能的主要目的，是为了让我们能够有一个系统的方法去观察、测量并分析我们学生的行为表现，并通过控制外在环境改善他们的行为问题。

功能性行为评估的操作流程：行为的观察由 A-B-C 组成，虽然箭头是自上而下地标注，但往往我们进行分析时会先观察并记录行为 B，然后再进行 A 和 C 的分析。通过 A-B-C 的分析，我们通常就能找到行为问题的症结所在，然后对这个行为进行针对性的干预。

前事 A(Antecedent)：事件发生的时间、地点、人物及事件→行为 B(Behavior)：客观描述行为，包括频率、时间、强度等→后果 C(Consequences)：针对这个行为 B 的处理结果分析流程(图 10-1)：

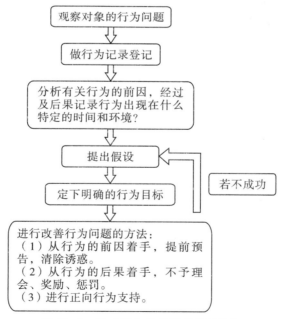

图 10-1　针对行为 B 的处理分析流程

常见功能性行为的功能主要有以下四种：①社会性正强化。问题行为由他人给予的正强化所维持，如获取关注的行为。②社会性负强化。通过逃避或回避某一厌恶刺激而维持问题行为，如上课捣乱就可以被罚出教室不用上课。③感觉性正强化。内在的感觉刺激或行为后果本身所维持，如自我刺激。④感觉性负强化。目标行为的发生自动减少或消除了作为行为后果的消极刺激时，自动性（感觉性）负强化就发生了，如借酒消愁。

功能性行为评估（FBA），是帮助我们分析问题行为的功能评估方法。因此功能性行为评估（FBA）包括了功能分析（FA）、直接观察和间接观察。通常我们可以通过直接评估、间接评估、实验分析三种方法来进行功能评估。

1. 直接评估（描述型功能评估）

操作程序：观察和记录前事、目标行为和后果—分析数据—得到结论—解释结论。通过直接对行为进行观察，记录数据，来对问题行为的功能提供假设。

优点：通过直接观察可提供更多行为发生时的描述性信息，可以为行为功能提供有力的假设，不需要很多培训就能完成。

缺点：无法确定行为功能。

（1）直接描述。直接以行为记录，记录得很详细，但是也费时费力，一般在初次入班不知道孩子情况的时候会用这种方法进行记录（表10-2）。

表10-2　直接描述记录表

日期/时间	在行为即将 发生之前发生了什么	作为：说或做了什么？ 具体描述	紧接着行为发生了什么
时间	人物 地点 事件	问题行为	人物 地点 事件

（2）ABC行为观察（表10-3）。

表10-3　行为观察记录表

观察者：		当事人：		起始时间：		结束时间：		
时间	问题 行为	前提 事件	感受到的行为功能		真正的行为后果		评论/备注	
			获得	逃避/回避				
总计								
事件								
日期								

（3）清单记录（如果熟悉学生情况，可以把大概的可能列出来进行频率的统计）（表10-4）。

表 10-4　清单记录表

| 行为 | | 前提 | | | | | 后果 | | | | | 人 | 时间 |
尖叫	打其他学生	老师帮助其他人时	一对一的时间	休息时间	午休时间	小组活动时	老师给予注意	老师忽略	学生给予注意	学生忽略	得到物品或活动		
√		√					√		√			A	8：05
√		√					√		√			A	9：18
	√					√	√		√		√	A	10：01
√					√		√					A	10：11
	√				√		√		√			A	10：19
√	√	√					√		√			A	11：22

（4）行为检查表（behavior checklist）和 ABC 记录一样，只不过为了节省时间，把常见的 ABC 事件提前写出来，记录时只需要在相应项打"√"的方式进行数据记录（表 10-5）。

表 10-5　行为检查表

日期	11/7									
时间	9：15									
行为发生频率/时长										
老师	AK									
前事										
东西被拿走										
下达命令										
没有关注	X									
与老师互动										
行为										
抠人	X									
倒地	X									
捂耳朵										
哭闹										
后果										
无视										
阻挡行为	X									
重新下达指令并引导完成任务	X									
辅助完成正确的取代行为										
备注										

（5）散点图（scatter plot）。优点：可以帮助发现行为和事件/时间的关系。缺点：缺乏对于行为的前事和后效的记录，因此散点图通常会和 ABC 数据结合使用（表 10-6）。

Key：　$\boxed{\text{X}}$ ＝行为发生

　　　　$\boxed{}$ ＝行为没有发生

　　　　$\boxed{\text{NA}}$ ＝没有数据记录

表 10-6　散点图

活动	日期									
	12 月 2～6 日					12 月 9～13 日				
	M	T	W	TH	F	M	T	W	TH	F
上课流程										
自由活动										
卫生间		X	X	X		X	X		X	X
独立任务			X	X		X	X		X	X
间点										
手工										
自由活动										
独立任务	X	X	X	X	X	X	X	X	X	X
午餐	X	X				X	X	X		
卫生间		X	X	X				X	X	X
体育课										
独立任务	X	X	X	X	X	X	X	X	X	X
下课流程										

2. 间接评估

操作程序：选择恰当的量表或确定要询问的问题—发放量表或提出问题—回收量表或记录答案—分析量表或答案—得出结论—解释结论。

（1）问题行为功能性评量表（洪俪瑜，Durand，1990）（表 10-7）。

表 10-7　问题行为功能性评量表

受评者：_____	性别：□男　□女	年龄：_____	岁（或_____年龄）

障碍类别与适应状况：_____　填表人：_____（关系_____）

问题行为：_____

行为问题持续时间：□一个月内	□三周月内	□半年以内	□半年以上

	从不如此	很少如此	半数如此	经常如此	总是如此
1. 当他一人独处时他会出现这个行为…………………………	□	□	□	□	□
2. 当有人要求他做事，他会出现这个行为…………………	□	□	□	□	□
3. 当你转移注意和别人说话时，他开始出现这个行为……	□	□	□	□	□
4. 当他得不到他想要的事物时，他会出现这个行为………	□	□	□	□	□
5. 他常一再地出现相同的这种行为…………………………	□	□	□	□	□
6. 当他遇到困难（或较需花时间）的工作时，他会出现这个行为	□	□	□	□	□
7. 当你不注意他时，他会出现这个行为……………………	□	□	□	□	□
8. 当他心爱的事物被移走时，他会出现这个行为…………	□	□	□	□	□
9. 即时周围没人在，他也会出现这个行为…………………	□	□	□	□	□
10. 当你要求他时，他会出现这个行为引起您注意或生气以反抗你的要求 ………………………………………………	□	□	□	□	□
11. 当你停止注意他时，他会出现这个行为来让你生气 ……	□	□	□	□	□
12. 当你给他所要的事物时（满足他的要求）他会停止出现这个行为 ……	□	□	□	□	□
13. 他出现这个行为时常不顾他人的存在……………………	□	□	□	□	□
14. 当你停止要求他时，他会停止出现这个行为…………	□	□	□	□	□
15. 他似乎会以这个行为来要你注意，并花一点时间同他在一起	□	□	□	□	□
16. 当他从事他有兴趣的活动时，他比较不会出现这个行为 …………	□	□	□	□	□

Self：1，5，9，13　　T：　　M： 获得刺激	Avoid：2，6，10，14　　T：　　M： 逃避要求
GT：3，7，11，15　　T：　　M： 获得注意	Tang：4，8，12，16　　T：　　M： 获得想要

（2）功能性行为评估访谈表（教师版）（表 10-8）。

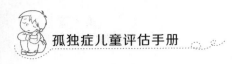

表 10-8 功能性行为评估访谈表

学生姓名：	访谈日期：	评估者：	受访者：

一、在所有表现出的不恰当行为请打"√"

□ 攻击性行为	□ 扰乱秩序	□ 自伤性行为	□ 迟到
□ 不当的语言行为	□ 不服从指令	□ 偷窃行为	□ 课上随意离开座位
□ 上课发出怪声，扰乱课堂行为	□ 不完成老师要求的任务		

其他问题行为（具体描述）

二、学习生活作息与不恰当行为可能有联系

（根据实际情况在代表可能性的数字上画"○"，并在其后注明具体问题行为）

时间	课程/任务/活动	出现问题行为的可能性低高	具体问题行为
	上学前	1　2　3　4　5　6	
	认知课	1　2　3　4　5　6	
	运动课	1　2　3　4　5　6	
	口肌课	1　2　3　4　5　6	
	午饭	1　2　3　4　5　6	
	午休	1　2　3　4　5　6	
	多感官课	1　2　3　4　5　6	
	音乐课	1　2　3　4　5　6	
	小组课	1　2　3　4　5　6	
	生活课	1　2　3　4　5　6	
	自由活动时间	1　2　3　4　5　6	

三、具体描述通过以上两步所确定的严重不恰当行为（即在第二步中确认可能性 4～6 的其中一项不恰当行为）

不恰当行为的表现形式：
不恰当行为的出现频率：
不恰当行为的持续时间：
不恰当行为的严重程度：

续表

四、不恰当行为的可能前因（根据实际情况在一项或多项前打"√"）			
作为行为动因的个人因素		诱发行为产生的环境前提	
□ 生理条件，如遗传	□ 饮食情况	□ 老师批评	□ 结构性活动
□ 健康条件，如感冒	□ 学习障碍	□ 体力劳动	□ 非结构化时间
□ 服用药品	□ 技能缺失	□ 社会孤独	□ 任务无趣
□ 睡眠情况	□ 家庭矛盾	□ 同伴在场	□ 任务过多过重
□ 感觉统合失调	□ 其他	□ 其他	

五、不恰当行为产生的结果（根据实际情况在一项或者多项前打"√"）			
得到的好处		逃避的项目	
□ 大人的关注	□ 喜欢的活动	□ 老师批评	□ 讨厌的同伴
□ 同伴的关注	□ 物品	□ 体力劳动	□ 讨厌的大人
□ 感觉需求/自我刺激	□ 其他	□ 学习任务	□ 其他

六、曾经采取的干预方法及效果（有使用过的干预方法在前面打"√"，有干预效果的相关项目在后面打"√"）			
预防性干预方法及效果		应对性干预方法及效果	
□ 调整时间……	□ 调整课程……	□ 老师批评……	□ 制止行为……
□ 调整座位……	□ 给予选择……	□ 惩罚……	□ 其他……
□ 其他……	□ 没有任务干预	□ 没有任何干预	

七、整理和归纳访谈结果		
八、首先确定前提，行为，及其结果之间的联系，然后提出关于行为功能的假设性判断，定制初期的干预方案		
个人因素和环境前提	问题行为	行为所得的结果
干预方案：		

3. 实验分析

操作程序：设计不同的测试情景—操作目标行为后的结果—记录目标行为—分析数据—得出结论—解释结论。

功能性行为评估的注意事项：

（1）行为描述必须是客观、清楚和完整的。

（2）要熟悉整个评估的流程。

（3）选择高频且能被观察到的目标行为。

（4）尽量避免强化不恰当行为。

（5）要进行多次重复的观察或测验来保证结果的准确性。

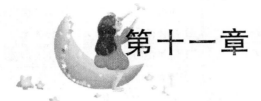

第十一章

个别化教育计划的制订

第一节 个别化教育计划的内容

一、定义

个别化教育计划（IEP）指的是根据每一个残疾儿童的身心特点和教育需要制订的有助于个体最大限度发展的教育方案。

一份编制良好的个别化教育计划应该具有以下几方面的特性和功能：

（1）一份具有法律约束力的书面协议。按照法律的规定，教师在给残疾儿童实施教育教学之前，必须和有关的专业人员及家长共同拟订一份包括教育目标、教育内容、相关服务、评价方法等在内的书面协议，以保证残疾儿童能够获得适当的教育。学校的校长、教师、专业人员和家长等一旦在这份协议上签字，它就具有法律效力。如果校方不按协议上的要求提供教育和服务，家长就可以到法院提请诉讼。

（2）开展特殊教育教学的指南。在个别化教育计划中首先要根据残疾儿童身心特点和教育需要提出具有现实可能性的长期目标，然后确定每一阶段的具体目标和任务、相关的服务，教师就可以按计划选择适当的教材、教法和教学速度，一步一步地开展教学活动，最终实现预期的教育目标。

（3）特殊教育管理的工具。在个别化教育计划中安排了一系列的评价活动。通过这些评价活动，教师可以了解残疾儿童学习的情况，及时调整自己的教学方法和教学速度；学校管理人员可以根据评价结果判断教师的教学能力，做出适当的人事安排；上级领导部门可以检查学校的教学质量和管理水平，督促学校改进教学和管理工作。

（4）建立普通教育与特殊教育之间联系的纽带。特殊教育遵循的一条基本原则是把残疾儿童安置在最少受限的环境里。当残疾儿童到普通学校随班就读时，不仅要学习普通教育的课程，而且还要学习专门为他设计的特殊教育的课程。如何把普通教育和特殊教育的课程很好地结合起来，使残疾儿童能够获得最大的收益，这就需要制订一份个别化的教育计划。

（5）家长与学校之间沟通的渠道。在个别化教育计划的制订过程中需要家长积极地参加有关的会议，提供心理评估所需的信息，表达对孩子的教育期待等。通过校长、教师、专业人员和家长等有关人员面对面的讨论和协商，共同确定符合残疾儿童身心特点和教育需要的教育目标、相关服务及评价方法。在该计划的实施过程中，校方还要经常地向家长报告进展情况，争取获得家长的支持和配合，共同谋求残疾儿童最好的发展。

二、基本构成

根据美国 1997 年颁布的《残疾人教育法修正案》的有关规定，一份完整的个别化教育计划应包括以下几项基本内容。

1. 有关儿童目前的教育成就水平的说明

目前的教育成就水平指的是在制订个别化教育计划时，儿童的心理发展和学业成就实际达到的水平。对目前的教育成就水平的说明一般包括：

（1）儿童的身心发展和在各学科领域的发展水平。

（2）儿童的残疾如何影响他参与普通教育计划。

2. 长期教育目标和短期教学目标的确定

长期教育目标，亦称为年度目标，是指根据儿童目前的教育成就水平确定的在学年结束时期望达到的教育目标。它包括：

（1）在学年结束时儿童参与普通教育计划所应达到的教育目标量。

（2）根据儿童的特殊需要提出的其他教育目标。

短期教学目标是指在实现长期教育目标的过程中儿童必须达到的各阶段的教学目标。

3. 为儿童提供各种特殊教育、相关服务、辅助设施，以及对教师、行政人员提供支持的说明

特殊教育是指为了达到一般的和特殊的教育目标而使用特别设计的课程、教材、教法、组织形式和设备等对特殊儿童实施的教育。

相关服务是指为了使特殊教育产生明显的效果而提供的发展性、矫正性及其他适当的支持性服务，包括言语病理学服务、听力学服务、心理学服务、物理治

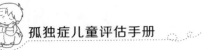

疗、职业治疗、娱乐、残疾儿童的早期鉴别和评估、咨询服务、以诊断或评估为目的的医学服务、学校卫生服务、校内社会工作服务及家长咨询和训练等。

辅助设施是指在教育教学中所需使用的各种辅助器材，如助听器、扩音器、放大镜、有声图书等。

对教师、行政人员提供的支持包括有关残疾及对教学可能产生影响的知识介绍、积极行为干预方法的培训等。

4. 如果儿童不能参与普通教育计划中的活动，应对不能参与的情况做出具体的说明

5. 对地方政府和学区举办的在校学生学业成就评估进行调整的说明

如果地方政府或学区为了使残疾儿童能够参与本地区举行的学业成就评估而对这些评估进行了适当的调整，应对调整的情况做具体说明；如果个别化教育计划委员会决定不让该儿童参加此类评估，则要说明理由并提出某种替代的评估方法。

6. 特殊教育和相关服务起止时间、频数、地点和持续时间的确定

对上述中所提出的各项教育和服务开始实施和结束的日期、每周的频数、实施地点和持续时间的说明。

7. 对转衔服务计划的说明

对年满 14 岁的青少年，应说明他需要哪些转衔服务的课程（如汽车修理工的培训课程）；对年满 16 岁的青少年，应说明提供转衔服务的时间、转衔服务的机构和联系方式等。另外，在孩子达到法定毕业离校的年龄前至少一年提出申请，且已经接到了接受哪些转衔服务的通知。

8. 对评价标准、评价程序和评价方法的说明

对上述中已确定的长期教育目标和短期教学目标，要说明教育评价的标准、程序和方法，以及如何将评价结果定期报告给家长。报告的内容必须包括：

（1）儿童已取得了多大的进步。

（2）儿童目前已取得的进步是否足以实现为他制定的年度目标。

第二节　个别化教育计划的制订过程

一、确定个别化教育计划委员会组成人员

当某个儿童被鉴别为特殊儿童，学校的校长或特殊教育的负责人必须尽快确定个别化教育计划委员会组成人员的名单，并在 30 天内召开第一次会议，明

确每个成员的职责、个别化教育计划编写完成的时间和表决方式是举手表决，还是由委员会集体讨论决定的。

个别化教育计划委员会一般由两部分人组成：一部分是基本成员，另一部分是根据儿童的残疾类型安排的其他成员。

基本成员通常包括普通班教师、特殊教育教师、学校行政人员、学校心理学家和家长。以下为基本成员的职责。

1. 普通班教师

介绍儿童在普通班级学习的表现；提供课程设计所需的资料；参与制订长期教育目标和短期教学目标；指出儿童参与普通教育计划的能力和限制。

2. 特殊教育教师

提供与儿童的残疾有关的资料；指出儿童参与特殊教育计划的能力和限制；指出在个别化教育计划中必须考虑的特殊教育需要；参与对评估结果的解释。

3. 学校行政人员

负责校内人员的协调和资源的调配；与校外服务机构或提供服务的个人建立联系。

4. 学校心理学家

实施评估并解释评估的结果；说明儿童的特殊教育需要；指出儿童所需相关服务的类型和程度。

5. 家长

说明家长参与的能力和限制；参与制订长期教育目标和短期教学目标；提出儿童所需相关服务的意见。

根据儿童的残疾类型安排的其他成员包括由家长或校方指定的具有某种残疾专业知识的人员、地方教育主管部门的代表和提供相关服务的人员，如言语治疗师、物理治疗师、作业治疗师、职业康复顾问和社会工作者等。如果需要，高年级残疾儿童也可成为该委员会的成员。这部分人的职责主要是把基本成员所不具备的较深的专业知识和技能及校外的资源带到个别化教育计划的制订中。

委员会主席一般从基本成员中产生，可以由校长指派，也可以从委员会成员中选举产生。委员会主席的职责包括主持会议；协调委员会成员的活动；与家长沟通；促进团体计划的落实；帮助做一些决定；监督会议记录过程；保证正当程序的有效执行。

二、编写个别化教育计划草案

在明确了各自的职责之后，委员会成员就要着手编写个别化教育计划草案。其编写的步骤和方法如下。

（一）确定目前的能力或成就水平

儿童目前的成就水平是根据心理评估结果来描述的。因此，在确定目前的能力或成就水平之前首先应该对儿童实施全面的心理评估。

为了确保心理评估的公平性和准确性，在实施心理评估的过程中应该注意以下几点：

（1）用儿童平时使用的语言（如地方话）和习惯的沟通方式（如口语、手势语或盲文等）来实施测验。

（2）所使用的测验要符合测量目的并已证明具有很高的信度和效度。

（3）主试必须是受过相关培训的专业人员，并且在施测过程中没有改变测验的程序和指导语。

（4）不能仅测量智商，还应该实施其他测验、观察和调查，以便全面地了解儿童的特殊教育需要。

（5）对于感觉、动作或言语有障碍的儿童，所选用的测验应该能准确地反映他们的潜能和成就水平，不能因为有这些障碍而影响他们的测验分数，除非测验的目的就是测量这些障碍。

在实施心理评估之后，接下来要用简明、准确和可操作的语言来描述在具体的学科和非学科领域儿童的知识和技能的发展水平及受残疾影响的情况。

在学科领域，一般要说明儿童在语文、数学、常识、音乐、美术、劳动等课程中规定要学的哪些内容已经掌握了，哪些还没有掌握。例如，在数学的学习中，儿童会做不需要进位的 3 位数与 3 位数的加法题，但还不会做需要进位的加法题；在语文的学习中，儿童会听写第 2 册第 1～5 课的所有生词，但还不会用这些生词造句。

在非学科领域，一般要说明儿童的健康状况、感觉和动作技能的发展状况、智力、语言和适应行为（例如，生活是否能自理，是否遵守学校中的各项规定，是否会处理学校和家庭中的人际关系等）的发展状况。

为了突出重点，在描述儿童目前的成就水平时应注意以下几点：

（1）指出普通教学计划中某个阶段规定要学的内容和与有效地适应学校和家庭环境有关的内容。

（2）既要分析儿童在每个领域中发展得比较好的方面，又要说明发展得比较薄弱的方面。例如，在非学科领域里，虽然儿童的感觉和动作技能发展得比较好，但在描述他目前的成就水平时不能只说明这方面的情况，还要说明他发展得比较差的语言能力方面。

（3）这一部分所描述的内容应该和个别化教育计划中其他部分的内容有一定的联系。也就是说，如果这部分指出了儿童的阅读技能缺陷，那么在其他部分相应地应该有教学目标、具体的教育措施和相关服务等。

（4）如果某些领域的资料不足或不够具体，无法用可操作的语言进行描述，那么一定要继续做评估，以便获得更全面、更详细的信心。

（二）分析特殊教育需要，拟订长期教育目标

根据目前的成就水平，个别化教育计划委员会成员可以分析儿童的特殊教育需要，并拟订长期教育目标。

长期教育目标反映了教师和家长对残疾儿童通过一年的教育教学所能达到的新的成就水平的估计和期待。在拟订长期教育目标时，各委员会成员要考虑以下几个问题：

（1）儿童以前的能力或成就水平是什么？

（2）目前的能力或成就水平是什么？

（3）所拟订的长期教育目标是否具有实现的可能性？

（4）亟须满足的特殊教育支持究竟需要什么？

（5）为实现长期教育目标需要投入多少教学时间和相关的支持手段？

通过比较以前的和目前的能力或成就水平，可以了解儿童在哪些方面取得了进步，哪些方面没有取得进步；哪些方面进步比较快，哪些方面进步比较慢；哪些教育或环境因素对学习起到了促进作用，哪些因素没有对学习产生影响等。在拟订教育目标时，可以把重点放在外界因素能够产生积极影响的方面，在进步比较快的领域把期望值定得高一点，而在进步比较慢的领域期望值定得低一点。

教育目标能否在规定的时间内实现也是一个必须考虑的问题。由于残疾儿童的成就水平远远落后于普通儿童，而且随着年龄的增长这种差距会越拉越大，因此，一定要选择那些实际可行的，符合儿童社会适应和职业发展需要的教育目标。例如，如果某个智力障碍儿童还没有把握整数的加减法，就打算教他小数的乘除法，这肯定会白白浪费时间。

在选择了若干长期教育目标之后，委员会成员还要确定哪些教育目标是需要优先考虑的。一般先把教育目标由简单到复杂排列一个顺序，然后把最基本的知识和技能作为优先考虑的教育目标。在儿童打下了一定的基础之后，再考虑学习复杂的知识和技能。

完成教育目标所需的时间对长期教育目标的拟订也有很大的影响。一般来说，目标定得越高，所需的教学时间就越长。委员会成员可以根据教学时间的多少来拟订长期教育目标，也可以按照各个教育目标的重要性来分配时间。如果长期教育目标比较重要或定得比较高，所需的教学时间比较长，那么长期教育目标的数量就应该少一些。

（三）确定短期教学目标

在儿童目前的成就水平与为他拟订的年度目标之间制订若干细小的阶段目

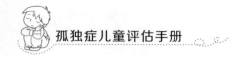

标，即可获得短期教学目标。

个别化教育计划的编制目的是给教师提供一个一般性的指导，为编写教学计划、开展教学活动提供依据。因此，个别化教育计划中的短期教学目标与教学计划中的教学目标之间有紧密的联系，同时又有区别。

个别化教育计划中的短期教学目标也用于描述教师和家长期望儿童在某个领域和某个规定的时间内实现的东西。但是，和教师个人编写的教学目标不同，个别化教育计划中的教学目标通常是按周、月或季度来设计的，而教学计划中的教学目标已进一步细化为每天或每周拟完成的具体任务。另外，在教师个人编写的教学计划中要说明具体的教学方法、教学用具和教学活动等，而在个别化教育计划中一般不包括这些细节。

由于短期教学目标是一些阶段性的目标，因此，在制订短期教学目标时一般采用任务分析法。所谓任务分析，就是把一项任务分解成若干按顺序排列的小任务的过程，它包括任务分解、描述和排序等环节。具体的做法有以下两种。

1. 逆向分析法

大多数年度目标都可以分解为若干按顺序发展的组成部分。如果从某个年度目标开始向儿童目前的成就水平方向逐步降低教学任务的难度水平，依次确定各阶段的教学目标，这种方法就是逆向分析法。例如，假设某个年度目标是"掌握需进位的两个两位数相加的计算法"，记为水平 A；在儿童掌握 A 之前，他必须先学会需进位的一个两位数加一个一位数，记为水平 B；在掌握 B 之前，他必须先学会不用进位的两个两位数相加，记为水平 C；在掌握 C 之前，他必须先学会不用进位的一个两位数加一个一位数，记为水平 D；在掌握 D 之前，他必须先学会不用进位的两个一位数相加，记为水平 E。假设 E 是儿童目前的成就水平，那么对任务 A 的分解到此就可以结束了。

有些年度目标不太容易进行任务分解。在这种情况下可参照布鲁姆的认知领域教育目标分类系统进行分解，即把认知领域的教育目标由高到低划分为评估、综合、分析、应用、理解和知识六个层次，每个层次又分成若干水平。

对已经确定的短期教学目标要用具体、可观测的行为来描述，即说明儿童在每个阶段要学会做什么，掌握的标准是什么。例如，假设某个年度目标是"能根据钟表指针所在的位置说时间"，短期教学目标可以定为：①能正确地说出时间，如 9 点 37 分，11 点 23 分，4 点 58 分，三次测试，正确率为 100%；②能以 5 分为单位说出时间，如 6 点 15 分，2 点 45 分，12 点 35 分，三次测试，正确率为 100%；等等。

用可观测的行为描述完所有的短期教学目标之后，还要按照由简单到复杂的顺序把它们呈现出来。

2. 正向分析法

另一种制订短期教学目标的方法是从儿童目前的成就水平开始向年度目标的方向逐渐提高教学任务的难度水平，依次确定各阶段的教学目标，即为正向分析法。例如，假设某个年度目标是"能用电子秤测量物品的重量"，那么短期教学目标可以确定为：有轻重的概念，记为水平 A；知道把物品平稳地放在秤盘上，记为水平 B；认识常用的重量单位，如克、千克等，记为水平 C；能看懂电子秤上显示的数字并说出物品的重量，记为水平 D；知道重量单位之间如何换算，如 1 千克＝1000 克，记为水平 E；能用多种重量单位来说明所测量的那个物品的重量，记为水平 F。

正向分析法的一个特点是可以先不列出年度目标。从目前的成就水平开始编制短期教学目标，当所列出的教学任务刚刚占满一年的时间，那么最后列出的那个教学任务就是年度目标。

当然，也可以先列出年度目标。用正向分析法将年度目标分解为一系列短期教学目标之后，如果发现完成这些短期教学目标需要一年以上的时间或不需要一年的时间，可以调低或调高年度目标的难度水平。

(四)确定相关的支持性服务

为了确保特殊教育的质量，在教学过程中通常还需要给残疾儿童、教师和家长提供与教学有关的服务，包括各种发展性的、矫正性的和支持性的服务。在个别化教育计划的制订过程中必须对所需相关服务的种类、数量和时间、由谁提供相关服务、各种相关服务之间的协调等予以明确的说明。

1. 所需相关服务的种类

相关服务的种类主要有以下几种：

(1)言语/语言治疗：当儿童有言语或语言方面的障碍时，一般建议他接受该项服务。该服务包括语言理解或表达的训练，构音障碍、声音障碍和流畅性障碍的矫治等。这种矫治可以是个别的，也可以是小组进行的。

(2)物理治疗和作业治疗：如果儿童有身体或运动方面的障碍，一般建议他接受物理治疗和作业治疗。物理治疗一般需要使用某些特殊的设备进行身体锻炼，以便改善儿童整个身体的功能和力量；而作业治疗一般集中在精细动作的训练，比如练字、用剪刀剪东西、拧瓶盖。

(3)艺术治疗：该项服务可以提高儿童的创造力、精细动作技能、休闲活动能力、情绪调节能力等。

(4)音乐治疗：该项服务可以提高儿童的主动性、社交性、言语和沟通能力、情绪调节能力等。

(5)心理咨询：该项服务可以帮助家长和教师了解某种残疾的性质，如何开展家庭教育，如何获得社会支持，如何调节情绪等。

儿童教师和家长需不需要相关服务、需要哪些相关服务与残疾儿童的类别、教育安置形式以及安排了什么课程有关。一般来说，像盲、聋、肢体残疾、孤独症等障碍显著的残疾儿童需要相关服务的种类要多一些，而像轻度智力障碍、学习障碍等障碍不十分显著的儿童需要相关服务的种类比较少或不需要相关服务。

目前特殊教育界提倡把残疾儿童安置在最少受到限制的环境中，也就是说，尽可能让他们在正常的环境中接受教育。如果把残疾儿童安置在普通学校的普通班级里，那么给普通班教师提供咨询和辅导是非常有必要的。否则，这种教育安置不会取得很好的效果。如果安置在特殊学校里，对于一些比较少见的障碍类型，有时也需要专业人员提供咨询和指导服务。

给孤独症儿童安排了哪些课程也决定需要什么种类的相关服务。例如，给听觉障碍儿童安排了语言康复课程，那么相应地要提供听觉评估、配戴助听器、听觉训练、发音训练、家长咨询、教师咨询、作业治疗、心理学服务等相关服务。

2. 所需相关服务的数量和时间

除了说明拟提供哪几种相关服务外，在个别化教育计划中还要说明给儿童提供每种服务的数量和时间。一般先要说明每一种服务开始和停止的日期、每周服务的次数、每次服务的持续时间，然后确定在每周的什么时间提供该种服务。例如，假设准备给某位孤独症儿童实施感觉统合训练，从2022年3月15日开始到6月15日结束，在每周的一、三、五上午进行训练，每次1小时。这些内容都应该在个别化教育计划中写清楚。

一旦确定了每种相关服务开始和结束的日期、每周服务的次数和时间，原则上这些内容是不能更改的，除非经过委员会开会讨论同意。不过，有时在服务总量不变的情况下也可以做一些小的调整。例如，原来在个别化教育计划中准备每周给儿童提供两次咨询服务，分别安排在周二和周五的下午，每次1小时，后来因时间上和其他事情有冲突，提供该服务的人员根据自己的判断，认为把时间调到周一和周四下午，每次1小时，不会影响咨询的效果，他就可以做这样的调整。

3. 由谁提供相关的服务

在个别化教育计划中必须列出残疾儿童所需要的所有的相关服务，不管学校是否有条件提供这些服务。如果学校有条件，一般先由学校自己提供服务；如果没有条件，例如学校缺少言语治疗师、物理治疗师、作业治疗师等，就要利用社会的资源，以便使儿童获得所需的服务。

如果打算利用校外资源，那么可采取的方式主要有三种。

（1）与附近的几所学校共同雇用几位专业人员，让这些专业人员定期到各校提供巡回服务。

（2）与某些公共服务机构，如社区医院、心理健康服务中心、肢体残疾儿童康复服务中心等签订长期的合同，本校的残疾儿童就可以到这些机构接受公费的服务了。

（3）与某些私立机构，如孤独症儿童评估与训练中心、口吃矫治中心等签订长期的合同，由学校出资，本校的残疾儿童都可以到这些机构接受某些特殊的服务，如孤独症儿童的诊断、口吃患者的言语矫治等。

4. 各种相关服务之间的协调

确定所需服务的种类、数量、时间和由谁提供服务之后，接下来就要考虑各种服务以及与教学之间的协调问题。

提供与教学有关的服务，其目的是提高特殊教育的效果，因此，各种相关服务的安排必须以促进教育教学为基本的出发点，并且应该注意以下三点：

（1）尽量不妨碍教育计划中重要课程的学习。

（2）利用课堂教学强化相关服务的效果。

（3）建立一种监控服务质量的有效机制。

个别化教育计划委员会成员与其他教育和服务人员之间必须定期交换意见，以便建立良好的沟通关系，使所安排的各项教学和服务产生最大的效益。

（五）确定教育评价的标准、方法和时间

在个别化教育计划实施了大约一学期或一年时，应该对教育效果进行评价。为了使教育评价成为教育质量管理的有效工具，有关评价标准、评价方法和评价时间在制订个别化教育计划时就应该明确地提出来。

1. 关于评价标准

在制订长期教育目标时，个别化教育计划委员会成员还应确定什么是达到教育目标的标准。如果每个教育目标都用可观测的行为来描述，那么在学期或学年结束时，就可以对这些教育目标的完成情况实施测量和评价了。例如，在语文教学的评价中，词汇掌握的标准可以确定为：给学生呈现从本学年学过的生词中挑选出来的 10 个生词，让他写出词义，正确率达到 100% 为通过。如果儿童把这 10 个生词的词义都正确地写出来了，他就达到了该项评价的标准。

确定每个教育目标的达到标准都需要经过仔细的考虑，因为目标若定得太高了，永远不可能实现，这样的目标是毫无意义的；若定得太低了，通过一学期或一年的学习，儿童没有取得多大的进步，会耽误良好的发展时机。

目前确定评价标准的方式主要有三种：一是正确率，二是完成任务所用的时间，三是正确率加完成任务所用的时间。究竟采用哪一种方式，可以根据教育目标的要求来定。一般来说，如果只强调正确性，就采用第一种；如果只强调速度，就采用第二种；如果既强调正确性又强调速度，就采用第三种。

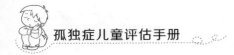

2. 关于评价方法

评价方法的选定取决于教育目标的性质和儿童的特征。

（1）不同领域的教育目标往往要使用不同的评价方法。例如，认知领域的教学目标通常涉及记忆理解、应用、分析和综合等技能，所以评价方法一般为标准化测验或教师自编测验。

例如，为了检查儿童是否已经掌握了两位数的加法，可以让学生做20道两位数的加法题，正确率必须达到80%。

情感领域的教育目标与兴趣、态度、动机、价值观等有关，其评价方法一般为观察法和访谈法。例如，为了改变某个儿童的厌学情绪，必须先通过观察和访谈了解其厌学的程度和原因，然后尽可能地增加学习活动的趣味性，消除导致厌学的原因，最后再通过观察和访谈评价教育干预的效果。

心理动作领域的评价方法一般使用涉及反应时间、运动速度、灵巧性、强度和持久性等内容的心理测验。

（2）在选择评价方法时还要考虑儿童的残疾类型和性格特征等。例如，对于视障儿童、听障儿童和学习障碍儿童等，所用的测验最好没有时间限制；对于智力障碍和孤独症儿童最好使用观察法，而不要用自陈量表；对于表达能力比较差的儿童不要用口试；对于肢体障碍儿童不要用笔试或动作技能测验等。

（3）对于性格孤僻、容易焦虑和无法配合测验的儿童，不宜采用测验法。这些儿童最好通过直接观察或与家长和教师的访谈来实施评价。

3. 关于评价时间

正式的教育评价一般在学期末或学年即将结束时举行。不过，适当地增加教育评价的次数可以更好地发挥教育评价在教育教学中的作用。教师每天都可以做课堂小测验，可以观察儿童在学习具体的任务或参加小组活动时的表现。通过这些形成性评价，教师能够监控儿童的进步，保证儿童在学习复杂的知识和技能之前已经掌握了必要的知识和技能。通过这些评价，教师还能掌握有关儿童发展变化的最新、最准确的信息，准确地把握教材和教法，并且可以根据需要调整或修改个别化教育计划。

三、形成正式文件

委员会成员编制完各自负责的那部分内容之后，委员会主席就要召集全体会议，对整个个别化教育计划进行讨论和修改。

出席会议的人员除了教师、家长、学校行政人员、学校心理学家等基本成员外，还应该包括提供相关服务的人员。必要时，也请儿童本人参加会议。

通过仔细的讨论和修改，最后形成一份正式的书面文件。这份文件经家长及其他委员会成员签字后生效。

第三节　个别化教育计划举例

一、背景情况

学生姓名：陈某某　　　　性别：男　　　出生日期：2010 年 6 月 3 日

年级：八年级

学校：某市特殊学校

心理学诊断：中度智力障碍

母亲姓名：王某某　　　母亲职业：酒店服务员　　　母亲文化程度：初中

父亲姓名：陈某某　　　父亲职业：司机　　　　　父亲文化程度：高中

二、目前的心理发展和成就水平

1. 智力水平

用韦克斯勒儿童智力量表对该学生进行测试，其言语 IQ 为 50，操作 IQ 为 56，总 IQ 为 52。

2. 适应行为水平

用儿童适应行为量表对其进行测试，其适应能力的百分等级为 3，六大领域的发展水平分别为：

（1）动作发展：大动作技能接近于同龄普通儿童，精细动作技能低于同龄普通儿童 1 个标准差。

（2）语言发展：言语理解和综合语言能力低于同龄普通儿童 2 个标准差，言语表达低于同龄普通儿童 3 个标准差。

（3）生活自理能力：饮食、大小便自理、个人卫生和睡眠低于同龄普通儿童 1 个标准差；衣着、外出和综合自理能力低于同龄普通儿童 2 个标准差。

（4）居家与工作能力：家务劳动表现接近于同龄普通儿童，就业前工作表现低于同龄普通儿童 1 个标准差，钱的理解与使用能力低于同龄普通儿童 2 个标准差，数与计算、时间概念与利用能力低于同龄普通儿童 3 个标准差。

（5）自我管理：低于同龄普通儿童 2 个标准差。

（6）社会化：低于同龄普通儿童 3 个标准差。

3. 成就水平

（1）语文：会写一些笔画较少的字，能认读简单文句。

（2）数学：会三位数需进位的加法，会三位数需退位的减法，会两位数与一

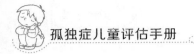

位数相乘的乘法。

4. 其他

经医院诊断，该学生有孤独症倾向。

三、长期教育目标、短期教学目标和评价标准

1. 语文

表 11-1　语文教育目标及起止日期

长期教育目标	短期教学目标	起止日期
1. 学会《语文》第八册第一单元的生字、生词并理解课文内容	1.1 能正确辨认本单元所有的生字、生词	2021.9.6—2021.9.17
	1.2 能正确读出本单元所有的生字、生词	9.20—9.30
	1.3 能正确抄写本单元大多数生字、生词	9.27—10.15
	1.4 能理解本单元课文内容	9.13—10.29
2. 学会《语文》第八册第二单元的生字、生词并理解课文内容	2.1 能正确辨认本单元所有的生字、生词	11.1—11.12
	2.2 能正确读出本单元所有的生字、生词	11.15—11.26
	2.3 能正确抄写本单元大多数生字、生词	11.29—12.10
	2.4 能理解本单元课文内容	11.8—12.24
3. 学会《语文》第八册第三单元的生字、生词并理解课文内容	3.1 能正确辨认本单元所有的生字、生词	2022.2.28—2022.3.11
	3.2 能正确读出本单元所有的生字、生词	3.14—3.25
	3.3 能正确抄写本单元大多数生字、生词	3.28—4.8
	3.4 能理解本单元课文内容	3.7—4.22
4. 学会《语文》第八册第四单元的生字、生词并理解课文内容	4.1 能正确辨认本单元所有的生字、生词	4.25—5.6
	4.2 能正确读出本单元所有的生字、生词	5.9—5.20
	4.3 能正确抄写本单元大多数生字、生词	5.23—6.3
	4.4 能理解本单元课文内容	5.5—6.20

评价标准：

（1）能辨认本单元的生字和生词，正确率为 100%。

（2）能读出本单元的生字和生词，正确率在 100%。

（3）能抄写本单元的生字和生词，正确率在 90% 以上。

（4）能理解本单元的课文内容，正确率在 80% 以上。

评价时间和方法：每教完一个短期教学目标做一次小测验，每教完一个单元做一次单元测验，学期结束时做一次综合测验。

2. 数学

表 11-2 数学教育目标及起止日期

长期教育目标	短期教育学标	起止日期
1. 学会乘数为两位数的乘法	1.1 能正确计算乘数的个位和十位数都在 1～5 之间，无需进位的乘法题	2021.9.6—2021.9.17
	1.2 能正确计算乘数的个位和十位数都在 1～5 之间，需进位的乘法题	9.20—10.8
	1.3 能正确计算乘数的个位和十位数都在 6～9 之间，需进位的乘法题	10.11—11.5
2. 学会除数为一位数的除法	2.1 能正确计算除数为一位数且在 1～5 之间的除法题	11.8—11.26
	2.2 能正确计算除数为一位数且在 6～9 之间的除法题	11.29—12.24
3. 学会除数为两位数的除法	3.1 能正确计算除数为两位数且个位和十位数都在 1～5 之间的除法题	2022.2.28—2022.3.18
	3.2 能正确计算除数为两位数且个位和十位数都在 6～9 之间的除法题	3.21—4.8
4. 学会做乘法和除法应用题	4.1 能正确计算乘数为两位数的乘法	4.11—4.22
	4.2 能正确计算除数为一位数的除法应用题	4.25—5.20
	4.3 能正确计算除数为两位数的除法应用题	5.23—6.24

评价标准：

（1）能正确计算乘数的个位和十位数都在 1～5 之间，无需进位的乘法题 20 题，正确率在 80% 以上。

（2）能正确计算乘数的个位和十位数都在 1～5 之间，需进位的乘法题 20 题，正确率在 80% 以上。

（3）能正确计算乘数的个位和十位数都在 6～9 之间，需进位的乘法题 20 题，正确率在 80% 以上。

（4）能正确计算除数为一位数且在 1～5 之间的除法题 20 题，正确率在 80% 以上。

（5）能正确计算除数为一位数且在 6～9 之间的除法题 20 题，正确率在 80% 以上。

（6）能正确计算除数为两位数且个位和十位数都在 1～5 之间的除法题 20 题，正确率在 80% 以上。

（7）能正确计算除数为两位数且个位和十位数都在 6～9 之间的除法题 20 题，正确率在 80% 以上。

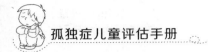

（8）能正确计算乘数为两位数的乘法应用题20题，正确率在80%以上。

（9）能正确计算除数为一位数的除法应用题20题，正确率在80%以上。

（10）能正确计算除数为两位数的除法应用题20题，正确率在80%以上。

评价时间和方法：每教完一个短期教学目标做一次小测验，学期结束时做一次综合测验。

3. 社会适应能力

表11-3　社会适应能力教育目标及起止日期

长期教育目标	短期教学目标	起止日期
1. 主动参加集体活动	1.1 能和同学轮流玩	2021.9.6—2021.9.24
	1.2 能和两三个同学玩合作性游戏	9.27—10.8
	1.3 能和三个同学玩竞争性游戏	10.11—10.29
	1.4 能主动参加集体活动	11.1—11.19
	1.5 能参加集体讨论	11.22—12.17
2. 学会购物	2.1 能辨别各种食品和日常用品	2022.3.7—2022.3.11
	2.2 会写或看购物清单	3.14—3.25
	2.3 能自己去附近的超市	3.28—4.1
	2.4 能在超市里找到自己想买的物品	4.4—4.22
	2.5 会按照价钱付钱	4.4—4.22
	2.6 能把买好的物品带回家	4.11—4.22
3. 认识职业	3.1 认识常见的工作类型	4.25—4.29
	3.2 了解某些工作的内容和所需的能力	5.5—5.20
	3.3 了解某些工作的环境	5.23—6.3
	3.4 了解某些工作的职责	6.6—6.17
	3.5 会选择自己喜欢的工作	6.20—6.24

评价标准：观察儿童的日常行为，若经常表现出上述能力即考核通过。

评价时间和方法：每天做观察记录，教完一个短期教学目标做一次评定，学期结束时做一次综合评定。

四、相关服务和辅助性设施

表11-4　相关服务具体安排

相关服务	起止日期	每周次数	持续时间
音乐治疗	2021.5.15—2021.7.30	2	2 小时
作业治疗	2022.5.15—2022.7.30	2	2 小时

五、转衔服务

转衔服务机构名称：××鲜花店　　服务内容：培训插花技能

开始日期：2021 年 9 月 20 日　　结束日期：2022 年 11 月 20 日

六、计划实施的起讫日期及委员会成员的签名

此个别化教育计划实施的起讫日期：2021 年 9 月 1 日—2022 年 7 月 10 日

校长：余××

班主任：张××

任课教师：姚××

学校心理学家：许××

家长：陈××

日期：2021 年 8 月 3 日

附录一 阿肯巴克儿童行为量表(CBCL)

第一部分:一般项目

儿童姓名:

性别:男 □   女 □

年龄: 出生日期: 年   月   日

年级: 种族:

父母职业(请填具体,如车工、鞋店售货员、主妇等)

父亲职业:

母亲职业:

填表者:父 □   母 □   其他人:□

填表日期: 年   月   日

第二部分:社会能力

1.(1)请列出你孩子最爱好的体育运动项目(例如游泳、棒球等):

无爱好   □

爱好: a.

        b.

        c.

(2)与同龄儿童相比,他(她)在这些项目上花去时间多少?

不知道   较少   一般   较多
  □   □   □   □

(3)与同龄儿童相比,他(她)的运动水平如何?

不知道   较低   一般   较高
  □   □   □   □

2.(1)请列出你孩子在体育运动以外的爱好(例如集邮、看书、弹琴等,不包括看电视)

无爱好   □

爱好: a.

        b.

        c.

(2)与同龄儿童相比,他(她)花在这些爱好上的时间多少?

不知道   较少   一般   较多
  □   □   □   □

(3)与同龄儿童相比,他(她)的爱好水平如何?

不知道   较低   一般   较高
  □   □   □   □

续表

3. (1) 请列出你孩子参加的组织、俱乐部、团队或小组的名称。

　　未参加　☐

　　参加：　a.

　　　　　　b.

　　　　　　c.

　　(2) 与同龄的参加者相比，他（她）在这些组织中的活跃程度如何？

　　　　不知道　　较差　　一般　　较高
　　　　☐　　　　☐　　　☐　　　☐

4. (1) 请列出你孩子有无干活或打零工的情况（例如送报、帮人照顾小孩、帮人打扫卫生等）

　　　没有　☐

　　　有：　a.

　　　　　　b.

　　　　　　c.

　　(2) 与同龄儿童相比，他（她）工作质量如何？

　　　　不知道　　较差　　一般　　较多
　　　　☐　　　　☐　　　☐　　　☐

5. (1) 你孩子有几个要好的朋友？

　　　无　　　1个　　2~3个　　4个及以上
　　　☐　　　☐　　　☐　　　☐

　　(2) 你孩子与这些朋友每星期大概在一起几次？

　　　　不到1次　　1~2次　　3次及以上
　　　　☐　　　　☐　　　☐

6. 与同龄儿童相比，你孩子在下列方面表现如何？

　　　　　　　　　　较差　　差不多　　较好

　　a. 与兄弟姐妹相处　☐　　☐　　☐

　　b. 与其他儿童相处　☐　　☐　　☐

　　c. 对父母的行为　　☐　　☐　　☐

　　d. 自己工作和游戏　☐　　☐　　☐

7. (1) 当前学习成绩（对六岁以上儿童而言）　　未上学　☐

　　　　　　　　不及格　　中等以下　　中等　　中等以上

　　a. 阅读课　　☐　　　☐　　　☐　　　☐

　　b. 写作课　　☐　　　☐　　　☐　　　☐

　　c. 算术课　　☐　　　☐　　　☐　　　☐

　　d. 拼音课　　☐　　　☐　　　☐　　　☐

　　其他课（如历史、地理、常识、外语等）

　　　e.　☐　　☐　　☐　　☐

　　　f.　☐　　☐　　☐　　☐

　　　g.　☐　　☐　　☐　　☐

续表

　　（2）你孩子是否在特殊班级？

　　　　不是　　　　　□

　　　　是　　　　　　□，什么性质：

　　（3）你孩子是否留级？

　　　　没有　　　　　□

　　　　留过　　　　　□，几年级留级：

　　　　留级理由：

　　（4）你孩子在学校里有无学习或其他问题（不包括上面三个问题）？

　　　　没有　　　　　□

　　　　有问题　　　　□

　　　　问题内容：

　　　　问题何时开始：

　　　　问题是否已解决？

　　　　未解决　　　　□

　　　　已解决　　　　□，何时解决：

第三部分：行为问题

8. 以下是描述你孩子的项目，只根据最近半年内的情况描述。每一项目后面都有三个数字（0，1，2），如你孩子明显或经常有此项表现，圈2；如无此项表现，圈0。

1. 行为幼稚与其年龄不符	0	1	2
2. 过敏性症状（填具体表现）	0	1	2
3. 喜欢争论	0	1	2
4. 哮喘病	0	1	2
5. 举动像异性	0	1	2
6. 随地大便	0	1	2
7. 喜欢吹牛或自夸	0	1	2
8. 精神不能集中，注意力不能持久	0	1	2
9. 老是想某些事情不能摆脱，强迫观念（说明内容）	0	1	2
10. 坐立不安活动过多	0	1	2
11. 喜欢缠着大人或过分依赖	0	1	2
12. 常说感到寂寞	0	1	2
13. 糊里糊涂，如在云里雾中	0	1	2
14. 常常哭叫	0	1	2
15. 虐待动物	0	1	2
16. 虐待、欺侮别人或吝啬	0	1	2
17. 好做白日梦或呆想	0	1	2
18. 故意伤害自己或企图自杀	0	1	2
19. 需要别人经常注意自己	0	1	2

20. 破坏自己的东西	0	1	2
21. 破坏家里或其他儿童的东西	0	1	2
22. 在家不听话	0	1	2
23. 在校不听话	0	1	2
24. 不肯好好吃饭	0	1	2
25. 不与其他儿童相处	0	1	2
26. 有不良行为后不感到内疚	0	1	2
27. 易嫉妒	0	1	2
28. 吃喝不能作为食物的东西(说明内容)	0	1	2
29. 除怕上学外，还害怕某些动物、处境或地方(说明内容)	0	1	2
30. 怕上学	0	1	2
31. 怕自己想坏念头或做坏事	0	1	2
32. 觉得自己必须十全十美	0	1	2
33. 觉得或抱怨没有人喜欢自己	0	1	2
34. 觉得别人存心捉弄自己	0	1	2
35. 觉得自己无用或有自卑感	0	1	2
36. 身体经常弄伤，容易出事故	0	1	2
37. 经常打架	0	1	2
38. 常被人戏弄	0	1	2
39. 爱和惹麻烦的儿童在一起	0	1	2
40. 听到某些实际上没有的声音(说明内容)	0	1	2
41. 冲动或行为粗鲁	0	1	2
42. 喜欢孤独	0	1	2
43. 撒谎或欺骗	0	1	2
44. 咬指甲	0	1	2
45. 神经过敏，容易激动或紧张	0	1	2
46. 动作紧张或带有抽动性(说明内容)	0	1	2
47. 做噩梦	0	1	2
48. 不被其他儿童喜欢	0	1	2
49. 便秘	0	1	2
50. 过度恐惧或担心	0	1	2
51. 感到头昏	0	1	2
52. 过分内疚	0	1	2
53. 吃得过多	0	1	2
54. 过分疲劳	0	1	2
55. 身体过重	0	1	2
56. 找不出原因的躯体症状：	0	1	2
a. 疼痛	0	1	2

	0	1	2
b. 头痛	0	1	2
c. 恶心想吐	0	1	2
d. 眼睛有问题（说明内容。注：不包括近视及器质性眼病）	0	1	2
e. 发疹或其他皮肤病	0	1	2
f. 腹部疼痛或绞痛	0	1	2
g. 呕吐	0	1	2
h. 其他（说明内容）	0	1	2
57. 对别人身体进行攻击	0	1	2
58. 挖鼻孔、皮肤或身体其他部分（说明内容）	0	1	2
59. 公开玩弄自己的生殖器	0	1	2
60. 过多地玩弄自己的生殖器	0	1	2
61. 功课差	0	1	2
62. 动作不灵活	0	1	2
63. 喜欢和年龄较大的儿童在一起	0	1	2
64. 喜欢和年龄较小的儿童在一起	0	1	2
65. 不肯说话	0	1	2
66. 不断重复某些动作。强迫行为（说明内容）	0	1	2
67. 离家出走	0	1	2
68. 经常尖叫	0	1	2
69. 守口如瓶，有事不说出来	0	1	2
70. 看到某些实际上没有的东西（说明内容）	0	1	2
71. 感到不自然或容易发窘	0	1	2
72. 玩火（注：包括玩火柴或打火机等）	0	1	2
73. 性方面的问题（说明内容）	0	1	2
74. 夸耀自己或胡闹	0	1	2
75. 害羞或胆小	0	1	2
76. 比大多数孩子睡得少	0	1	2
77. 比大多数孩子睡得多（说明多多少。注：不包括赖床）	0	1	2
78. 玩弄粪便	0	1	2
79. 言语问题（说明内容。注：例如口齿不清）	0	1	2
80. 茫然凝视	0	1	2
81. 在家偷东西	0	1	2
82. 在外偷东西	0	1	2
83. 收藏自己不需要的东西（说明内容。注：不包括集邮等爱好）	0	1	2
84. 怪异行为（说明内容。注：不包括其他条已提及者）	0	1	2
85. 怪异想法（说明内容。注：不包括其他条已提及者）	0	1	2
86. 固执、绷着脸或容易激怒	0	1	2
87. 情绪突然变化	0	1	2

88. 常常生气	0	1	2
89. 多疑	0	1	2
90. 咒骂或讲粗话	0	1	2
91. 声言要自杀	0	1	2
92. 说梦话或有梦游（说明内容）	0	1	2
93. 话太多	0	1	2
94. 常戏弄他人	0	1	2
95. 乱发脾气或脾气暴躁	0	1	2
96. 对性的问题想得太多	0	1	2
97. 威胁他人	0	1	2
98. 吮吸大拇指	0	1	2
99. 过分要求整齐清洁	0	1	2
100. 睡眠不好（说明内容）	0	1	2
101. 逃学	0	1	2
102. 不够活跃，动作迟钝或精力不足	0	1	2
103. 闷闷不乐，悲伤或抑郁	0	1	2
104. 说话声音特别大	0	1	2
105. 喝酒或使用成瘾药（说明内容）	0	1	2
106. 损坏公物	0	1	2
107. 白天遗尿	0	1	2
108. 夜间遗尿	0	1	2
109. 爱哭诉	0	1	2
110. 希望成为异性	0	1	2
111. 孤独、不合群	0	1	2
112. 忧虑重重	0	1	2
113. 请写出你孩子存在的但上面未提及的其他问题：			
_____	0	1	2
_____	0	1	2
_____	0	1	2

一、请检查一下是否每条都已填好

二、请在你最关心的条目下划线

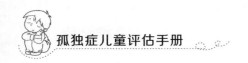

附录二　早期社会交流量表

（一）早期社会交流量表—行为代码表

早期社会交流量表-行为代码表（early social communication scale-behavior code）

行为	级别	代码	任务	内容
主动性共同注意	初级	视线接触	物件任务	儿童在操纵或触摸不活动的机械玩具时，与测试员进行视线接触测试 由移动或噪声引起的视线接触不要编码
主动性共同注意	初级	视线交替	物件任务	儿童在活动物体和测试者的眼睛之间交替看 典型的情况是，当一个物件在桌上或在测试者的手中处于活动状态时儿童会交替看，但是当一个物件在儿童自己的手中处于活动状态时，如果儿童看向测试员也应当被记录下来
主动性共同注意	高级	手指指示	物件任务	在测试人员指出之前，儿童先有图书任务 以下行为：儿童指向一个活跃的玩具；儿童指向书中的图片；儿童指着墙上的海报；可能有或没有眼神接触
主动性共同注意	高级	展示	物件任务	幼儿将玩具向上举向测试者的脸。图书任务有时儿童会迅速撤回对象，同时发出简短的注意邀请。这不同于主动回应行为中的"给"——当测试人员试图取回物件时，若儿童会抵抗，这时编码为展示
回应性共同注意	初级	跟随手指指示	图书任务	测试者指向6张图片。如果儿童将头部和眼睛对准画面，则给予赞扬
回应性共同注意	高级	视线追踪	海报任务	左右测试：如果儿童转动眼睛或头部足以表明他们看向了正确的方向，并且超出了测试者食指的末端，就可以得到赞扬 后方位测试：如果儿童的头部旋转>90度，表示他们在看自己身后的周围，就给予他们赞扬 在测试者的食指不能被儿童观察到时，测试者必须用明确的转头的动作给儿童作为指示

（二）早期社会交流量表—共同注意记分册

早期社会交流量表—共同注意记分册（early social communication scale–joint attention scorebook）

儿童姓名_____　年龄_____　日期_____　记录人_____

主动性共同注意

视线接触

合计_____

☐☐☐☐☐☐☐☐☐☐☐☐☐☐☐☐☐☐

视线交替

☐☐☐☐☐☐☐☐☐☐☐☐☐☐☐☐☐☐　合计_____

初级总分_____

手指指示

☐☐☐☐☐☐☐☐☐☐☐☐☐☐☐☐☐☐　合计_____

手指指示与视线接触

☐☐☐☐☐☐☐☐☐☐☐☐☐☐☐☐☐☐　合计_____

展示

☐☐☐☐☐☐☐☐☐☐☐☐☐☐☐☐☐☐　合计_____

高级总分_____

邀请照顾者

☐☐☐☐☐☐☐☐☐☐☐☐☐☐☐☐☐☐

回应性共同注意

跟随手指指示

☐☐☐☐☐☐☐☐☐☐☐☐☐☐☐☐☐☐☐　合计_____

视线追踪

测试1　　左　左后　右　右后　　　　测试2　　左　左后　右　右后
　　　　　☐　☐　☐　☐　　　　　　　　　☐　☐　☐　☐

测试3　　左　左后　右　右后
　　　　　☐　☐　☐　☐　　　　　　　合计_____

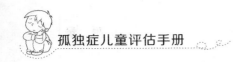

早期社会交流量表—共同注意记分册记分方法

该记分册中的评估项目用于测量孤独症儿童共同注意行为的得分。其中包含了主动性共同注意与回应性共同注意。"手指指示与视线接触"评估项记录儿童手指指示与视线接触同时出现的次数，得分情况计入总分；"邀请照顾者"评估项不作为单独的评估项目，只用来记录儿童在主动性共同注意方面的表现，其得分情况不计入总分。

（1）主动性共同注意计分：

初级主动性共同注意得分＝视线接触＋视线交替

高级主动性共同注意得分＝手指指示＋手指指示与视线接触＋展示

主动性共同注意合计＝初级主动性共同注意得分＋高级主动性共同注意得分

　　　　　　　　　　＝视线接触＋视线交替＋手指指示＋手指指示与视线接触＋展示

（2）回应性共同注意计分：

初级回应性共同注意得分＝跟随手指指示

高级回应性共同注意得分＝视线追踪

（三）早期社会交流量表—评估项目

1. 主动性共同注意

（1）视线接触测试。工具：使用3个机械玩具和3个手持玩具。过程：测试员安静地将一个不活动的玩具放在儿童面前的桌子上（在儿童可以够到的地方），等待儿童主动发起视线接触。该测试重复3次。每次6秒左右。测试人员对儿童出现的目标行为给予自然简短的回应"是的，我看到了"。得分标准：当儿童（必须）触碰或操作玩具时眼睛看向测试员即可得分；当儿童的玩具在手中掉落时看向测试员即可得分。望向测试员的行为不能是测试员的动作或声音引起的。

（2）视线交替测试。工具：使用3个机械玩具和3个手持玩具。过程：测试员安静地将一个活动的玩具放在儿童面前的桌子上（在儿童可以够到的地方），等待儿童主动发起视线交替，该测试重复3次，儿童应在每次玩具停止活动后2秒后发起视线交替。测试人员对儿童出现的目标行为给予自然简短的回应"是的，我看到了"。得分标准：当儿童将视线从玩转移到测试者眼睛时即可得分，每一次转换得1分；无论玩具在测试者手中或桌子上还是儿童手中时，儿童出现视线交替即可得分；玩具停止活动后2秒内出现视线交替仍可得分。

（3）手指指示测试。工具：使用机械玩具、图画书、墙上的图画、室内的其他物件。过程：测试员安静地将一个活动的玩具放在儿童面前的桌子上（在儿童够不到的地方），等待儿童主动发起手指指示。给予3次不同的玩具，每次6秒左右。测试人员对儿童出现的目标行为给予自然简短的回应"是的，我看到了"。得分标准：当儿童用食指清晰地指向一个活跃的玩具，指向书中的图片（在测试者指向之前），指向墙上的图画（在测试者指向之前），或者指向任何其他无法得到的物体或事件（如摄像机），同时出现视线接触，即可得分，指示应有明显的手指伸出，可以触碰而不是推动（玩）玩具。

（4）展示行为测试。工具：使用机械玩具。过程：测试员安静地将一个机械玩具放在儿童面前的桌子上（在儿童可以够到的地方），等待儿童主动发起展示。给予3次不同的玩具，每次6秒左右。测试人员对儿童出现的目标行为给予自然简短的回应"是的，我看到了"。得分标准：儿童将玩具向上举向测试者的脸，停留1~2秒。测试者试图收回该玩具时，儿童拒绝，则该行为被认定为展示（区别于"递给"行为），可以得分。

2. 回应性共同注意

（1）跟随手指指示测试。工具：使用图画书。过程：打开书，放在儿童能够到的桌子上，说："你看见了什么？"然后让儿童看大约20秒的书。20秒后，测试员开始指点书中左边的图片，手指离图片6厘米，同时，呼叫儿童姓名。停留3秒后，换到右边的图片，同时呼叫儿童名字，停留3秒。翻一页，重复以上步骤两次。本内容共涉及6个图片。得分标准：儿童通过转动头部或转动眼睛，朝向测试员指向的图片即可得分。

（2）跟随视线/手指指示（远距离）测试。工具：测试员使用眼睛/手指进行指示；墙上的海报。过程：轻敲桌子或轻触摸儿童，然后触摸自己的鼻子，引起儿童的注意。使用视线/手指指示墙上的海报，按照左-左后-右-右后的顺序进行。当指示左或右侧海报时，转动整个躯干朝向目标，用视线指向并用短臂（不伸长手臂）手指指向海报；当指示左后或右后侧海报时，身体稍微倾向目标。呼叫儿童名字三遍，语气逐渐增强，每次间隔2秒，第三次呼名之前不要回头看向儿童。指示时可以说出海报相关内容。得分标准：儿童转动头部或眼睛朝向目标且视线超越了测试员手指末端，即可得分；当儿童看向左后、右后方时，有偏离中线45°~90°的转身即可得分。当儿童不能看到测试员手指时，需要有明显的头部、眼部的移动，以看到测试员的指示。

附录三　沟通与象征行为发展量表(CSBS-DP)

1. 您知道您的孩子什么时候高兴，什么时候不高兴吗？

2. 您的孩子在玩玩具的时候，他/她会不会注意您有没有在看？

3. 当您的孩子看着您的时候，会微笑或者大笑吗？

4. 当您看着并指向房间里的一个玩具时，您的孩子会不会也跟着看这个玩具？

5. 您的孩子是否让您知道他/她需要帮助或者想要一个自己够不着的物品？

6. 当您没有注意您的孩子的时候，他/她是否试图得到您的注意？

7. 您的孩子是否会做一些只是为了惹您发笑的事情？

8. 您的孩子会不会试图让您注意到一些有趣的东西(只是让您看这个东西，而不是让您对这个东西做任何事情)？

9. 您的孩子是否会捡起东西并拿给您？

10. 您的孩子是否会指给您看东西但并不把它拿给您？

11. 您的孩子是否会向别人招手打招呼？

12. 您的孩子是否会用手指指向物品？

13. 您的孩子是否会点头表示"是"？

14. 您的孩子是否会用声音或者语言来得到关注或者帮助？

15. 您的孩子是否会使用连声词？比如，哦(o)，呜(wu)，妈妈(mama)，嘎嘎(gaga)，拜拜(baibai)，爸爸(baba)。

16. 在这几个辅音中：ma, na, ba, da, ga, wa, la, ya, sa, sha，您的孩子会发几个？

17. 您的孩子会说几个您能听懂且有意义的字词？

18. 您的孩子是否会说双字词(如，"喝水""妈妈再见")？

19. 您叫孩子的名字时，他/她是否会看您或者转向您？

20. 不需要借助手势，您的孩子能理解多少不同的字词或者词组？比如，如果您说"肚子在哪儿？""爸爸在哪儿？""给我球"或者"过来这里"，您不做任何动作或者指示，您的孩子能够做出适当的回应。

21. 您的孩子是否对玩各种不同的物品有兴趣？

22. 以下多少物品，您的孩子能够正确使用：杯子、瓶子、碗、勺子、梳子或刷子、牙刷、毛巾、球、玩具车、玩具电话？

23. 您的孩子能堆起多少块积木？

24. 您的孩子是否会玩假装游戏(例如，给一个毛绒玩具喂食，哄小玩偶睡觉，把小玩偶放在玩具车上)？

25. 您对孩子的发展有任何担心吗？

CSBS-DP(简称 ITC)计分方式：

ITC 由 24 个条目组成，测查婴幼儿在情绪、凝视、交流、手势、发声、词汇、理解和物体使用等方面的发展水平，归为社会交流、语言和象征性行为三个因子。

该问卷由父母或直接照顾者填写，每个条目的回答采取 0~2 的三级评分，"从不"为 0 分，"有时"为 1 分，"经常"为 2 分。部分有计量描述的条目的评分为 0~3 分或 0~4 分的多级评分。

将 1~13 条得分相加形成社会交流因子分，14~18 条得分相加形成语言因子分，19~24 条得分相加形成象征性行为因子分。1~24 条得分相加为量表总分，然后将各因子分与总分按照儿童的月龄查划界分表，判断三个因子以及总分是属于正常还是可疑范围。

如果社会交流因子、象征行为因子和总分之一处于"可疑"范围，要进行进一步的发育筛查和孤独症相关检查判定。如果单纯语言因子"可疑"，则 3 个月后复查，复查结果仍然可疑时，则做进一步的诊断评估。

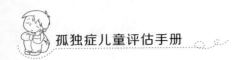

附录四　婴幼儿孤独症筛查量表(CHAT)

(一)A 部分：询问父母

1. 孩子喜欢被抱起来摇晃、旋转或在您的腿上上下跳吗？　　　　　是　否

2. 您的孩子对别的小朋友感兴趣吗？　　　　　是　否

3. 孩子喜欢攀爬物体，例如桌子、柜子吗？　　　　　是　否

4. 您的孩子喜欢玩"躲猫猫"游戏吗？　　　　　是　否

5. 孩子曾经玩过"假装"的游戏吗？例如用玩具茶杯假装喝茶。　　　　　是　否

6. 孩子曾经用自己的手指指，表示要什么东西。　　　　　是　否

7. 孩子曾经用自己的手指指，表示对什么东西感兴趣。　　　　　是　否

8. 孩子是否会有目地玩小玩具，例如小汽车、小积木，而不是用嘴
咬、乱拨或乱扔这些东西？　　　　　是　否

9. 您的孩子曾经拿过东西给您或向您显示什么东西吗？　　　　　是　否

(二)B 部分：观察

1. 在指的时候，孩子和您的目光有对视吗？　　　　　是　否

2. 吸引孩子的注意，然后指房间的另一边，说："看，有一个××(玩具名称)。"观察孩子是否看
您所指的东西。

　　　　　是　否＊＊＊

3. 吸引孩子的注意，然后给孩子小玩具茶杯和茶壶，说："你能倒一杯茶吗？"观察孩子是否假
装倒茶，喝下去等。

　　　　　是　否＊

4. 对孩子说："电灯在哪里？"或"给我指电灯"，观察孩子是否用食指
指电灯。　　　　　是　否＊＊

5. 孩子能用积木搭一座塔吗？（如果能，用几块？）　　　　　是　否

附录五 儿童孤独症评定量表（CARS）

一、人际关系

与年龄相当：与年龄相符的害羞、自卫及表示不同意　　　　　　　　　1分

轻度异常：缺乏一定的眼光接触，不愿意，回避，过分害羞，对检查者反应有轻度缺陷　　2分

中度异常：回避人，要使劲打扰他才能得到反应　　　　　　　　　　　3分

严重异常：强烈地回避，儿童对检查者很少有反应，只有检查者强烈地干扰，才能产生反应　　　　　　　　　　　　　　　　　　　　　　　　　　　4分

二、模仿（词和动作）

与年龄相当：与年龄相符的模仿　　　　　　　　　　　　　　　　　1分

轻度异常：大部分时间都模仿，有时激动，有时延缓　　　　　　　　　2分

中度异常：在检查者强烈要求下才有时模仿　　　　　　　　　　　　　3分

严重异常：很少用语言或运动模仿别人　　　　　　　　　　　　　　　4分

三、情感反应

与年龄相当：与年龄、情景相适应的情感反应　　　　　　　　　　　　1分

轻度异常：对不同情感刺激有相应的反应，情感可能受限或过分　　　　2分

中度异常：不适当的情感意识，反应相当受限或过分，或往往与刺激无关　　3分

严重异常：极刻板的情感反应，很少与环境有联系，对检查者无情感反应　　4分

四、躯体运动能力

与年龄相当：与年龄相适应的运动和意识　　　　　　　　　　　　　　1分

轻度异常：躯体运动方面有点特殊（如某些刻板运动、笨拙、缺乏协调性）　　2分

中度异常：中度特殊的手指或身体姿势功能失调的征象，摇动，旋转，手指摆动，脚尖行走　　　　　　　　　　　　　　　　　　　　　　　　　　　　3分

严重异常：上述情况严重、广泛的发生　　　　　　　　　　　　　　　4分

五、与非生命物体的关系

与年龄相当：适合年龄的兴趣运用和探索　　　　　　　　　　　　　　1分

轻度异常：轻度的对东西缺乏兴趣或不适当地使用物体，像婴儿一样要东西，猛敲东西，迷恋于物体发出的吱吱叫声或不停地开灯、关灯　　　　　　　　　　　　　2分

中度异常：对多数物体缺乏兴趣或表现有些特殊，如重复转动某件物体，反复用手指尖捏起东西，旋转轮子　　　　　　　　　　　　　　　　　　　　　　　3分

严重异常：对物体不适当的兴趣、使用和探究，如上述第三种情况所叙述的频繁发生，很难使儿童分心　　　　　　　　　　　　　　　　　　　　　　　　　4分

六、对环境变化适应

与年龄相当：对环境变化产生与年龄相适应的反应 　1分

轻度异常：对环境改变产生某些反应，倾向于维持某一物体活动或坚持相同的反应 　2分

中度异常：对环境改变表现出烦躁、沮丧的征象，当干扰他时很难被吸引过来 　3分

严重异常：对改变产生严重的反应，假如坚持把环境的改变强加给他，该儿童可能会逃跑 　4分

七、视觉反应

与年龄相当：适合年龄的视觉反应，可与其他感觉系统反应整合 　1分

轻度异常：有时必须提醒儿童去注意物体，有时全神贯注于"镜像"，有时回避眼光接触，有时凝视空间，有时着迷于灯光 　2分

中度异常：经常要提醒正在干什么，喜欢观看亮的物体，即使强迫他，也只有很少的眼光接触，盯着看人或凝视空间 　3分

严重异常：对物体和人存在广泛严重的视觉回避，着迷于使用"余光" 　4分

八、听觉反应

与年龄相当：适合年龄的听觉反应 　1分

轻度异常：对听觉刺激或某些特殊声音缺乏一些反应，反应可能延迟，有时必须重复声音刺激，有时会对大的声音敏感或对此声音分心 　2分

中度异常：对听觉不构成反应，或必须重复数次刺激才产生反应，或对某些声音敏感 　3分

严重异常：对声音全面回避，对声音类型不加注意或极度敏感 　4分

九、近处感觉反应

与年龄相当：对疼痛产生适当强度的反应，正常触觉和嗅觉 　1分

轻度异常：对疼痛或轻度触碰、气味、味道等有点缺乏适当的反应，有时出现一些婴儿吸吮物体的表现 　2分

中度异常：对疼痛或意外伤害缺乏反应，比较集中于触觉、嗅觉、味觉 　3分

严重异常：过度地集中于触觉的探究感觉，而不是功能的作用（吸吮、舔、摩擦），完全忽略疼痛或过分地做出反应 　4分

十、焦虑反应

与年龄相当：对情景产生与年龄相适应的反应，并且反应无延长 　1分

轻度异常：轻度焦虑反应 　2分

中度异常：中度焦虑反应 　3分

严重异常：严重的焦虑反应，儿童在会见的一段时间内可能不能坐下，或很害怕，或退缩等 　4分

续表

十一、语言交流

与年龄相当：适合年龄的语言   1 分

轻度异常：语言迟钝，多数语言有意义，但有一点模仿语言   2 分

中度异常：缺乏语言，或有意义的语言与不适当的语言相混淆（模仿言语或莫名其妙的话）3 分

严重异常：严重的不正常语言，实际上缺乏可理解的语言或运用特殊的离奇语言   4 分

十二、非语言交流

与年龄相当：与年龄相仿的非语言交流   1 分

轻度异常：非语言交流迟钝，交往仅为简单或含糊的反应，如指出或去取他想要的东西 2 分

中度异常：缺乏非语言交往，不会利用非语言交往，或不会对非语言交往做出反应 3 分

严重异常：特别古怪的和不可理解的非语言交往   4 分

十三、活动水平

与年龄相当：指出活动水平，不多动也不少动   1 分

轻度异常：轻度不安静，或有轻度活动缓慢，但一般可控制   2 分

中度异常：活动相当多，并且控制其活动量有困难，或者相对不活动或运动缓慢，检查者很频繁地控制或以极大努力才能得到反应   3 分

严重异常：极不正常的活动水平，要么是不停，要么是冷淡的，对任何事件很难做出反应，差不多不断地需要大人控制   4 分

十四、智力功能

与年龄相当：正常智力功能   1 分

轻度异常：轻度智力低下，技能低下表现在各个领域   2 分

中度异常：中度智力低下，某些技能明显迟钝   3 分

严重异常：智力功能严重障碍，某些技能表现迟钝，另外一些在年龄水平以上或不寻常   4 分

十五、总的印象

与年龄相当：不是孤独症   1 分

轻度异常：轻微或轻度孤独症   2 分

中度异常：孤独症的中度征象   3 分

严重异常：非常多的孤独症征象   4 分

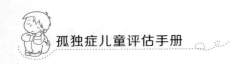
附录六　孤独症儿童行为量表（ABC）

项　　目	评　分				
	S	R	B	L	S
	I	II	III	IV	V
1. 喜欢长时间地自身旋转			4		
2. 学会做一件简单的事，但是很快就"忘记"					2
3. 经常没有接触环境或进行交往的要求	4				
4. 往往不能接受简单的指令（如坐下、来这儿等）				1	
5. 不会玩玩具等（如没完没了地转动或乱扔、乱揉等）			2		
6. 视觉辨别能力差［如对一种物体的特征（大小、颜色或位置等）的辨别能力差］		2			
7. 无交往性微笑（如无社交性微笑，即不会与人点头、招呼、微笑）		2			
8. 代词运用的颠倒或混乱（如把"你"说成"我"等等）				3	
9. 长时间地总拿着某件东西			3		
10. 似乎不在听人说话，以致怀疑他（她）有听力问题	3				
11. 说话无抑扬顿挫（不合音调），无节奏				4	
12. 长时间地摇摆身体			4		
13. 要去拿什么东西，但又不是身体所能达到的地方（即对自身与物体距离估计不足）		2			
14. 对环境和日常生活规律的改变产生强烈反应					3
15. 当和其他人在一起时，对呼唤他的名字无反应				2	
16. 经常做出前冲、旋转，脚尖行走，手指轻掐、轻弹等动作			4		
17. 对其他人的面部表情或情感没有反应		3			
18. 说话时很少用"是"或"我"等词				2	
19. 有某一方面的特殊能力，似乎与智力低下不相符合					4
20. 不能执行简单的含有介词语句的指令（如把球放在盒子上或把球放在盒子里）				1	
21. 有时对很大的声音不产生吃惊的反应（可能让人感到儿童是聋子）	3				
22. 经常拍打手			4		
23. 发大脾气或经常发点脾气					3
24. 主动回避与别人进行眼光接触		4			
25. 拒绝别人的接触或拥抱		4			
26. 有时对很痛苦的刺激如摔伤、割破或注射不引起反应	3				
27. 身体表现很僵硬，很难抱住（如打挺）		3			
28. 当被抱时，让人感到他肌肉松弛（不紧贴着抱他的人）		2			

附　录

续表

项　　目	S I	R II	B III	L IV	S V
29. 以姿势、手势表示所渴望得到的东西，而不倾向用语言表示				2	
30. 常用脚尖走路			2		
31. 用咬人、撞人、踢人等来伤害他人					2
32. 不断地重复短句				3	
33. 游戏时不模仿其他儿童		3			
34. 当强光直接照射眼睛时，经常不眨眼	1				
35. 以撞头、咬手等行为来自伤			2		
36. 想要什么东西不能等待（一想要什么就马上要得到什么）					2
37. 不能指出 5 个以上物体的名称				1	
38. 不能发展任何友谊（不会和小朋友来往交朋友）		4			
39. 有许多声音的时候常常盖着耳朵	4				
40. 经常旋转碰撞物体			4		
41. 在训练大小便方面有困难（不会控制大小便）					1
42. 一天只能提出 5 个以内的要求				2	
43. 经常受到惊吓或非常焦虑、不安		3			
44. 在正常光线下斜眼、闭眼、皱眉	3				
45. 若没有别人的经常帮助，不会自己给自己穿衣					1
46. 一遍一遍地重复一些声音或词				3	
47. 瞪着眼看人，好像要"看穿"似的		4			
48. 重复别人的问话和回答				4	
49. 经常不能意识所处的环境，并且可能对危险情况不在意					2
50. 特别喜欢摆弄某种单调的东西，或着迷于某种游戏、活动等（如来回地走或跑、没完没了地蹦、跳、拍、敲）					4
51. 对周围东西喜欢触摸、嗅和（或）尝			3		
52. 对生人常无视觉反应（对来人不看）	3				
53. 纠缠在一些复杂的仪式行为上，就像缠在魔圈内（如走路一定要走一定的路线，饭前或睡前或干什么以前一定要把什么东西摆在什么地方或做什么动作，否则就不睡、不吃等）			4		
54. 经常毁坏东西（如玩具、家里的一切用具很快就弄破了）			2		
55. 在 2 岁半以前就发现该儿童发育迟缓					1
56. 在日常生活中至今仅会用 15 个但又不超过 30 个短句来进行交往				3	
57. 长期凝视一个地方（呆呆地看一处）	4				

189

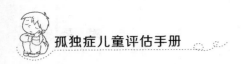

附录七　婴儿—初中生社会生活能力量表

第一部分

1. 叫自己的名字，能知道是叫自己（自己名字被叫时，能把脸转向叫自己名字的人）　　　　　　　　是　　否

2. 能传递东西（给小儿可握住的东西时，能从一手传递给另一只手）　　　是　　否

3. 见生人有反应（能分辨陌生人和熟人，或见到生人出现害羞或拘谨的样子）　　是　　否

4. 会做躲猫猫的游戏（在游戏中，小儿能注视检查者原先露面的方向）　　是　　否

5. 能拿着奶瓶喝奶　　　　　　　　　　　　　　　　　　　　　　是　　否

6. 能模仿大人或兄弟姐妹的动作（如能挥着手说"再见"，或捂着脸说"没有了！"）是　　否

7. 能用手指头抓东西（不是大把抓，而是用大拇指和食指抓起很小的东西）　　是　　否

8. 能回答"是"或"嗯"　　　　　　　　　　　　　　　　　　　　是　　否

9. 在孩子们当中，能高高兴兴地玩耍（在公园等处，想到其他正在玩耍的孩子们的旁边去，或想模仿着玩）　　　　　　　　　　　　　　　　　　是　　否

10. 能自己走路　　　　　　　　　　　　　　　　　　　　　　　是　　否

11. 能说简单的词（能说"爸爸""妈妈""再见"等两三个单词）　　　是　　否

12. 能拿着杯子自己喝水（不用帮助，水也不怎么洒出来）　　　　　是　　否

13. 能做出引起大人注意的行为（当家长表示"不可以""不行""喂喂"等禁止或制止时，特意表示出让人注意）　　　　　　　　　　　　　　　　　　是　　否

14. 别人给穿衣服时，能按照需要伸出手或脚　　　　　　　　　　是　　否

15. 能明白简单的命令（能听从"把××拿来""到××地方去"之类的指示）　　是　　否

16. 能在纸上乱画（能用蜡笔或铅笔在纸上乱画）　　　　　　　　是　　否

17. 能抓住扶手自己上阶梯　　　　　　　　　　　　　　　　　　是　　否

18. 能使用勺子自己吃饭　　　　　　　　　　　　　　　　　　　是　　否

19. 能和大人拉着手外出（基本上能自己走二三十分钟的路）　　　是　　否

第二部分

20. 能脱袜子（不借助父母的手，只要提示就可以脱）　　　　　　是　　否

21. 大便或小便后，能告诉别人（不单是哭闹，而是能用动作或语言表示）　　是　　否

22. 什么事都能自己独立干（不管会不会干，都要自己干）　　　　是　　否

23. 希望拥有兄弟姐妹或小朋友都拥有的相同或相似的东西　　　　是　　否

24. 当受到邀请时，能加入到游玩的伙伴中去（跟着伙伴一起玩）　是　　否

25. 能说两个词组成的话（如"去外面！""吃饭"等）　　　　　　是　　否

26. 能区别自己的东西和别人的东西，不随便拿用别人的东西　　　是　　否

27. 当别人说"以后……""明天……"之类的话时，能够等待　　是　　否

28. 会说日常的客气话（能正确运用"您早！""谢谢！"等两个或两个以上的词）　　　是　　否

29. 不借助扶手或他人帮助，能够自己上、下阶梯，或能够双脚跳上或跳下一层阶梯　　是　　否

30. 要上厕所时，能告诉别人，并能脱下裤子　　　是　　否

31. 能自己洗手（不只是把手弄湿，而是能搓着洗）　　　是　　否

32. 不拉着别人的手，自己也可以在人行道上走路（没有人行道时，则可以在马路边上走）　　　是　　否

33. 能把水、牛奶或橙汁倒入杯子里（从瓶子倒入杯中，或从一个杯子倒入另一杯子）　　　是　　否

34. 懂得顺序（能按照大人的指示，等待按顺序轮到自己）　　　是　　否

35. 能帮助做饭前准备或饭后收拾工作（按照别人的吩咐把筷子或碗摆在桌子上，或收拾吃完后的餐具）　　　是　　否

36. 能自己脱短裤　　　是　　否

37. 能分别说出自己的姓和名（能把姓和名区分开）　　　是　　否

38. 如果上厕所，能自己料理（在白天基本上不会出问题）　　　是　　否

39. 能自己说出所见所闻（能说明身边发生的事情）　　　是　　否

40. 吃饭时能使用筷子吃（能拿住筷子即可）　　　是　　否

41. 吃饭时，不随便离席　　　是　　否

第三部分

42. 有想要的东西，经过说服，可以忍耐（如外出买东西时）　　　是　　否

43. 能把玩具和小朋友轮流玩，能把玩具借给别人玩，或借别人的玩具玩　　　是　　否

44. 在车子里或人多的地方不撒娇磨人　　　是　　否

45. 能自己到附近的朋友家或游乐场所去（附近的朋友家是指本层楼或本院以外的人家）　　　是　　否

46. 能自己穿脱简单的衣服（如睡衣、毛衣或大纽扣的外衣等）　　　是　　否

47. 能自己穿鞋（穿拖鞋不算，如鞋有带，不要求系带，亦不要求右脚穿得正确）　是　　否

48. 会玩"过家家"的游戏（如模仿做饭或买东西等游戏时，能扮演其中的角色）　　　是　　否

49. 自己会穿、脱一般的衣服（如小纽扣的、带拉链的或有带子衣服）　　　是　　否

50. 会自己洗脸（不只是玩玩水，要能擦洗整个脸）　　　是　　否

51. 会粘贴（能用浆糊或胶水粘贴纸）　　　是　　否

52. 能上公共厕所解手　　　是　　否

53. 便后能自己用手纸把大便擦干净　　　是　　否

54. 懂得用手划拳决定输赢（如用手表示锤子、剪刀、布的游戏）　　　是　　否

55. 能遵守交叉路口的交通信号过马路（没有交通信号的地方则注意来往的车辆过马路）　　　是　　否

56. 能用剪刀剪出简单的图形　　　是　　否

57. 能在电话中进行简单的对话(打来电话时，能拿起电话转交给父母，或告诉对方家里没人；家中无电话，当家长不在时，能接待来人，说明家长不在，事后又能转告给家长)是　　否

58. 能识数字和挑读正楷的字(能识电视的频道或钟表上的数字，能挑读小人书上的一些字)　　是　　否

59. 能按照吩咐，自己梳头或刷牙　　是　　否

60. 洗澡时能自己洗身子(不会洗头也可以)　　是　　否

61. 能和小朋友们交谈在电视中所看到的内容(不模仿主人公，而是交谈故事中的主要情节)　　是　　否

62. 能够看着样子画出圆形、三角形和正方形(○、△、□)　　是　　否

63. 能玩室内的竞赛游戏(在有年长的孩子或大人参加的情况下，会玩扑克、纸牌等游戏)　　是　　否

第四部分

64. 穿鞋子时，不会把左右穿错　　是　　否

65. 能打开小瓶的螺旋样盖子　　是　　否

66. 能写自己的姓和名　　是　　否

67. 能熟练地使用筷子(熟练地夹起细小食物，吃时不会掉下来)　　是　　否

68. 衣服脏了或湿了，父母不说自己也会换下来　　是　　否

69. 能参加躲避球、攻阵等规则简单的集体游戏(如丢沙包游戏)　　是　　否

70. 能到指定的街上买回花钱不多的东西　　是　　否

71. 能一个人看家一小时左右　　是　　否

72. 能把别人(阿姨、老师)的话完整地传达给家里人　　是　　否

73. 会拧擦布或手巾(拧到不滴水的程度)　　是　　否

74. 能独立看并理解内容简单的书(以画为主的书)　　是　　否

75. 到规定的时间自己主动就寝(不是命令孩子"睡觉去"，但可以提醒他到睡觉的时间了)　　是　　否

76. 可以步行到距离一公里左右常去的地方　　是　　否

77. 能系、解带子(单结、复杂的结、活结或蝴蝶结等)　　是　　否

78. 不必由父母带着，可以和小朋友一起去参加地区的活动，如赶庙会、看电影等　　是　　否

79. 能够完成在班级所承担的任务，如值日、当委员等　　是　　否

80. 能自己一个人上学　　是　　否

第五部分

81. 到别人家里很有礼貌(如在大人交谈时，能保持安静一个小时左右)　　是　　否

82. 不必父母吩咐，也会把脱下的衣服收拾好(不是脱下不管，而是放在规定的地方)　　是　　否

83. 能自己洗澡（也会自己洗头）　　　　　　　　　　　　　　　　是　　否

84. 能够根据需要自己打电话　　　　　　　　　　　　　　　　　　是　　否

85. 买书时，能自己选择内容适当的书　　　　　　　　　　　　　　是　　否

86. 能按照吩咐，自己把房间打扫干净（父母不帮助，也能尽力去干）　是　　否

87. 能按时按计划行动（能遵守约定的时间，计算乘车所需要的时间）　是　　否

88. 能小心使用小刀等刃具　　　　　　　　　　　　　　　　　　　是　　否

89. 会玩象棋、扑克等规则复杂的游戏　　　　　　　　　　　　　　是　　否

90. 能识别"禁止横穿马路""危险"等标志，并遵守指示　　　　　　是　　否

91. 能主动给小朋友等人写贺年卡或信，能写出收信人的地址　　　　是　　否

92. 能在班会上陈述自己的意见　　　　　　　　　　　　　　　　　是　　否

93. 会使用锤子和螺丝刀　　　　　　　　　　　　　　　　　　　　是　　否

94. 能根据需要记下事情或要点（如外出留条，告诉要去的地方，或在记事本上写下必要的事项）　　　　　　　　　　　　　　　　　　　　　　是　　否

95. 能就身边的事情写成简单的文章（如日记、作文等，即使几行字的小文章也可以）
　　　　　　　　　　　　　　　　　　　　　　　　　　　　　　是　　否

96. 能作为一名成员参加学校或地区的文体等方面的活动　　　　　　是　　否

第六部分

97. 指甲长了自己会剪　　　　　　　　　　　　　　　　　　　　　是　　否

98. 不必别人提醒，也能静静地把别人的谈话或说明听完　　　　　　是　　否

99. 能够根据天气或当天的活动，自己调换衣服　　　　　　　　　　是　　否

100. 能考虑到对方的立场或情绪，不增添麻烦，不提无理的要求　　是　　否

101. 会用辞典查找不懂的词句　　　　　　　　　　　　　　　　　是　　否

102. 可以放心让其照顾或照管年幼的孩子　　　　　　　　　　　　是　　否

103. 会使用洗衣机、电视机、录音机等家用电器　　　　　　　　　是　　否

104. 能遵守规则打垒球、篮球、足球或乒乓球等　　　　　　　　　是　　否

105. 能储备零花钱，有计划地买东西　　　　　　　　　　　　　　是　　否

106. 自己能乘电车或公共汽车到常去的地方去（会买车票）　　　　是　　否

107. 对长辈说话会使用尊敬的词语。（如"叔叔、阿姨好""麻烦您了""请您"等，不使用平常伙伴之间使用的话）　　　　　　　　　　　　　　　　是　　否

108. 会使用煤气、煤（柴）灶、电器灶烧开水　　　　　　　　　　是　　否

109. 能关心幼儿或老人（如在车中自觉地让座等）　　　　　　　　是　　否

110. 即使没有去过的地方，如果能说明走法，也能步行到达（步行二十分钟左右的范围内）　　　　　　　　　　　　　　　　　　　　　　　　　是　　否

111. 自己会烧水沏茶　　　　　　　　　　　　　　　　　　　　　是　　否

112. 能承担学校的工作（如少先队、班委、班长等工作）　　　　　是　　否

113. 到常去的地方，即使途中需要换车，也能自己乘电车、公共汽车或地铁去　是　　否

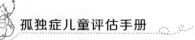

第七部分

114. 喜欢摆上花，贴上画，把自己的房间和教室装饰得很漂亮	是	否
115. 一次得到许多零花钱也不乱花（自己有计划地使用获得的压岁钱、贺礼钱等）	是	否
116. 会缝纽扣	是	否
117. 注意自己的容貌打扮，能根据时间、地点穿着打扮	是	否
118. 能控制自己以免生病（如注意不吃得过饱，稍有不舒服能尽早躺下，不吃不洁食物等）	是	否
119. 小刀或菜刀削去水果或蔬菜的皮	是	否
120. 很好地遵守吃饭的礼节（如不发出响声，不做不礼貌的姿态，不给人留下不愉快的印象）	是	否
121. 做简单的饭菜或加热已经做好的饭菜	是	否
122. 到远的地方也能骑自行车来回	是	否
123. 说话时能考虑对方的立场	是	否
124. 阅读并理解报纸和小说	是	否
125. 日常接触的学校和当地小朋友以外的人事交往也很关心（如和友人通信，参加兴趣爱好相同的组织等）	是	否
126. 根据需要，利用乘车的时间表和票价表（指长途汽车或火车时间表，票价表）	是	否
127. 不需要督促，自己也能制定学习计划，并能实施	是	否
128. 阅读电视或报纸上报道的消息和新闻	是	否
129. 没有大人的指导，也能集体制定会议、郊游、体育活动等计划，并能付诸实行	是	否
130. 即使是没有去过的地方，也能通过问路或查找地图，独立到达目的地	是	否
131. 自己能恰当地利用交通工具，到达陌生的地方	是	否
132. 修理简单的电器、家具等（如插口、插座、自行车等）	是	否

附录八 康纳斯教师评定量表

项目	程度				项目	程度			
	无	稍有	相当多	很多		无	稍有	相当多	很多
1. 扭动不停					15. 易兴奋，易冲动				
2. 在不应出声的场合制造噪声					16. 过分要求教师的注意				
3. 提出要求必须立即得到满足					17. 好像不为集体所接受				
4. 动作粗鲁（唐突无理）					18. 好像容易被其他小孩领导				
5. 暴怒及不能预料的行为					19. 缺少公正合理竞赛的意识				
6. 对批评过分敏感					20. 好像缺乏领导能力				
7. 容易分心或注意力不集中成为问题					21. 做事有始无终				
8. 妨害其他儿童					22. 稚气和不成熟				
9. 白日梦					23. 抵赖错误或归罪他人				
10. 噘嘴和生气					24. 不能与其他儿童相处				
11. 情绪变化迅速和激烈					25. 与同学不合作				
12. 好争吵					26. 在努力中容易泄气（灰心丧气）				
13. 能顺从权威					27. 与教师不合作				
14. 坐立不定，经常“忙碌”					28. 学习困难				

请你仔细阅读，并对符合该学生情况的答案进行选择，在每个项目右边按不同程度打钩（√）。

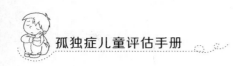

附录九　孤独症儿童关键技能检核表

儿童姓名：　　　　　　　　　　　　　儿童性别：

儿童年龄：　　　　　　　　　　　　　儿童班级：

核心技能评估			
非语言社交互动技能			
共同注意（9项技能）			
（1）反应性共同注意技能	没有掌握	初步掌握	已经掌握	泛化使用
①被人叫到名字的时候，会停止正在进行的活动，看向叫他名字的人，以示回应	0	1	2	3
②看向别人指向的物品	0	1	2	3
③眼神在互动对象和物品之间交替转换，最后看向互动对象以便保持互动	0	1	2	3
（2）共同参与	没有掌握	初步掌握	已经掌握	泛化使用
①在熟悉的活动中可以与互动对象保持共同注意，持续1分钟以上	0	1	2	3
②在熟悉的小组活动中可以保持共同注意，持续1分钟以上	0	1	2	3
（3）主动性共同注意技能	没有掌握	初步掌握	已经掌握	泛化使用
①把物品递给他人以示分享兴趣	0	1	2	3
②指向某件物品以示与他人分享兴趣	0	1	2	3
③在分享兴趣之前先获得他人注意	0	1	2	3
④在进行新活动之前，会先看向熟悉的人以确认安全（即社会性参照）	0	1	2	3
非语言手势（8项技能）	没有掌握	初步掌握	已经掌握	泛化使用
（1）会对人微笑以维系互动	0	1	2	3
（2）拉/推/操控他人做手势（例如，用别人的手做工具达到特定目的）	0	1	2	3
（3）把东西给别人，或者拿着东西做手势（例如，把东西递给别人表示提出要求）	0	1	2	3
（4）指向某种东西提出要求	0	1	2	3
（5）摇头表示"不"	0	1	2	3
（6）挥手表示欢迎和/或表示"再见"	0	1	2	3

(7)点头表示"是"	0	1	2	3
(8)使用其他约定俗成的手势维系互动过程（例如耸肩、击掌）	0	1	2	3

模仿技能

社会性意识（6项技能）	没有掌握	初步掌握	已经掌握	泛化使用
(1)在熟悉的活动中，和他人保持亲近距离	0	1	2	3
(2)在熟悉的活动中，观察成人活动	0	1	2	3
(3)在熟悉的活动中，观察同龄人活动	0	1	2	3
(4)在熟悉的活动中，自发地模仿他人动作	0	1	2	3
(5)在不熟悉的活动中，自发地模仿他人动作	0	1	2	3
(6)在活动中自发模仿他人的话语（语言沟通、手语、扩大及替代沟通系统）	0	1	2	3

运动模仿技能（6项技能）	没有掌握	初步掌握	已经掌握	泛化使用
(1)在熟悉的活动中，模仿一个动作	0	1	2	3
(2)按照要求拿着一件物品模仿一个动作	0	1	2	3
(3)按照要求模仿单个肢体动作	0	1	2	3
(4)按照要求模仿两步或三步的系列动作	0	1	2	3
(5)在熟悉的情境中模仿两步以上的动作	0	1	2	3
(6)在不熟悉的情境中模仿多个动作	0	1	2	3

语言模仿（6项技能）	没有掌握	初步掌握	已经掌握	泛化使用
(1)模仿发声或声音	0	1	2	3
(2)在唱歌或者运动时模仿歌曲或运动中的词句	0	1	2	3
(3)在日常生活中模仿词句	0	1	2	3
(4)在一对一的结构化活动中模仿词句	0	1	2	3
(5)按照要求在熟悉的活动中模仿词句	0	1	2	3
(6)按照要求在不熟悉的情境中模仿词句	0	1	2	3

行为组织能力

有组织、有条理地安排使用活动材料（4项技能）	没有掌握	初步掌握	已经掌握	泛化使用
(1)能够找到活动所需材料（如书籍、外套）进行活动准备工作，无须额外的口头指示或者视觉/书面提示	0	1	2	3

续表

	没有掌握	初步掌握	已经掌握	泛化使用
(2)在开始活动前能够对活动材料进行组织，无须额外的口头指示或者视觉/书面提示	0	1	2	3
(3)在活动期间，能够将活动材料在指定区域内有序地安排摆放	0	1	2	3
(4)结束活动的时候，能够把活动材料收拾起来，无须额外的口头指示或者视觉/书面提示	0	1	2	3
有组织、有条理地进行选择(4项技能)	没有掌握	初步掌握	已经掌握	泛化使用
(1)在活动中，能够根据喜好在两项物品中做出选择	0	1	2	3
(2)能够根据自己的喜好在两项马上就能进行的活动中选择自己想要进行哪一项活动	0	1	2	3
(3)能够根据自己的喜好在两项过一段时间才能进行的活动中选择自己想要进行哪一项活动	0	1	2	3
(4)对选项进行排序	0	1	2	3
有组织、有条理地安排利用时间(4项技能)	没有掌握	初步掌握	已经掌握	泛化使用
(1)在熟悉的活动中，有视觉支持(比如可视化计时器、活动清单、日程表)的情况下，能够保持专注直到活动结束	0	1	2	3
(2)在有人指导的情况下，能够发起并开始一项活动	0	1	2	3
(3)在有人指导的情况下，能够等待	0	1	2	3
(4)在熟悉的活动中，没有视觉支持(比如可视化计时器、活动清单、日程表)的情况下，也能够保持专注直到活动结束	0	1	2	3
自我调控能力				
活动转换(4项技能)	没有掌握	初步掌握	已经掌握	泛化使用
(1)在有人指导的情况下，能够转换到下一项活动	0	1	2	3
(2)能够接受中断熟悉的活动，并转换到下一项活动	0	1	2	3
(3)能够接受中断喜欢的活动，并转换到下一项活动	0	1	2	3

	0	1	2	3
(4)出现意外变化的时候，能够随机应变				
情绪调节(4 项技能)	没有掌握	初步掌握	已经掌握	泛化使用
(1)在有人指导或者示范的情况下，可以进行有助于缓解情绪的活动	0	1	2	3
(2)在有人示范的情况下，可以进行有助于缓解情绪的活动用来应对挫败情绪和焦虑情绪，而不会出现问题行为	0	1	2	3
(3)能够体察自己的焦虑状态，在有人提示的情况下，能够要求进行有助于缓解情绪的活动，应对挫败情绪和焦虑情绪	0	1	2	3
(4)能够体察自己的焦虑状态，能够主动要求进行有助于缓解情绪的活动，应对挫败情绪和焦虑情绪	0	1	2	3

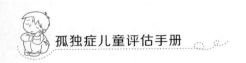

附录十　孤独症儿童社交技能检核表

儿童姓名：　　　　　　　　　　　　　儿童性别：

儿童年龄：　　　　　　　　　　　　　儿童班级：

一、游戏休闲技能

(一)独自游戏休闲技能

题目	没有掌握	初步掌握	已经掌握	熟练使用
1. 能够按照玩具、物品或者活动材料的设计功能玩或者使用这些东西	0	1	2	3
2. 能够进行封闭式结尾活动(即有明确开始和结束标志的活动，如拼拼图)	0	1	2	3
3. 能够参加日常活动，活动安排有套路、可预测(如生日聚餐)	0	1	2	3
4. 能够进行开放式结尾活动(即没有明确开始和结束标志的活动，如玩积木)	0	1	2	3
5. 能够进行象征性-假扮游戏，能够以新颖的方式、有创意地使用活动材料(如把香蕉当成电话玩)	0	1	2	3
6. 能够在没有辅助的情况下进行15分钟以上的独自休闲活动	0	1	2	3

(二)结构化的社交游戏休闲

题目	没有掌握	初步掌握	已经掌握	熟练使用
1. 参加不涉及语言理解、运用的活动，活动要求整齐划一(即观看或模仿大家在同一时间做同样的事情，不需要使用活动材料，不需要轮流、分享以及口头互动)，例如看电影或者练瑜伽	0	1	2	3
2. 参加不涉及语言理解、运用的活动，活动和他人同时进行，但各自使用自己的活动材料(即各自使用自己的活动材料，同时观看和模仿他人的动作，不需要轮流、分享以及口头互动)，例如在同伴旁边做手工等	0	1	2	3

续表

3. 参加不涉及语言理解、运用的结构化活动，活动期间需要与一个同伴轮流（即各自使用自己的活动材料，同时观看和模仿他人的动作，活动需要轮流，活动内容有规划、可预测，不需要分享以及口头互动），例如轮流玩卡片配对游戏	0	1	2	3
4. 与一人分享玩具或者活动材料	0	1	2	3
5. 参加不涉及语言理解、运用的活动，活动和他人同时进行，需要有计划、有组织地使用活动材料（即观看和模仿他人的动作，需要分享材料，但不需要轮流以及口头互动），例如和集体成员一起演奏乐器	0	1	2	3
6. 参加不涉及语言理解、运用的结构化集体活动，活动中需要轮流（即观看和模仿他人的动作，活动内容有规划、可预测，活动中需要轮流，不需要分享材料以及口头互动），例如玩棋牌类游戏	0	1	2	3

（三）非结构化的社交游戏休闲

题目	没有掌握	初步掌握	已经掌握	熟练使用
1. 在两人以上的小组中分享活动材料（即共处游戏），例如打电子游戏	0	1	2	3
2. 在非结构化游戏活动中与一个同伴合作，活动是开放式结尾、没有共同目标（即观察他人、分享材料和听取他人的意见，但不需要口头互动），例如和一个同伴一起玩乐高积木	0	1	2	3
3. 在非结构化游戏活动中与他人合作，活动是开放式结尾、没有共同目标（即有机会观察他人、分享材料和听取他人的意见，但不需要口头互动），例如与小组成员一起玩乐高积木	0	1	2	3
4. 在游戏活动中与一个同伴合作，活动是开放式结尾、有共同目标（即需要分享材料、轮流以及双向口头互动），例如和一个同伴一起做一个手工作品	0	1	2	3

续表

题目	没有掌握	初步掌握	已经掌握	熟练使用
5. 在半结构化集体游戏活动中与他人合作，活动需要语言理解、运用，有共同的目标（即需要分享材料、轮流以及双向口头互动），例如与集体成员一起玩捉迷藏	0	1	2	3
6. 在半结构化集体游戏活动中与他人合作，活动是开放式结尾、有共同目标（即需要观察和模仿他人、分享材料、轮流以及双向口头互动），例如踢足球	0	1	2	3

二、集体活动技能

（一）在集体中保持专注

题目	没有掌握	初步掌握	已经掌握	熟练使用
1. 需要统一行动的集体活动：在不需要互动的集体活动（例如看电视、看电影、参加音乐活动）中与大家待在一起	0	1	2	3
2. 需要统一行动的集体活动：参加结构化集体活动，活动需要动手操作、亲自实践，但不需要分享、轮流或者口头互动（例如做手工、画画等艺术类活动）	0	1	2	3
3. 需要统一行动的集体活动：参加结构化集体活动，活动需要听取他人的意见，但不需要分享、轮流或者口头互动（例如一起读书、合唱）	0	1	2	3
4. 需要轮流、不需要语言的活动：参加结构化集体活动，活动需要轮流，但不需要语言理解及运用，不需要语言交流（例如玩电子游戏、参加体育活动）	0	1	2	3
5. 需要轮流、需要语言的活动：参加结构化集体活动，活动需要轮流，需要语言理解及运用，需要语言交流（例如玩某些棋牌类游戏、看戏）	0	1	2	3
6. 需要合作、不需要语言的活动：参加集体游戏活动，活动是开放式结尾，不需要语言（例如课间休息、空闲时间）	0	1	2	3
7. 需要合作、需要语言的活动：参加集体活动，活动是开放式结尾，需要语言（例如讨论、会议）	0	1	2	3

（二）在集体活动中轮流

题目	没有掌握	初步掌握	已经掌握	熟练使用
1. 能够在结构化集体活动中安坐	0	1	2	3
2. 能够和集体成员一起排队等待	0	1	2	3
3. 能够在集体活动中举手请求得到机会	0	1	2	3
4. 能够和集体成员一起在不同活动之间进行转换	0	1	2	3
5. 能够在结构化集体活动中等待轮到自己	0	1	2	3
6. 能够在非结构化集体活动中轮流进行	0	1	2	3

（三）跟从集体指令

题目	没有掌握	初步掌握	已经掌握	熟练使用
1. 能够跟从非语言的集体指令（例如打铃、关灯）	0	1	2	3
2. 能够跟从常规的口头集体指令（例如"打扫干净""排队"）	0	1	2	3
3. 能够跟从需要引起注意的集体指令（例如"所有人听着"）	0	1	2	3
4. 在熟悉的场景下能够跟从口头集体指令	0	1	2	3
5. 在不熟悉的场景下能够跟从口头集体指令	0	1	2	3

三、换位思考的能力

（一）情感理解能力

题目	没有掌握	初步掌握	已经掌握	熟练使用
1. 能够模仿简单常见的情绪（如面部表情）	0	1	2	3
2. 能够识别视频或者卡通中的简单常见情绪（如悲伤、快乐、愤怒）	0	1	2	3
3. 能够识别熟悉的人表现出来的简单常见情绪	0	1	2	3
4. 对自己身上出现的简单常见的情绪，能够识别原因（例如，懂得"因为……所以感觉……"）	0	1	2	3
5. 对他人身上出现的简单常见的情绪，能够识别原因（例如，懂得"因为……所以他感觉……"）	0	1	2	3

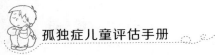

续表

6. 在别人向他请求帮助的时候，能够提供帮助	0	1	2	3
7. 能够意识到他人需要帮助	0	1	2	3
8. 当他人表现出简单常见的情绪时（如悲伤、快乐、愤怒、受伤、难受），能够懂得如何回应	0	1	2	3

（二）友谊

题目	没有掌握	初步掌握	已经掌握	熟练使用
1. 在双方都觉得开心的活动中，能够和同伴待在一起，保持亲近	0	1	2	3
2. 受到邀请的时候，能够与同伴一起参加活动并跟上节奏	0	1	2	3
3. 能够同意同伴参加活动	0	1	2	3
4. 能够邀请同伴加入他的活动	0	1	2	3
5. 能够在校外与同学共享游戏休闲时光	0	1	2	3
6. 能够分辨他人的友好行为和不友好行为	0	1	2	3

附录十一　孤独症儿童关键技能干预指南

（一）干预频率

3～5次/周，10～15分钟/次，一周不少于60分钟。

（二）干预材料

儿童的偏好物（比如玩具、零食）、提示词卡。

（三）干预活动设计

"WHO-孤独症儿童干预"的活动分为关键技能干预、社交技能干预和沟通技能干预三大部分。本项目介绍的活动内容，都只是帮助孤独症儿童学习的建议，最终要形成什么样的互动模式，要根据儿童的具体情况。在计划进行什么游戏活动、采取什么干预策略、使用什么支持手段的时候，要尊重儿童的喜好、动机和兴趣。

第一部分　关键技能干预

1. 非语言社交互动技能：共同注意

干预目标：促进共同注意的发展。

具体干预目标样例：在儿童熟悉的活动中，观察儿童能否自发地或有提示地在互动对象和物品之间来回切换眼神，眼神注视时间持续40秒以上。

活动样例：老师与一位孤独症儿童进行一对一活动

活动情境：儿童熟悉的、能够调动其积极性的游戏休闲活动。

活动材料：儿童喜欢的物品（比如玩具火车、玩偶）。

活动步骤：

①老师需要调整自己的姿势，与儿童保持视线持平。

②允许儿童玩某项熟悉的活动，3分钟后呼唤儿童的名字，吸引他看向老师。

③老师拿起儿童正在玩的物品（比如玩具火车），把该物品举到儿童脸前，再慢慢移到自己脸前，观察儿童的视线。

④等到儿童看向该物品时，老师发出声音（比如模仿火车鸣笛、打响指、拍手、吹口哨）吸引儿童注意，观察儿童是否看向老师。

⑤如果儿童看向老师，那就把该物品给他，以便强化这一行为。

活动样例：老师与多位孤独症儿童进行一对多活动

活动情境：儿童熟悉的、能够调动其积极性的游戏休闲活动。

活动材料：儿童喜欢的、便于藏起来的物品(比如糖、球)。

活动步骤：

①老师告诉儿童要玩一个藏宝游戏，把要藏起来的物品展示给儿童看，说规则是：谁先找到，谁就会得到该物品。

②游戏开始时，老师指着自己的眼睛，告诉他们要跟随老师的视线才能找到物品。

③老师让儿童捂住眼睛或者转过身去，把奖品藏起来，让他们睁开眼睛。

④老师以夸张的姿态看向藏物品的地方，边看边说："我找啊找啊，找宝啦"，同时观察儿童的眼睛是否跟随自己看向的地方。

⑤如果儿童跟随成人视线，猜对藏宝线索，就及时表扬；如果儿童未跟随，老师进行口头提示："谁的小眼睛没有看老师？"

⑥如果有儿童讲出或者指出藏宝地点，就把物品给他，让获胜者给其他儿童展示物品。

⑦藏宝寻宝，来回多进行几次，让每位儿童都有机会赢得物品。

技能泛化

·在双向轮流活动中，来回扔球或踢球之前，让儿童先称呼同伴的名字以便获取注意并进行目光接触。

·结束集体活动后，让儿童和同伴进行目光接触。

2. 非语言社交互动技能：手势

干预目标：提升使用手势的能力。

具体干预目标样例：在互动活动中，儿童能够自发地使用两种以上对话手势，比如指着东西提出要求、打招呼、挥手再见、摇头表示不。

活动样例：老师与一位孤独症儿童进行一对一活动

活动情境：能够调动儿童积极性的游戏活动，或者活动中有儿童喜欢的物品。

活动材料：有儿童喜欢的物品，也有儿童不喜欢的物品。比如儿童喜欢紫色，不喜欢红色，在搭积木游戏中，可以有紫色的积木和红色的积木。

活动步骤：

①在搭积木前，老师跟儿童挥手打招呼，鼓励他也挥手打招呼以示回应。

②先让儿童自由玩3分钟的积木块，之后拿出一块紫色的积木和一块红色的积木，问他要哪一个颜色的积木，让儿童指出他想要的积木。

③老师举起红色的积木，问儿童"你想要这块红色的积木吗"，如果儿童不想要，要求儿童摇头拒绝；如果儿童想要，要求儿童点头接受。

④活动结束，老师挥手和儿童再见，鼓励他也挥手再见以示回应。

活动样例：老师与多位孤独症儿童进行一对多活动

活动情境：能够调动儿童积极性的食物或玩具。

活动材料：儿童喜欢的食物，如薯片、棒棒糖、巧克力。

活动步骤：

①将所有食物放在桌子中间，儿童和老师围圈而坐。

②鼓励每位儿童向其他儿童挥手打招呼。

③玩一个拍手游戏，老师和儿童一起在音乐节奏下拍手，老师问每位儿童"谁谁谁喜欢吃什么"，比如该儿童回答"薯片"。待儿童回答后，老师接着说"指出薯片在哪里"，要求儿童指向薯片的位置。

④依此类推，直到所有儿童完成一轮活动。

⑤活动结束，鼓励每位儿童向其他儿童挥手再见。

技能泛化

· 进出校门口，和门卫叔叔挥手打招呼。

· 在画画活动中，用手指指出自己想要的颜料。

3. 模仿技能：社会性意识

干预目标：提升社会性意识。

具体干预目标样例：在儿童熟悉并喜欢的活动中，观察儿童是否能和他人待在一起，并能够观察他人达到30秒。

活动样例：老师与一位孤独症儿童进行一对一活动

活动情境：能够调动儿童积极性的游戏休闲活动。

活动材料：一幅画有各种动物的图片（图1）。

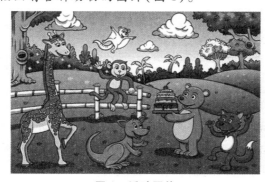

图1 活动图片

活动步骤：

①老师提前设置一个3分钟有音乐提醒的闹钟，举起动物图片，告诉儿童要安静地坐着观察图片，直到有音乐响起才可以走动。

②儿童完成3分钟的观察后，老师可以对儿童竖起大拇指，并说"你真棒"。

③老师问儿童"你知道图片里的猫怎么叫吗？"接着将双手放在嘴边，边说边做出猫"喵喵喵"的动作，可以做得慢一点，要求儿童模仿老师的动作。

④依此类推，还可以让儿童模仿鸭子、猴子等易于模仿的动物。

活动样例：老师与多位孤独症儿童进行一对多活动

活动情境：能够调动儿童积极性的游戏休闲活动。

活动材料：提前打印的简易动作图片（图2、3、4）。

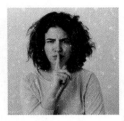
图2　嘘

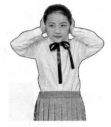
图3　捂耳朵

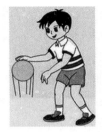
图4　拍球

活动步骤：

①所有儿童排成一排，老师站在最前面。

②老师拿出"嘘"给第一名儿童观察30秒，并做出这个动作给儿童看，要求他转身把这个动作展示给下一名儿童，第二名儿童要模仿第一名儿童的动作，并展示给第三名儿童。依此类推，直至传到最后一名儿童。最后一名儿童要把这个动作展示给老师，如果动作正确，可以奖励所有儿童零食。

③改变儿童队伍的顺序，让每位儿童都有机会站在首位。

④进行后面几轮的模仿。

技能泛化

·模仿老师饭前洗手。

·模仿其他同学打招呼。

4. 模仿技能：动作模仿

干预目标：提升动作模仿能力。

具体干预目标样例：能够模仿老师示范的一系列动作。

活动样例：老师与一位孤独症儿童进行一对一活动

活动情境：垃圾桶满了，需要更换新的垃圾袋。

活动材料：2个小型垃圾桶、若干垃圾袋。

活动步骤：

①老师和儿童面对面坐着，面前各放着一个装满垃圾的垃圾桶和一个新的垃圾袋。

②老师示范换垃圾袋的步骤：拽住旧垃圾袋的两边，把它拿出来；展开并打开新的垃圾袋；扯住新袋的两边，放入垃圾桶；将垃圾袋的口卷到垃圾桶上。让儿童模仿老师的动作，如果儿童出现错误，老师可以再次示范该动作，直至儿童做对。

③活动结束，奖励儿童零食。

活动样例：老师与多位孤独症儿童进行一对多活动

活动情境：垃圾桶满了，需要更换新的垃圾袋。

活动材料：视频演示、若干小型垃圾桶、若干垃圾袋。

活动步骤：

①儿童坐成一排，面前各放着一个装满垃圾的垃圾桶和一个新的垃圾袋。

②播放换垃圾袋的视频，让儿童模仿视频里的动作，如果儿童出现错误，老师可以再次播放视频中的该动作，直至儿童做对。

③活动结束，奖励儿童零食。

技能泛化

·在体育活动中，模仿老师障碍跑、跳绳等。

·洗手时，在洗手池旁贴上示范图片，供儿童模仿学习。

5. 模仿技能：语言模仿

干预目标：提升语言模仿能力。

具体干预目标样例：能够模仿老师示范的声音、词语、音调等。

活动样例：老师与一位孤独症儿童进行一对一活动

活动情境：能够调动儿童积极性的游戏活动。

活动材料：印有儿童食物、玩具、动物的卡片，包括儿童熟悉的和不熟悉的。

活动步骤：

①老师先展示2张儿童熟悉的卡片，让儿童进行命名。

②再呈现1张儿童不熟悉的卡片，对其命名，要求儿童模仿老师的语言说出卡片的名字。

③所有卡片呈现完后，老师随机选3张儿童不熟悉的卡片，让儿童主动命名，如果儿童忘记名字，老师可以再次示范，直至儿童正确模仿并命名。

活动样例：老师与多位孤独症儿童进行一对多活动

活动情境：能够调动儿童积极性的游戏活动。

活动材料：已经装入盒子的积木块、若干个空盒子。

活动步骤：

①老师和儿童围圈而坐，将装入盒子的积木块假装不小心倒在桌子中间，惋惜地说"哎呀，怎么都掉出来了"，让儿童模仿老师的这句话。

②给每名儿童发一个空盒子，让他们和老师一起捡积木。

③老师边捡边数数，拿起第一块积木，说"一"，要求所有儿童模仿老师说"一"。拿起第二块积木，说"二"，要求所有儿童模仿老师说"二"。依此类推，直至捡完所有的积木。

技能泛化

·在不同情境下，模仿之前已经学会的单词。

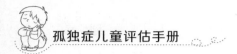

· 在同一情境，但对象不同的情况下，模仿之前已经学会的语气。

6. 行为组织能力：有组织、有条理地安排使用活动材料

干预目标：提升有组织、有条理的安排使用活动材料的能力。

具体干预目标样例：有组织、有条理地安排使用关于自己的材料。

活动样例：老师与一位孤独症儿童进行一对一活动

活动情境：能够调动儿童积极性的游戏活动。

活动材料：儿童照片、儿童的课本、胶带或胶水、盒子。

活动步骤：

①提前彩色打印不同儿童的图片，将这些图片混合后放入一个盒子里。

②和儿童面对面而坐，让儿童在盒子里找到自己的照片，并贴在课本的第一页上。

③向儿童展示粘贴所需要的各种材料，让儿童进行选择。老师给予辅助支持，帮助儿童找到正确的材料。

④找全材料后，老师可以和儿童一起完成粘贴过程。

活动样例：老师与多位孤独症儿童进行一对多活动

活动情境：能够调动儿童积极性的游戏活动。

活动材料：玩具、球、书、盒子。

活动步骤：

①老师提前将玩具、球和书混在一个大盒子里。

②拿出贴好标签的三个盒子，这三个盒子分别用来装玩具、球和书。

③依次指定一名或两名儿童进行玩具整理、球的整理和书的整理，要求将整理好的物品放到对应的盒子里。

④将整理好的三个盒子整齐地摆放在桌子上，等待老师奖励。

技能泛化

· 在集体活动中，完成老师分配的任务。

· 吃午饭时，找到自己的餐具和饭盒。

7. 行为组织能力：会有组织、有条理地进行选择

干预目标：提升有组织、有条理的进行选择的能力。

具体干预目标样例：能够根据自己的偏好做出选择。

活动样例：老师与一位孤独症儿童进行一对一活动

活动情境：能够调动儿童积极性的活动。

活动材料：儿童喜欢的玩具（如发条玩具）。

活动步骤：

①准备两个儿童非常喜欢的物品。这两个物品必须是同一类，如发条小鸭子和发条小乌龟。

②老师举起这两个物品，告诉儿童只能选择一个，比如儿童选择了小鸭子，就不能再要小乌龟了。

③老师问儿童要哪一个？儿童可以说出他选择的物品，也可以用手指向物品，或者直接拿过来。

④儿童选择后，老师可以把儿童选择的玩具给他玩一会儿。

活动样例：老师与多位孤独症儿童进行一对多活动

活动情境：能够调动儿童积极性的活动。

活动材料：玩具、儿童照片。

活动步骤：

①老师作为活动的组织者，而不是直接参与者。

②将黑板分为成员配对和玩具选择两个区域，游戏选择区域贴上提前打印的彩色游戏图片，把提前打印的儿童彩色照片用磁石贴在黑板的一侧。

③要求儿童两两配对后，再选择这组儿童即将要玩的玩具。

④先随机指定一名儿童，选择他要配对的对象。让这名儿童找到配对儿童和自己的照片，并把他们的照片贴在成员配对区域。告诉其他儿童不能对已经配对的儿童进行选择，只能从其余儿童中进行选择。依此类推，直到所有儿童完成配对。

⑤配对结束后。每组儿童进行玩具选择，老师随机指定第一组选择儿童。要求该组儿童将他们要玩的玩具和自己的照片进行连线。依此类推，直到所有组完成玩具选择。

⑥将准备好的玩具发到对应组的儿童手中，开始玩玩具，直到结束。

技能泛化

·在超市购物时，选择自己喜欢的物品。

·在晨读时间，选择一本自己要读的书。

8. 行为组织能力：有组织、有条理地安排利用时间

干预目标：提升有组织、有条理的安排利用时间的能力。

具体干预目标样例：能够根据指令开始和结束活动。

活动样例：老师与一位孤独症儿童进行一对一活动

活动情境：能够调动儿童积极性的活动。

活动材料：玩具，如小汽车。

活动步骤：

①准备儿童喜欢玩的玩具，比如小汽车。

②告诉儿童只能玩5分钟的玩具。设置一个闹钟，告诉儿童闹钟响起，代表5分钟到了，他就不能玩玩具了。如果闹钟声响，儿童继续玩玩具。老师要说如果再玩玩具，以后都不能再玩了，直到儿童放下玩具。

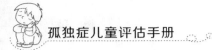

活动样例：老师与多位孤独症儿童进行一对多活动

活动情境：能够调动儿童积极参与的活动。

活动材料：穿孔卡片、线、盒子。

活动步骤：

①给每名儿童发一张相同的穿孔卡片和线。

②老师设置一个 5 分钟的闹钟，告诉儿童游戏规则是：在 5 分钟内用线穿好卡片，速度最快的前三名同学有奖励，闹钟响起还没有穿好的同学将要给大家唱歌。将穿好的卡片放入指定盒子里。

技能泛化

·早上到学校，按照顺序将书包、餐包放好。

·了解各种节日的时间和习俗。

9. **自我调控能力：在不同活动之间进行转换**

干预目标：在活动转换的时候能够顺利过渡。

具体干预目标样例：听到指令后结束当前任务，进入下一项任务。

活动样例：老师与一位孤独症儿童进行一对一活动

活动情境：能够调动儿童积极参与的活动。

活动材料：乐高积木、歌曲、闹钟。

活动步骤：

①告诉儿童今天要玩 10 分钟乐高积木，听 5 分钟音乐。

②设置一个闹钟，告诉儿童闹钟响起，代表 10 分钟到了，他就不能玩乐高了，必须听音乐。如果儿童继续玩乐高，老师要语言提示"现在是听音乐的时间"。

活动样例：老师与多位孤独症儿童进行一对多活动

活动情境：能够调动儿童积极性的活动。

活动材料：动画片。

活动步骤：

①利用课间，给儿童播放 8 分钟的动画片。

②离上课时间还有 1 分钟时，提醒儿童"我们要关掉动画片，准备上课了，大家做好上课的准备"。

技能泛化

·定期与儿童谈话，提醒儿童意外变化总是难免的。

·外出参加融合活动时，给儿童准备一个日程计划。

10. **自我调控能力：情绪调节**

干预目标：提升情绪调节能力。

具体干预目标样例：当儿童处在容易焦虑的场合时，能够进行有助于缓解情绪的活动，不会出现问题行为。

活动样例：老师与一位孤独症儿童进行一对一活动

活动情境：容易让儿童感到紧张焦虑的活动。

活动材料：视频、儿童不喜欢的活动(比如安静地坐着)。

活动步骤：

①让儿童安静地坐一会儿，其间不能让儿童的肢体和头部有任何活动。

②老师时刻观察儿童的状态，当儿童即将处于焦虑边缘或者即将坐不住的时候，老师及时喊停，允许儿童活动一会儿，或者吃一点自己喜欢的食物。

③休息时间结束，老师给儿童播放视频，视频中的主人公面对焦虑时做了几个深呼吸。

④老师示范深呼吸，要求儿童进行模仿。

⑤老师要提醒儿童，当面对一个自己不喜欢但又不得不做的活动时，可以做几个深呼吸。

活动样例：老师与多位孤独症儿童进行一对多活动

活动情境：容易让儿童感到紧张焦虑的活动。

活动材料：打乱的书籍、书柜。

活动步骤：

①要求所有儿童将桌上乱放的书整理到书柜中。

②老师实时观察儿童的状态，当发现有儿童不耐烦时，让他停下来休息一会儿。待调整好状态，再次让儿童整理书籍。

技能泛化

·通过视觉提示卡片，提醒儿童不想做的时候可以深呼吸、暂停，但不能发脾气。

·通过视频示范，学习其他儿童是如何调节情绪的。

第二部分　社交技能干预

1. 游戏休闲技能：独自游戏休闲技能

干预目标：提升独自游戏休闲技能水平。

具体干预目标样例：能够独自使用活动材料，完成游戏任务。

活动样例：老师与一位孤独症儿童进行一对一活动

活动情境：儿童喜欢的活动。

活动材料：画纸、彩笔或蜡笔。

活动步骤：

①将画纸铺在桌面上，用胶带固定好。

②让儿童使用画笔按照自己的喜好画画，但不能在画纸外的其他地方画，也不能将画笔损坏。

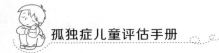

活动样例：老师与多位孤独症儿童进行一对多活动

活动情境：儿童喜欢的活动

活动材料：拼图块和空白拼图板若干。

活动步骤：

①给所有儿童发放一个空白拼图板和对应的拼图块。

②所有儿童自由拼图，老师不能干涉，儿童之间也不需要交流。

技能泛化

·独自吃饭、如厕。

·在音乐、体育课上，完成好教师安排的任务。

2. 游戏休闲技能：结构化活动中的社交游戏休闲技能

干预目标：提升结构化活动中的社交游戏休闲技能水平。

具体干预目标样例：在结构化活动中，儿童能根据要求完成游戏。

活动样例：老师与一位孤独症儿童进行一对一活动

活动情境：结构化的社交游戏休闲活动，即开始和结束有明显的标志（比如拼图）。

活动材料：若干拼图块。

活动步骤：

①在一张小桌子的两边放两把椅子，老师和儿童面对面坐着。

②老师座位前面放拼图块，儿童座位前面放空白的拼图板。

③老师告诉儿童要完成拼图，需要每次拼好一块后，主动向老师说出"请再给我一块"，老师将拼图块递给儿童，一次递一块，直到完成一幅拼图。

活动样例：老师与多位孤独症儿童进行一对多活动

活动情境：结构化的社交游戏休闲活动，即开始和结束有明显的信号。

活动材料：若干积木块。

活动步骤：

①老师给所有儿童示范已经搭好的汽车轨道，让儿童也搭一个汽车轨道。

②每名儿童轮流搭积木，老师鼓励其他儿童给正在拼的儿童递积木。

③直至所有儿童都搭过积木，活动结束。

技能泛化

·在生活语文课中，让儿童轮流背诵古诗。

·在点心时间，要求儿童等待点心的发放。

3. 游戏技能：非结构化活动中的社交游戏技能

干预目标：提升非结构化活动中的社交游戏休闲技能水平。

具体干预目标样例：在非结构化、开放式结尾的游戏休闲活动中，儿童能根据要求完成游戏。

活动样例：与成人进行一对一活动

活动情境：非结构化的社交游戏休闲活动，即游戏结束没有明显的标志（比如画画）。

活动材料：彩笔或蜡笔、贴纸、画纸。

活动步骤：

①老师提前在桌子上用胶带固定好一张画纸。

②老师指定一个主题，如六一儿童节、春天、超市，定好时间，和儿童在20分钟内完成绘画。

③在画画的过程中，老师可以给儿童提供给一些思路，如"在超市门口画一只小猫怎么样？"

④老师等待儿童画完之后，可以用语言提示儿童需要补充的内容。

⑤老师等待画纸画满，结束活动。

活动样例：与一个或者几个同龄人进行集体活动

活动情境：非结构化的社交游戏休闲活动、艺术类活动、集体游戏（比如合唱一首歌）。

活动材料：一首已经学过的儿歌。

活动步骤：

①所有儿童排成一排，老师播放一首学过的儿童，告诉儿童今天要合唱这首歌曲。

②要求所有儿童按顺序唱一遍儿歌，当儿童有不会唱的地方时，老师示范给儿童听。

③待所有儿童唱过一遍，要求每位儿童只唱一句，后面的儿童唱前面儿童的下一句，直至一首歌唱完一遍。当有儿童走神时，老师要进行提醒。

④最后所有儿童进行大合唱。

技能泛化

· 多名儿童互相传球。

· 参观其他班级。

4. 集体活动技能：在集体中保持专注

干预目标：提升在集体中的专注程度。

具体干预目标样例：在需要语言能力的集体活动中，儿童能够保持40秒以上的专注。

活动样例：老师与一位孤独症儿童进行一对一活动

活动情境：儿童喜欢的活动。

活动材料：画纸、画笔。

活动步骤：

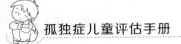

①将画纸铺在桌面上，用胶带固定好，将画笔放在老师前面，儿童前面没有任何画笔。

②儿童要画画，只能开口向老师要，如"请给我一支红色的彩笔"或者"我要红色的笔"。老师听到儿童的要求后，立刻将笔递给儿童。

③老师观察儿童在画画时是否保持专注，如果儿童走神，老师要及时提醒。

活动样例：老师与多位孤独症儿童进行一对多活动

活动情境：儿童喜欢的活动。

活动材料：各种玩具、零食、若干个套圈。

活动步骤：

①在地上将玩具、零食排成2×2的四宫格。

②所有儿童排成一排，将套圈放在儿童一旁。

③每位儿童依次准备套圈，在套圈前，老师询问儿童"你要哪一个"，儿童回答后，老师将套圈交给儿童。

④要求儿童在套圈中保持专注。

技能泛化

· 在集体活动中，让儿童一直待在集体。

· 能够听完他人的话，再进行重复。

5. 集体活动技能：在集体活动中轮流

干预目标：提升儿童在集体中进行轮流的能力。

具体干预目标样例：在集体活动中，需要用举手表示要求轮流机会的时候，四次中有三次能够做到。

活动样例：老师与一位孤独症儿童进行一对一活动

活动情境：儿童有耐心和兴趣参与并完成的游戏活动（例如拼图、画画）。

活动材料：拼图。

活动步骤：

①老师准备好儿童喜欢的拼图，先给儿童空白的拼图板。

②老师将拼图中的拼图块收起来。

③老师先拿出一块拼图交给儿童。

④等待儿童的反应，当儿童要第二块的时候，老师告诉儿童："这一块老师拼，老师拼完，你来拼。"

⑤老师拼完之后，再拿出一块给儿童，让儿童拼。

⑥依此轮流，直到将拼图拼完。

⑦如果在拼的过程中，儿童不愿意轮流，则要让儿童等待1~2分钟，继续重复上述操作步骤。

⑧直到儿童与老师之间完成轮流，活动结束。

活动样例：老师与多位孤独症儿童进行一对多活动

活动情境：有意义的、能够调动儿童积极性的集体活动（举手争取轮流机会）。

活动材料：图形时间板，视觉线索规则卡。

活动步骤：

①老师提前制作一个视觉线索规则卡。

②将制作好的视觉线索卡挂在脖子上，或者在所有的学生的桌子上都粘上这样一张线索卡。

③老师每次叫到一个人，如果这个人举手了，老师就要及时给予表扬。

④如果只是有人喊但是没有举手，那么老师不给予关注，但是指一指举手这个视觉线索规则卡。

⑤如果需要的话，可以让另一个教师提示儿童举手，一旦儿童举手，老师马上叫到他并表扬他，同时指一指视觉线索规则卡。

⑥有时候儿童需要坐下来或者是需要等待，那老师可以做一个图形时间板（上面有"等着"和"该我了"的符号），把时间板给儿童看，老师指着时间板说"等着，等着，等着，轮到了。"

⑦儿童在集体中活动的时候，老师可以将时间板放在儿童的面前，等到约定的时间之后，老师就把第一个"等着"符号擦掉，直到所有的"等着"符号擦掉之后，这个时候，允许儿童举手要求轮流的机会（开始的时候，擦掉两个符号中间的时间应该短一些，之后逐渐延长间隔时间，延长儿童待在集体中的时间）。

技能泛化

· 老师要经常使用线索卡提示儿童。

· 要使用固定不变的、清楚明了的短语吸引大家的注意。

6. 集体活动技能：跟从集体指令

干预目标：提升儿童跟从集体指令的能力。

具体干预目标样例：儿童在熟悉的集体活动中，4 次中有 3 次能够跟从常规集体指令。

活动样例：老师与一位孤独症儿童进行一对一活动

活动情境：有意义的、可以调动儿童积极性的集体活动。

活动材料：积木、玩具小汽车。

活动步骤：

①老师跟一位儿童面对面坐在桌子两边。

②等待儿童安静下来之后，老师将玩具小汽车给儿童。

③老师在桌子上设置玩具小汽车出发的起点和终点。

④让儿童在桌子上从起点开始滑动小汽车，老师在儿童滑动小汽车的过程中，用积木设置障碍，阻挡儿童的玩具小汽车经过。

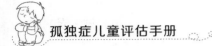

⑤当儿童的玩具小汽车经过积木做成的障碍物时，老师发出指令"停下来，看老师！"

⑥如果儿童成功看向老师之后，撤掉积木障碍物，直到小汽车顺利到达终点。

⑦如果儿童没有看向老师，则在1分钟之后再设置积木障碍，再次发出指令"停下来，看老师！"直到儿童成功看向老师。

活动样例：老师与多位孤独症儿童进行一对多活动

活动情境：有意义的、可以调动儿童积极性的集体活动（排队）。

活动材料：制作一面小红旗。

活动步骤：

①老师首先要在日常生活中告诉儿童看到小红旗就要排队。

②每次要排队的时候，老师就拿出小红旗不出声地等待儿童的反应，然后再发出语言指令"看小红旗，排队啦！"

③如果没有人或者是有人还没有排队，则需要另一位老师肢体提示儿童向举着小红旗的老师看过去，但是不发出语言指令。

④等待儿童熟悉了语言指令之后，逐渐慢慢地撤掉不出声的肢体提示。

技能泛化

·给不能较好地跟从集体指令的儿童安排一个辅助同伴，比如让辅助同伴戴上儿童熟悉的东西，然后让儿童模仿这个辅助同伴的行为。

·老师发出的集体指令要是儿童已经熟悉的、简短的、清晰的指令。

7. 换位思考能力：情感理解能力

干预目标：提升儿童情感理解能力。

具体干预目标样例：给儿童看各种不同表情的图片，观察他是否能够4次中3次能够识别出常见的情绪。

活动样例：老师与一位孤独症儿童进行一对一活动

活动情境：有意义的、能够调动儿童积极性的集体活动/游戏活动（识别不同的情绪）。

活动材料：儿童熟悉的老师、兄弟姐妹、父母或者是同学的不同表情的照片。

活动步骤：

①老师首先制作好情绪卡片（比如开心/快乐、难过、生气、恐惧、兴奋等不同的情绪）。

②先让儿童对这些不同的情绪卡片进行认识，能够大概识别出不同的情绪。

③然后老师拿出准备好的儿童熟悉的老师或者是兄弟姐妹的不同情绪的照片，并让一位辅助教师在儿童旁边示范与图片中所展示的情绪一样的面部表情，

让儿童根据这个表情找出对应的照片。

④当儿童成功地找出对应的表情之后，老师鼓励儿童并再一次说"这是/开心快乐，这是……"

⑤直到儿童认识完表情，并能正确地找出对应的表情后，活动结束。

活动样例：老师与多位孤独症儿童进行一对多活动

活动情境：有意义的、能够调动儿童积极性的集体活动/游戏活动（识别不同的情绪）。

活动材料：情绪面具、绳子。

活动步骤：

①老师首先制作好情绪卡片（比如开心/快乐、难过、生气、恐惧、兴奋等不同的情绪）。

②先让儿童对这些不同的情绪卡片进行认识，能够大概识别出不同的情绪。

③然后拿出制作好的不同表情的卡通面具，上面是不同的卡通人物。

④让儿童和同伴一起轮流戴上这些不同的卡通表情面具。

⑤老师带领一个儿童走到另一个同伴跟前，让儿童说出同伴戴的面具是什么表情，然后换过来，让同伴认出儿童头上戴的表情。

⑥重复上述动作，直到儿童把所有的同伴戴的表情面具都识别正确和识别完成，结束活动。

技能泛化

·对儿童在看到同伴表现出不同的情绪时，老师要及时问儿童他是什么感受。

·当儿童表现出某种情绪的时候，老师要始终如一地认同儿童的感受。

8. 换位思考能力：建立和发展友谊的能力

干预目标：提升儿童交友技能水平。

具体干预目标样例：经过提示，儿童能够在4次中有3次可以邀请同伴加入自己正在进行的活动。

活动样例：老师与一位孤独症儿童进行一对一活动

活动情境：儿童熟悉的、能够调动其积极性的社交游戏休闲活动。

活动材料：儿童喜欢的小汽车、积木。

活动步骤：

①在桌子旁边放上两把椅子，老师和儿童一起坐在桌子旁边。

②拿出儿童喜欢的玩具小汽车，告诉儿童今天要用积木搭建一个轨道，让小汽车在轨道上面行驶。

③老师拿出一块积木，让儿童放在桌子上，然后拿出另一块积木问儿童"这一块放在哪里呢？"

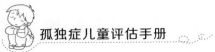

④等待儿童的反应，如果儿童拿起老师手中的积木，并搭建起来，老师可以鼓励儿童"你真棒，老师也一起加入游戏好吗？"

⑤接着，老师又拿出一块积木，可以模仿儿童的积木搭建，依此跟儿童在活动的过程中有互动的过程，但必须是轮流即老师一块，儿童一块。

⑥最后，完成轨道搭建。

活动样例：老师与多位孤独症儿童进行一对多活动

活动情境：有意义的、能够调动儿童积极性的集体活动/游戏活动（打招呼）。

活动材料：一首儿童熟悉的用于打招呼的歌曲。

活动步骤：

①老师播放平时用于打招呼的熟悉的歌曲。

②选择一个同伴跟随着音乐对其他同伴说"你好"，每次有人成功打招呼了老师都要说"你真棒！"

③然后让儿童观察一两轮之后，也让儿童跟随着音乐打招呼，同样有人成功打招呼了，老师都要说"你真棒！"

④直到儿童完成一轮打招呼，则活动结束。

技能泛化

·在儿童玩自己感兴趣的玩具或者是游戏的时候，老师要鼓励儿童让其他同伴加入游戏，并告诉儿童"……是想和你成为朋友呢"。

第三部分　沟通技能干预

1. 基本沟通技能：提出要求

干预目标：提升儿童提出要求的能力。

具体干预目标样例：观察儿童在完成活动以后是否能够表示做完了。

活动样例：老师与一位孤独症儿童进行一对一活动

活动情境：老师与儿童进行一对一活动，在活动中创造机会，促使儿童主动提出要求。

活动材料：带孔的卡通卡片、毛线/绳子、提示词卡。

活动步骤：

①在桌子左边放一张带孔的卡通卡片和一根毛线/绳子，右边放已经穿好的卡通卡片。

②在桌子中间放一个"我想要……"和一个"完成"的视觉提示词卡。

③要求儿童选择一张卡片，儿童要主动或在提示下说出"我想要……"（什么样的卡片）。

④老师和儿童比赛穿孔，老师注意控制自己的速度，以便和儿童同步完成。穿好后，老师说"我做完了"，让儿童跟着自己说"我做完了"。

⑤如果儿童未能表示"做完"，老师指着提示词卡"做完"，提示儿童模仿自己的说法，视情况逐渐减少提示次数。

⑥当儿童表示做完了的时候，老师说"太好了，你做完啦!"然后给予奖励。

活动样例：老师与多位孤独症儿童进行一对多活动

活动情境：课间以及自由时间游戏休闲活动，活动中创造机会，促使儿童主动提出要求。

活动材料：各种颜色的球、多个盒子、提示词卡。

活动步骤：

①老师提前将不同颜色的球放进若干盒子里。

②和儿童一起玩"你说我做"的游戏，老师先当说话者，要求儿童根据老师的指令找到指定物品，如老师说"找一颗黄色的球"，此时老师和儿童一起找，找到后，老师说"我找到了"，要求其他找到黄色球的儿童说出"我找到了"。

③若儿童不能跟随老师说出"我找到了"，此时老师展示写有"我找到了"的提示词卡。

④指定某位儿童当说话者，老师和其他儿童充当行动执行者，再次进行上述活动，要求完成任务的儿童说出"我找到了"，直至活动时间结束。

技能泛化

·在儿童进行刷牙、吃饭、理发等活动的时候，让儿童练习要求结束活动。

·在操场上荡秋千的时候，让儿童练习要求别人再多推几下。

·在儿童做作业或者进行他不喜欢的活动的时候(比如做数学作业)，让他练习请求别人帮助。

2. 基本沟通技能：基本回应能力

干预目标：提升儿童基本回应能力。

具体干预目标样例：给儿童一件他不喜欢的物品，他能够自发地表示"不要"。

活动样例：老师与一位孤独症儿童进行一对一活动

活动情境：在自然互动中创造机会，促使儿童主动做出回应。

活动材料：能够调动儿童积极性的物品(比如他喜欢的书)、提示词卡。

活动步骤：

①把儿童喜欢的书放在架子上，让他看得见但够不着。

②如果儿童没有以语言方式做出反应，那就喊他的名字进行提示，问他"你想要什么?"

③等待儿童提出要书，如果儿童没有回应，展示词卡提示"我要……"

④对儿童的请求迅速做出回应，但是给他一本完全不相干的、他不感兴趣的书，等待看他是否会拒绝这本书。

⑤如果儿童没有反应，口头询问"你是要这本书吗"，若儿童用手推开，老

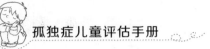

师展示词卡"不要"，告诉儿童如果不喜欢这本书，要说"不要"。

活动样例：老师与多位孤独症儿童进行一对多活动

*活动情境：*在自然互动中创造机会，促使儿童主动做出回应。

*活动材料：*扑克牌。

活动步骤：

①在小组活动中玩扑克牌，根据儿童的情况，选择能够调动其积极性的图案或数字。

②呼唤儿童的名字，问："你想要什么？"一旦他做出回应，让另一位儿童给他一张没要过的牌，等着看他是否会拒绝这张牌，如果他没有做出反应，就提示他说出"不要"。

③一旦儿童表示拒绝这张牌，那就撤回这张牌，并且马上给他正确的牌。

技能泛化

·把儿童完全不感兴趣的一件物品递给他，让他练习如何表示拒绝。

·问儿童想听什么音乐，让他说出几首自己喜欢的歌。

3. 基本沟通技能：回答问题

干预目标：提升回答问题的能力。

具体干预目标样例：成人问儿童问题的时候（"你叫什么名字""你住哪里""你多大了"），他能够给予回答。

活动样例：老师与一位孤独症儿童进行一对一活动

*活动情境：*在活动中创造机会，促使儿童主动回答问题、提出问题。

*活动材料：*一些卡片（上面有"你叫什么名字？""你住哪里？"之类的问题或者"是""不是"之类的回答；还可以使用彩色卡片，用同一种颜色表示问题，用另外一种颜色表示正确）、强化物。

活动步骤：

①允许儿童自己选择能够调动其积极性的强化物。

②准备一块"1、2、3、完成"的时间板，让儿童明白，需要回答三个问题之后才能得到强化物，根据儿童实际情况增减问题数量。

③问儿童第一个问题："你叫什么名字？"等着看他如何回应，若儿童没有回应，展示写有问题1"你叫什么名字？"的词卡。

④待儿童正确回答问题1，老师及时提供强化物。

⑤采用同样的方法进行问题2"你今年几年级？"和问题3"你喜欢吃什么？"的提问。

活动样例：老师与多位孤独症儿童进行一对多活动

*活动情境：*在集体活动中创造机会，促使儿童主动回答问题、提出问题。

*活动材料：*假想的麦克风、提示词卡、强化物。

活动步骤：

①两位儿童轮流采访对方，老师充当提示者。一位儿童提问"你周末去了哪里？"另一位儿童进行回答。若两位儿童没有反应，老师展示词卡"你周末去了哪里？"

②待儿童正确提问或回答问题，老师及时提供强化物。

③准备各种各样的问题，比如基本的"是"或者"不是"的问题，还有谁、什么、什么时候、什么地方以及为什么的问题。问的问题应该是儿童必须表示同意或者不同意的，必须说出喜欢什么、不喜欢什么的。

技能泛化

·儿童每天在学校都会碰到不同的工作人员（比如老师、校医、门卫、清洁人员），设计一系列跟这些人打交道时可能被问到的问题，让儿童回答。

·放学的时候，让儿童回答他要去哪里、和谁一起去。

·问儿童"什么时候做……？"让他回答。

4. 基本沟通技能：做出评述

干预目标：提升儿童做出评述的能力。

具体干预目标样例：老师通过视觉方式呈现各种各样的活动，观察儿童是否能够就最近完成的活动做出评述。

活动样例：老师与一位孤独症儿童进行一对一活动

活动情境：结构化互动以及自然互动，活动中创造机会，促使儿童主动做出评述。

活动材料：日常活动的卡片。

活动步骤：

①老师给儿童呈现出日常活动的卡片，比如吃饭、睡觉等。

②老师注意观察儿童在看卡片时的反应。

③老师拿到吃饭的卡片就问儿童"你早饭吃的什么呀？"让儿童做补充，说出自己早饭吃的是什么，比如"我早饭吃了一个汉堡"。

④老师拿到睡觉的卡片就问儿童"你几点睡觉呀？"让儿童做补充，说出自己是几点睡觉，比如"我9点睡觉"。

⑤直到卡片展示完，儿童成功地对所有的卡片进行述评，就结束活动。

活动样例：老师与多位孤独症儿童进行一对多活动

活动情境：结构化互动以及自然互动，活动中创造机会，促使儿童主动做出评述。

活动材料：问题词条、视觉提示词卡。

活动步骤：

①老师将事先准备好的问题词条贴在黑板上，比如"这个周末你干什么了？"

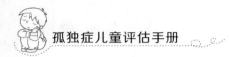

②然后让儿童选择一个同伴进行练习。

③让儿童回答问题，并且老师可以用事先准备好的视觉提示卡片提示儿童（比如"我周末去……""我周末吃了……"）。

④随着儿童回答问题越多，视觉提示卡片出现的次数逐渐减少。

⑤直到完成问题词条的回答，则结束活动。

技能泛化

·去超市的时候，老师让儿童对照购物清单说出各种食品的名字。

·找人举着儿童的一件东西问："这是谁的东西？"让儿童回答："我的。"

·收集一些儿童熟悉的人或事的图片，让儿童回忆这是谁，并且描述过去那个时候发生了什么。

5. 基本沟通技能：提出问题

干预目标：提升儿童提出问题的能力。

具体干预目标样例：给儿童看不认识的人的照片或者是图片，他能够问："这是谁？"

活动样例：老师与一位孤独症儿童进行一对一活动

活动情境：社交游戏休闲活动，活动中创造机会，促使儿童主动了解信息。

活动材料：儿童喜欢的故事书。

活动步骤：

①老师跟儿童一起看一本故事书。

②在看故事书的过程中，老师时不时地问儿童："这是什么呀？""他在干什么？"

③指着书上的图片，等待儿童是否能够问出"这是什么"的问题。

④一旦儿童问出"这是什么"的问题，老师给予儿童鼓励，活动结束。

活动样例：老师与多位孤独症儿童进行一对多活动

活动情境：社交游戏休闲活动，活动中创造机会，促使儿童主动了解信息。

活动材料：音乐、自粘标签。

活动步骤：

①老师在每一个儿童的胳膊上用自粘标签写上同伴的名字。

②让大家围成一个圆圈。

③播放音乐，儿童跟随音乐以圆圈的形式走起来。

④当音乐停止的时候，儿童也要停下来，然后拍一拍前后同伴的胳膊，并念出胳膊上的名字。

⑤被念到名字的人要回答"到"。

⑥然后继续播放音乐，进行下一轮。

技能泛化

·儿童平时在接电话的时候，要告诉儿童先称呼对方的名字。

·老师在上课点名的时候，让儿童问："谁没有来？"

·打热水的时候，让儿童自己问："您可以帮我打点水吗？"

6. 社会情感技能：表达简单情绪

干预目标：提升儿童表达简单情感的能力。

具体干预目标样例：当儿童感觉不舒服的时候，儿童能够通过语言或者是沟通卡表达需要"放松一下"的意愿。

活动样例：老师与一位孤独症儿童进行一对一活动

活动情境：让人紧张的社交环境，儿童身处其中表现出不舒服的感觉。

活动材料：卡片、放松的活动(深呼吸、甩甩手、数数)。

活动步骤：

①老师在上课之前提前准备好一些表示紧张的社交环境的视频或者是卡片。

②在上课的时候，老师给儿童看一张卡片，告诉儿童发生了什么。

③然后在儿童看完之后，老师播放或者拿出准备好的放松的图片，比如深呼吸。

④告诉儿童在遇到紧张的环境的时候，我们可以用深呼吸来帮助自己放松。

⑤给儿童展示完了之后，老师模拟一个紧张的情境。

⑥如果儿童能做出放松的活动，比如深呼吸，则活动结束。

⑦如果儿童不能做出放松的活动，则再进行下一次的循环。

活动样例：老师与多位孤独症儿童进行一对多活动

活动情境：能让儿童主动表达简单情绪的体育类游戏和活动。

活动材料：镜子。

活动步骤：

①老师提前准备好一面较大的镜子，放在干预房间里。

②然后老师告诉儿童需要对着镜子做出各种不同的表情，表达自己的心情。

③老师先示范，比如一边做出一个抓狂的表情，一边说："气死我了！"

④然后老师让儿童对着镜子轮流做出自己的表情。

⑤边做表情的时候，要边说出来心里的感觉，即表达的是什么情绪。

⑥当儿童可以顺利地表达出自己的感情的时候，则活动结束。

技能泛化

·当儿童感觉不舒服的时候，告诉儿童要把自己的感受说出来。

·同桌微笑的时候，让儿童说："他看起来很开心。"

·当儿童感觉难过的时候，让他说出来或者是让他表示想要别人抱一下。

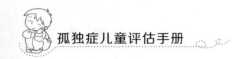

7. 社会情感技能：表达复杂情绪

干预目标：提升儿童表达复杂情感的能力。

具体干预目标样例：在容易引发某种情绪的场合，儿童能够自发地通过语言方式或者使用沟通卡表达情绪（比如"我很害怕""我不喜欢这个"）。

活动样例：老师与一位孤独症儿童进行一对一活动

活动情境：能让儿童体验各种情绪并且主动进行沟通的活动。

活动材料：相机、照片、故事书。

活动步骤：

①老师在与儿童日常接触过程中，将儿童表现出情绪的场景时刻拍成照片。

②然后把给儿童拍好的照片粘贴在一本书上，编成一个社交故事，并用文字加以说明，比如："当我（做完某件事情）的时候，我感到很害怕（自豪或者开心）"，每页一张照片，配一段文字。

③把这本社交故事书经常给儿童看，并且多看几遍。

④在看的过程中，老师要创造机会，让儿童主动表达出来当时的感受。

活动样例：老师与多位孤独症儿童进行一对多活动

活动情境：能让儿童体验各种情绪并且主动进行沟通的活动。

活动材料：相机。

活动步骤：

①老师在上课的过程中，把儿童在课堂上的表现拍成视频，注意抓拍不同的情绪。

②制作好视频后，在下一次的上课中或者是上课前静音播放视频。

③老师在播放视频的过程中，用语言或是视觉方式说出其中不同的情绪。

④说完之后，老师不再说，等待儿童说。

⑤儿童说完之后，可以让同伴接着说。

⑥如果儿童没有反应，就让同伴提示儿童。

技能泛化

· 看到别的小朋友拿着他喜欢的东西，让儿童说出相关情感，比如"他喜欢泰迪熊，所以老是抱着它，我也是这样。"

· 下雨天，电闪雷鸣的时候，让儿童说出自己的恐惧，比如"声音太大了！"

8. 社会情感技能：做出亲社会表达

干预目标：提升儿童做出亲社会表达的能力。

具体干预目标样例：在结构化社交活动中，儿童有机会自发地邀请同伴玩的情况下，5次中有4次能够邀请同伴。

活动样例：老师与一位孤独症儿童进行一对一活动

活动情境：社交游戏休闲活动，活动中创造机会，促使儿童主动做出亲社会沟通行为。

活动材料：音乐、提示词卡。

活动步骤：

①老师和儿童面对面坐着。

②老师播放儿童熟悉并喜欢的音乐。

③准备好在游戏的过程中，儿童可能需要用到的提示词卡(比如"再来一次""再玩一次"等)

④然后，老师和儿童手拉手，前后摇晃，边摇边唱："拉大锯，扯大锯，姥姥家门口唱大戏"。

⑤老师和儿童变换不同的动作幅度和歌曲节奏，最终确定儿童喜欢的玩法，然后停下来。

⑥老师等待儿童表达他还想要玩这个游戏。

⑦当儿童表达出他想要再继续玩这个游戏的时候(比如用力拉老师的手，或者是借助提示图卡)，老师加入儿童跟他一起。

活动样例：老师与多位孤独症儿童进行一对多活动

活动情境：社交游戏休闲活动，活动中创造机会，促使儿童主动做出亲社会沟通行为。

活动材料：喜欢的球(图5)。

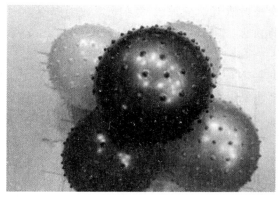

图5　球

活动步骤：

①把儿童带到正在玩喜欢的游戏(拍球)的同伴身边，并告诉他："这是……非常喜欢的游戏。"

②当儿童决定在这里玩的时候，老师就告诉儿童："……在那边玩，你可以请他一起玩。"

③等待儿童的反应，看他是否能够邀请同伴一起玩。

④如果不能邀请同伴一起玩，老师就给予儿童提示。

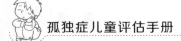

⑤并在玩游戏的过程中，老师要创造一些机会，即必须两个人才能一起玩的时刻，促使儿童主动做出亲社会沟通行为。

⑥老师依据情况逐渐减少提示次数。

技能泛化

· 当儿童与同伴结束一个游戏活动之后，老师要提醒儿童对同伴说："谢谢你跟我一起玩。"

· 课间在操场上活动的时候，老师提示儿童邀请同伴一起加入游戏。

· 当儿童不小心碰到别人的时候，老师要提示儿童主动说"对不起"。

9. 基本对话技能：双向交流

干预目标：提升儿童双向交流的能力。

具体干预目标样例：在儿童非常了解将会发生什么的情况下（比如打电话问候别人、传个信息、放学回家），再借助视觉支持手段（比如线索卡），观察儿童是否能够自主进行四轮对话，5 次中有 4 次能够做到。

活动样例：老师与一位孤独症儿童进行一对一活动

活动情境：一对一活动，活动中创造机会，促使儿童主动进行双向语言沟通。

活动材料：提示词卡、玩具电话。

活动步骤：

①老师根据儿童平时表现，观察儿童喜欢跟谁对话。

②根据观察到的内容，老师制作线索卡，线索卡上面可以写上用于发起对话的信息，比如"嗨，你好！""你是谁？"等。

③然后在玩具电话旁边，老师用魔术贴将制作好的线索卡贴在电话旁边。

④当电话铃声响起的时候，儿童按照线索卡进行模拟对话。

⑤如果电话铃声响了，儿童没有反应，或者没有完成线索卡脚本的内容，老师则进行提示。

⑥同样的方式、同样的顺序，多重复几遍。

线索卡脚本如下：

朋友或者亲戚：嗨，（某某）。

儿童：嗨，（某某），你怎么样。

朋友或者亲戚：很好，你怎么样？

儿童：我也很好。

朋友或者亲戚：你今天在学校干什么了，挑一件事儿跟我说一说呗。

儿童：我在学校吃午饭了。

活动样例：老师与多位孤独症儿童进行一对多活动

活动情境：小组活动，活动中创造机会，促使儿童主动进行双向语言沟通。

活动材料：日记本。

活动步骤：

①首先，需要老师在课堂上给儿童讲解写日记的方法、日记的格式（比如"今天，我做了……""昨天，我做了……""明天，我想做……"）。

②然后，老师让儿童和同伴开始按照这样的格式来写日记。

③写完日记之后，老师将能力相同的两个儿童分到一组，让他们分享自己写的日记。

④老师提示儿童和同伴轮流分享各自日记的内容。

⑤等到儿童和同伴熟悉了这种日记格式之后，就让他们脱离日记本。

⑥逐渐形成真正的对话。

日记内容示例：

同伴：今天，我坐公交车到的学校。

儿童：今天，我妈妈带我来的。

同伴：昨天，我去游泳了。

儿童：昨天，我去公园了。

同伴：明天，我想玩电脑。

儿童：明天，我想去麦当劳。

技能泛化

·在外出郊游或者是在公交车上的时候，让儿童对别人的话给予反馈（比如"嗯哼""啊哈""好的"）。

·在自然情境中，活动发生转换的时候，让儿童先获取同伴的注意，再说"嗨"或者"再见"。

10. 基本对话技能：话题

干预目标：帮儿童找到更多的话题。

具体干预目标样例：在提供沟通支持手段的情况下，观察儿童是否能够主动进行双向对话，可以谈论两个自己不感兴趣的话题，并进行四轮以上的交流。

活动样例：老师与一位孤独症儿童进行一对一活动

活动情境：自然互动以及结构化互动，在互动中创造机会，促使儿童主动进行对话。

活动材料：儿童的相册、老师的相册。

活动步骤：

①老师为儿童准备一个相册，里面有最近发生的事情的照片。

②老师翻看相册，每看到一张照片，都让儿童说一说与此有关的一件事情。

③等待儿童说了之后，老师做出评述。

④就这样依次轮流，等待看完儿童的相册之后，再给儿童看老师的相册。

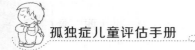

⑤老师指着自己相册中的照片，讲发生的事情，等待儿童问问题或者是对老师发生的这件事情做出评述。

⑥如果儿童没有反应，老师就用线索卡提醒儿童。

⑦按照上述方式多重复几遍，视情况逐渐减少提示次数，逐渐丰富对话内容，根据每张照片可以多进行几轮对话。

活动样例：老师与多位孤独症儿童进行一对多活动

活动情境：自然互动以及结构化互动，在互动中创造机会，促使儿童主动进行对话。

活动材料：纸、笔。

活动步骤：

①老师根据日常与儿童的交流，将儿童感兴趣的话题做成一个对话册。

②老师可以根据儿童实际情况，可以使用图片、图形符号或者文字制作适合儿童的书，就儿童喜欢的话题列出一个清单。

③书里的设计可以是：

话题：体育队

儿童：我喜欢某某队，因为……

同伴1名字：他喜欢某某队，因为……

同伴2名字：她喜欢某某队，因为……

儿童在进入社交场合之前，看看这本书，复习一下同伴们的兴趣爱好，这样可以帮助儿童在与同伴互动的时候找到合适的话题。例如：

我可以问同伴1有关……的事情。

同伴1可以和我聊……

技能泛化

·与年纪较小的孩子讲话的时候，让他选择适合其年龄的对话主题。

·让儿童在对话中注意轮流进行。

·让儿童参与其他同伴的话题。

11. 基本对话技能：非语言交流

干预目标：提升儿童非语言交流的能力。

具体干预目标样例：儿童在与他人进行对话的时候，观察儿童是否能够坐在或者站在离沟通对象30到60厘米之间。

活动样例：老师与一位孤独症儿童进行一对一活动

活动情境：自然互动以及结构化互动，在互动中创造机会，促使儿童主动进行对话。

活动材料：录像机或者是有录像功能的手机、线索卡（图6、7、8）。

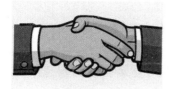

图 6　握手　　　　　　　　图 7　大笑　　　　　　　图 8　坐下来

活动步骤：

①首先，老师将儿童熟悉的老师和同伴表现出的夸张的非语言行为（比如肢体语言）拍成视频。

②这些夸张的非语言行为，比如站到离沟通对象 60 厘米开外或者离人太近、夸张的大笑等等。

③制作好视频后，准备在课堂上或者是休息时间播放给儿童观看。

④在播放的过程中，老师要帮助儿童识别出视频中的非语言行为，可以借助线索卡进行提示。

⑤如果儿童能够准确识别出视频中的非语言行为，则逐渐撤掉线索卡提示。

⑥最后，在实际的社交互动中之前，老师可以先带领儿童预习这些视频。

⑦如果儿童不能准确识别出这些非语言行为，则再次进行线索卡提示。

活动样例：老师与多位孤独症儿童进行一对多活动

活动情境：自然互动以及结构化互动，在互动中创造机会，促使儿童主动进行对话。

活动材料：呼啦圈或者是粉笔、线索卡。

活动步骤：

①老师给儿童和同伴准备好适合他们的呼啦圈。

②如果没有呼啦圈，老师就用粉笔在两个儿童之间画一条线，表示两个人之间的距离。

③首先让儿童和同伴分别站到属于自己的呼啦圈里面，并告诉儿童和同伴，这是他们之间应该保持的距离。

④结束之后，老师告诉儿童背对背转过身去。

⑤然后玩一个模仿游戏。

⑥老师用生动的语调说："准备好了吗？开始！"

⑦然后大家都转过身来，做出滑稽的非语言行为（面部表情、手势、身体姿势）。

⑧然后老师再让儿童和同伴相互模仿对方的动作。

⑨依次轮流，直到活动结束。

技能泛化

·在日常生活中，有人对儿童说话的时候，要让儿童看向对方并且要转向

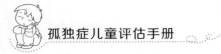

说话的人。

· 儿童开启一段对话之后，要让儿童等待沟通对象的确认（例如点头、微笑）之后，再继续说下去。

· 在图书馆或者是需要保持安静的场所里，让儿童学会根据场景调节自己的音量大小。

第四部分　干预过程记录

依据儿童发展规律，干预的整体顺序为关键技能、社交技能、沟通技能。每次干预前需确定要进行干预的技能，需要根据儿童当前在该技能的水平确定是否要对该技能进行干预，若儿童能够"泛化使用"该技能，则无须进行干预；若儿童处于该技能的"没有掌握""初步掌握"或"已经掌握"阶段，则需要进行干预，对应的干预目标可以是"初步掌握""已经掌握""泛化使用"，具体干预目标可以根据儿童的能力来制定。例如，儿童当前在共同注意技能的水平是"没有掌握"，经过干预后，能力较低的儿童能够达到的目标水平是"初步掌握"，能力较高的儿童能达到的目标水平可以是"已经掌握"，甚至是"泛化使用"。表格中的0＝没有掌握，1＝初步掌握，2＝已经掌握，3＝泛化使用，请在"当前水平""目标水平""是否干预"框下面打"√"，并填写干预日期。

在每次干预后，还需要对干预过程进行记录，包括干预主题、时间、地点、过程等。以下是孤独症儿童干预计划表和孤独症儿童干预过程记录表的部分内容（表1、表2）。

表1　孤独症儿童干预计划表

关键技能	当前水平				是否干预		目标水平			干预时间
	0	1	2	3	是	否	1	2	3	
1. 非语言社交互动：共同注意										
2. 非语言社交互动：手势										

社交技能	当前水平				是否干预		目标水平			干预时间
	0	1	2	3	是	否	1	2	3	
11. 游戏休闲技能：独自游戏休闲活动										
12. 游戏休闲技能：结构化的社交游戏休闲活动										

续表

沟通技能	当前水平				是否干预		目标水平			干预时间
	0	1	2	3	是	否	1	2	3	
19. 基本沟通能力：提出要求										
20. 基本沟通能力：简单回应										

表 2 孤独症儿童干预过程记录表

基本信息	干预主题：_____ 干预时间：_____月_____日　　　星期_____ 干预地点：教室□　　个训室□　　操场□　　其他_____ 使用的教具与玩具：_____
干预过程	1. 2. 3. 4.
干预效果	儿童达到预期干预目标　　　　　□ 儿童未达到预期干预目标　　　　□ 儿童不配合干预　　　　　　　　□
干预的评价 与反思（或说明）	

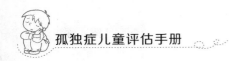

附录十二　KONTAKT 训练

（一）KONTAKT 训练清单检核表

表1　KONTAKT 训练清单检核表

环境	不符合	比较不符合	一般	比较符合	符合
1. 房间无干扰	1	2	3	4	5
2. 照明合适	1	2	3	4	5
3. 桌椅对儿童来说是舒适的	1	2	3	4	5
4. 计算机/屏幕/挂图对所有儿童可见	1	2	3	4	5
5. 提供活动材料	1	2	3	4	5
6. 有视觉提示	1	2	3	4	5
训练者	不符合	比较不符合	一般	比较符合	符合
7. 至少有 2 名训练者	1	2	3	4	5.
8. 至少有 1 名训练者有孤独症儿童研究经验	1	2	3	4	5
9. 与儿童关系融洽	1	2	3	4	5
儿童	不符合	比较不符合	一般	比较符合	符合
10. 一组中至少有两名相同性别的儿童	1	2	3	4	5
11. 相处融洽	1	2	3	4	5
准备工作	不符合	比较不符合	一般	比较符合	符合
12. 有电脑	1	2	3	4	5
13. 小组活动材料	1	2	3	4	5
14. 活动和讨论的例子	1	2	3	4	5
15. 零食	1	2	3	4	5
16. 可视化的活动安排	1	2	3	4	5
17. 儿童围坐成一圈	1	2	3	4	5
热身活动	不符合	比较不符合	一般	比较符合	符合
18. 鼓励儿童进行眼神交流，并称呼对方的名字	1	2	3	4	5
19. 鼓励所有儿童自我介绍并汇报自己的感受	1	2	3	4	5
20. 儿童使用了视觉辅助工具	1	2	3	4	5

团体规则	不符合	比较不符合	一般	比较符合	符合
21. 可视化的小组规则	1	2	3	4	5
家庭作业的跟进	不符合	比较不符合	一般	比较符合	符合
22. 检查每个小组规则	1	2	3	4	5
23. 给予正强化	1	2	3	4	5
24. 如有需要，为儿童提供额外的指导	1	2	3	4	5
25. 如果允许的话，以儿童的家庭作业为例					
小组练习	不符合	比较不符合	一般	比较符合	符合
26. 向儿童描述了要求	1	2	3	4	5
27. 每位儿童都参与练习	1	2	3	4	5
28. 给予儿童积极的评价、反馈和鼓励	1	2	3	4	5
点心时间	不符合	比较不符合	一般	比较符合	符合
29. 为儿童提供零食时间	1	2	3	4	5
30. 鼓励儿童在点心时间进行社交活动	1	2	3	4	5
小组讨论	不符合	比较不符合	一般	比较符合	符合
31. 与儿童讨论本周的话题	1	2	3	4	5
32. 每位儿童都参与讨论	1	2	3	4	5
33. 给予儿童积极的评价、反馈和鼓励	1	2	3	4	5
家庭作业	不符合	比较不符合	一般	比较符合	符合
34. 分配新的家庭作业	1	2	3	4	5
35. 充分描述作业要求					
36. 建议参与者在完成作业的过程中如遇困难，可以求助					
活动结束	不符合	比较不符合	一般	比较符合	符合
37. 鼓励儿童进行眼神交流，并称呼对方的名字	1	2	3	4	5
38. 鼓励儿童分享他们的经验和报告他们的感受					

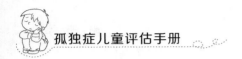

（二）12 课时 KONTAKT 训练过程框架

表 2　12 课时 KONTAKT 训练过程框架

课时	目的	小组练习	小组讨论	作业
1	介绍小组和干预信息	简单自我介绍，包括自己的优势、特长	保密的重要性	制定个人训练目标
2	了解小组其他成员，并就共同规则达成一致	"旋转瓶子"活动：介绍自己	认同团体规则，了解组员的兴趣和能力	设定可实现的中间目标，并确定一直支持的人。描述自己的想法，感受和行为有关的情况及目标有关
3	识别并表达面部表情	法兰克福测试和培训面部影响识别；旋转瓶子；最喜欢的消遣方式	对孤独症有什么了解？克服困难的优势和策略？	描述一种难以处理的情况（例如，当自己非常生气时）
4	基本的情绪、合作和非语言交流	如何察觉别人的情绪？闪烁的游戏	如何知道有人是否快乐，悲伤，愤怒或中立	描述与自己的目标有关的情况，并专注于短期与长期后果
5	复杂的情绪、肢体语言、合作和非语言沟通	法兰克福测试和培训面部影响识别；水果篮；角色扮演	如何解释通过手势和面部表情表达的情感？	请举例说明自己是如何用另一种方式来处理上述情况的
6	描述他人的意图和他们的肢体语言	旋转瓶子；哑剧	如何解释通过肢体表达自己？	描述一个难以理解他人身体语言或行为的情况
7	误解、复杂的情绪和非语言沟通	眨眼的游戏；什么改变了；角色扮演	误解；理解讽刺、嘲笑和善意的谎言	描述一下自己开始对话的情况。是怎么做的？是否有其他方法来处理这种情况？
8	疏离感和解决问题的感觉	旋转瓶子；寻宝游戏	如何处理不熟悉的社交场合	描述一个感到孤独或被排斥的情况
9	和不认识的人在一起	哑剧；与你不认识的人交谈	如何理解误解和孤独	描述一个与某人预约但对方取消的情况
10	和朋友联系	角色扮演；窃窃私语的游戏；旋转瓶子	怎样才能建议与朋友一起玩耍/聚会？如果他们取消，应该怎么办？	描述自己如何与最好的朋友建立友谊的

课时	目的	小组练习	小组讨论	作业
11	向不认识的人伸出援手	一项共同的活动(组织去超市购物)	与陌生人交流,例如去购物的时候询问商品的价格	描述与一个陌生人或不太了解的人交谈的情况
12	评估和展望		对KONTAKT的评价。进一步改进的策略	对未来的计划和对KONTAKT的评估。如何提高新获得的技能

(三)12课时KONTAKT训练设计(节选)

表3　12课时KONTAKT训练设计(节选)

课时2:了解小组其他成员,并就共同规则达成一致		
训练形式	训练过程	训练目的
家庭作业的跟进	1. 上节课的家庭作业是给小组内其他成员打电话问好,并询问该成员在本次训练设立的目标是什么 2. 每个成员轮流汇报自己的作业情况 3. 为表现积极的成员提供奖励 4. 总结并表扬所有成员的作业完成情况	加强成员间的联系; 提高成员主动交流的动机; 学会轮流
热身活动	1. 条件拥抱游戏:各成员手牵手站成一个圈,训练者说条件,符合条件的成员需要抱在一起。 如:训练者说"穿黑色鞋子的成员",此时符合该条件的成员应主动拥抱在一起 2. 为表现积极的成员提供奖励 3. 由"条件拥抱游戏"引出小组规则是什么,有什么作用,并列出几点已经制定好且必须遵守的规则。比如不允许发生肢体冲突;听指令;举手发言;尊重他人;当别人说话时不要说话	听从指令; 主动观察他人; 通过肢体接触,加强成员间的联系; 了解团体规则是什么以及规则对团体的重要性
小组讨论	1. 小组讨论团体规则,鼓励每位成员积极主动地说出自己的想法 2. 最大限度地认同成员提出的规则 3. 制定惩罚机制,如果小组内有成员违法规则,需要受到什么惩罚	主动说出自己的想法; 制定成员认可的规则; 遵守规则,避免惩罚
小组练习	1. 每位轮流在黑板上写下制定的团体规则,并向训练人员介绍该规则 2. 训练人员与成员交流和修改,制定最终的规则 3. 成员合作制定一个团体规则公告牌,张贴在训练室最显眼的位置	加强团体规则的意识; 学会轮流; 培养集体意识和合作意识

训练形式	训练过程	训练目的
家庭作业	向家长或朋友描述制定的团体规则，说一说自己将如何遵守规则	表达自己的想法
活动结束	强调团体规则的重要性，鼓励成员在之后的训练中要遵守规则	树立对规则的认识

课时 6：描述他人的意图和他们的肢体语言

训练形式	训练过程	训练目标
热身活动	1. 小组成员互相问好 2. 在室外进行跑步接力活动 3. 对完成接力任务的成员进行奖励 4. 把完整的过程拍摄下来	促进小组成员之间的互动 强化表情理解 促进孤独症个体的自我表达、目光接触、口头或非口头的社会交流
团体规则	熟悉制定的社交规则，以指导组员互动	产生对社交规则的认识 学习和尊重社会规范
家庭作业的跟进	1. 每位成员报告家庭作业的结果，做出相应的面部表情 2. 接受训练人员和同伴的反馈 3. 对完成作业的成员进行奖励	社交强化和反馈，社会支持
小组练习	1. 播放接力视频 2. 每位成员描述另一位成员在视频中做了什么 3. 小组活动：哑剧表演和身体语言的"你做我猜"	以游戏的方式训练基本的互动、交流以及合作 识别和表达他人的身体语言，促进语言和眼神接触的习得 描述一个很难理解他人肢体语言或行为的情况
点心时间	1. 在结构化的情况下进行，每位成员用身体语言表示自己想要的食物和餐具 2. 负责分发的成员用身体语言给予反馈	强化对规则的遵守 训练身体语言的理解与表达
小组讨论	1. 讨论话题"身体语言是万能的吗？" 2. 每位成员发表自己的见解 3. 训练人员进行总结，强调身体语言在日常交流的辅助作用	认清身体语言的地位 鼓励孤独症成员主要用语言表达，用身体语言辅助
家庭作业	1. 每名成员自己或由家长代替拍摄一段他人的活动，包括但不限于公交车上的人、公园里的人、家里的人等 2. 描述视频中某人的身体姿势是什么，代表什么含义，发到指定平台上	训练日常实际生活中的对身体语言的感知 促进归纳 激励应用新技能
活动结束	小组成员用身体语言轮流表达对本节课的感受	促进小组成员之间的互动

续表

	课时 9：和不认识的人在一起	
训练形式	训练过程	训练目标
热身活动	1. 小组成员互相问好 2. 讲述过去几天的经历和训练开始时自己的心情 3. 交流时和其他组员有眼神和言语的交流	促进小组成员之间的互动 促进孤独症个体的自我表达、目光接触、口头或非口头的社会交流
小组练习	1. 邀请成员不熟悉的志愿者加入本次训练 2. 要求主动向志愿者打招呼，询问志愿者的相关信息，比如从哪里来，有什么爱好 3. 如果有成员不习惯和陌生人主动问好，可以让他观察其他成员和志愿者的互动，或者老师示范和志愿者交流 4. 鼓励儿童积极主动与志愿者交流	和不认识的人接触 主动发起社交对话 主动提问
点心时间	1. 志愿者和成员玩"老鹰捉小鸡"的游戏 2. 每位成员轮流扮演"老鹰"，主动对扮演"小鸡"的其他成员和志愿者发起进攻	通过游戏互动，与不认识的人建立联结 提高成员主动参与社交活动的能力
小组讨论	1. 志愿者和成员紧挨着坐在一起 2. 各成员自主选择和志愿者共同完成的活动，如一起完成乐高、画画、看书，或者开展对话	主动开始一个话题 接受他人的好意 学会合作
家庭作业	1. 周末出去玩的时候，可以选择人多的地方，比如游乐园、动物园或知名景点，记得戴好口罩 2. 描述一个与某人预约但对方取消的情况	逐渐适应与不熟悉的人待在一起 减少对环境的焦虑感
活动结束	1. 各成员向志愿者告别，表达下次能再接触的愿望 2. 轮流表达今天的心情和感受	与逐渐熟悉的人进行社会交流 强化轮流 表达自己的感受

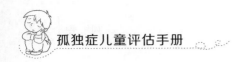

附录十三   SPACE 评估和 JASPER 干预相关材料

（一）简短游戏和沟通评估表实施清单

简短游戏和沟通评估表实施清单

孩子：　　　　　　　　　成人：　　　　　　　　评定等级：

评估日期：

说明：

（1）如果成人根据 JASPER 指南正确使用该策略，则标记"是"

（2）如果成人没有按照 JASPER 指南正确使用该策略，则标记"否"

（3）如果成人在游戏过程中没有机会使用该策略，则标记"无/有"

评估期间的行动	是	否
（1）成人提供正确的游戏材料		
（2）成人开始评估时，会摊开手掌说："我们一起玩吧！"然后停下来让孩子选择玩具		
（3）成人通过环境的设置帮助孩子注意和参与所有的材料		
（4）成人避免模仿游戏行为，避免提供与玩具相关的口头或身体提示		
（5）成人对参与和管理提供适当的支持策略		
积木、卡车、形状分类器和拼图	是	否
（6）成人引入封闭的玩具盒或玩具袋，等待儿童打开盒子探索玩具		
（7）成人允许孩子有足够的时间去玩所有的玩具		
谷仓、食品、家具和人物动物模型类	是	否
（8）成人引入封闭的玩具盒或玩具袋，等待儿童打开盒子探索玩具		
（9）成人允许孩子有足够的时间去玩所有的玩具		
气球或泡泡	是	否
（10）成人将气球或泡泡放在桌子上，进行 2~4 次的演示		
（11）成人会停顿，并给孩子提供机会自发地提出要求（眼神交流，点头，给予，语言），而不会催促孩子把气球或泡泡还给成人		
指向图片	是	否
（12）成人完成 3 个远端点指示：成人要完成整个动作，不延伸超过肘部；成人要用目光盯着孩子，不回头看；按照左、右、后的顺序执行		
（13）成人指着图片叫孩子的名字两次。成人停顿，等待回应，然后指向图片		

续表

评估期间的行动	是	否
发条玩具	是	否
（14）成人激活桌子上的发条玩具，让孩子看到但是够不着，以此让孩子有机会要求玩具或分享兴奋		
球	是	否
（15）成人把球放在桌子上开始，并伸出手似乎准备接球。成人暂停，等待儿童的反应：①如果儿童滚动球，成人来回滚动几次。②如果儿童不滚动球，大人将球滚给孩子一次，如果孩子对球不感兴趣，大人将球移开		
其他成人活动	有	无
（16）成人以邀请开始，如"让我们唱首歌！"或"让我们玩个游戏吧！"		
（17）成人暂停，让孩子要求，然后重复歌曲		
总得分：		

（二）简短游戏和沟通评估表

SPACE 评估数据收集表

儿童：		成人：		日期：

说明：
1. 计数并圈出儿童在测试过程中展现出的技能。
2. 记录儿童共同参与和调节的总体质量。
3. 只记录自发的游戏，提要求和互联注意技能（不是模仿或者辅助的反馈）。

共同参与	调节	共同注意技能	提要求的技能	语言（平均句子长度）
无	无	对共同注意的反应	通过注视来提要求	无语言
		无　1　2　3	无　1　2+	
一瞬间	一瞬间	通过注视表示分享	通过伸手来提要求	部分/接近
		无　1　2+	无　1　2+	
持续的时间间隔	持续的时间间隔	通过展示来提要求	通过给予来提要求	一个词
		无　1　2+	无　1　2+	
1～2分钟	1～2分钟	通过指/点来提要求	通过指/点来提要求	2-3个词
		无　1　2+	无　1　2+	
几分钟	几分钟	通过给予来分享	通过语言来提要求	词组
		无　1　2+	无　　有	
占干预大部分时间	占干预大部分时间	通过语言来分享	结合眼神接触，姿势和语言	句子

续表

		无　　　有	无　提要求 共同注意	
共同注意目标				
反应	看/注视	展示	指/点	给予/协调

（三）SPACE 评估详细过程

进入 SPACE 评估后，评估者和孤独症儿童面对面坐在桌子旁边，一开始可以将玩具放在孤独症儿童看得到但够不着的另一张桌子或者是书架上面，并将部分玩具装入黑色不透明的盒子或袋子当中（图9，图10）。评估者在与儿童进行互动时要避免使用有用信息语言（娃娃、披萨等）及示范性语言（洗澡、吃饭等）。尽量采用无用信息语言（真棒、优秀等）。在评估过程中，评估者在与孤独症儿童进行互动的时候要有适当的停顿，以记录儿童的反应，停顿时长一般为3秒。共同注意评估主要包含以下五个玩具互动环节（玩具互动可以无顺序进行）：

（1）不透明袋子的玩具。

（2）拆开的拼图玩具。

（3）厨房玩具：人物模型、勺子或食物。

（4）三张海报：三张不同的海报贴在孩子左侧、右侧（转头 90°方向）和后侧。

（5）发条玩具。

评估时，将装在黑色袋子里的玩具呈现在儿童面前，用期待的眼神和语气对儿童说："我们一起玩吧！"等待3秒，记录儿童的反应，若儿童将袋子中的玩具拿出来并展示给评估者看则可记为共同注意展示行为。若儿童没有用语言或是手势提出请求玩某一种玩具，则我们就可以从任意玩具开始。将拆开的拼图放在桌子上，等待3秒，观察儿童的反应，如果儿童指着拼图并说"拼图"则可记为共同注意指行为。将厨房玩具放在桌子上，等待3秒，若儿童将人物模型展示给评估者看，则可记为共同注意分享行为，若儿童将勺子或者是叉子递给评估者，则可记为共同注意给行为。然后按顺序指向孩子右方、后方和左方的三张图片。先指向右方的图片，呼孩子名字两次，指向图片（此时看向图片不要看孩子）等待3秒，3秒结束之后，如果孩子没有反应，再呼孩子名字两次"小华，小华"（等待3秒），"那里有个小猫！"（指向、看向小猫图片）。指时是右手伸着指左边图片，左手伸着指右边图片。若孩子能够跟随评估者的视线和手势则可记为反应性共同注意行为，若孩子可以说出图片上的动物或指向室内其他的物品，则可记为主动性共同注意行为。在桌子的一角发动发条玩具，孩子可以看到但是拿不到。然后，暂停发条玩具，等待3秒，观察儿童的反应，如果儿童看向发条玩具，又看向评估者再回到发条玩具则可记为眼神协调行为。

三张图片的方向和环境安排　　　　　　　　所有玩具

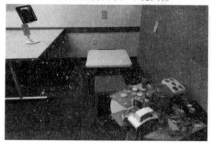 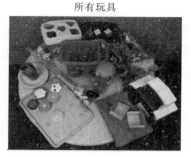

图 9　SPACE 评估的环境设置和玩具选择

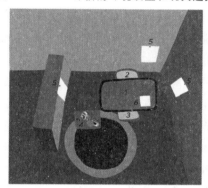

图 10　SPACE 评估的环境布置和玩具设置简略图

（1）桌子；（2）儿童椅子；（3）成人椅子；（4）在评估员旁边的小桌子或架子上的玩具；
（5）三张不同的卡通海报；（6）SPACE 数据收集表格

（四）JASPER 干预详细过程

游戏1：搭建积木

游戏材料：乐高、人物模型/动物模型。

强化物：薯片。

游戏情景：面对面与儿童坐着，在儿童熟悉的自然场景下进行活动。

活动内容：游戏开始时，将分散的积木或乐高块放在孩子视线范围内，用期待的眼神并张开双臂对儿童说："我们一起玩吧！"观察儿童的反应。儿童若没有反应，干预者看着儿童的眼睛用手指着积木，邀请儿童一起玩。停留时间，给儿童机会做出反应，当儿童拿起积木的时候，干预者跟着儿童一起拿起积木（模仿），等待儿童的行为，儿童开始拼积木的时候，干预者也跟着儿童一起拼积木，并用简短清晰的语言说："积木。"干预者在与儿童一起搭建积木的过程中，要给儿童3~4秒的时间观察儿童的反应，并模仿儿童有意义的行为。当积木搭建完了之后，干预者要将事先准备好的动物模型或人物模型放在儿童视线范围之内，搭建完积木之后，等待儿童的反应，儿童没有下一步行为时，干预者可以将人物或动物模型放在积木上方（示范），并用手指着说："站上去。"等待儿童的反应。整个干预过程时长为 30～35 分钟，在干预过程中，干预者应当要随时注意儿童的情绪变化，一旦孩子对游戏不感兴趣或有其他无意义行为时要及时改变游戏环境或游戏主题，避免儿童问题行为的产生，在干预过程中也可以用强化物适当给予儿童奖励。

游戏 2：制作披萨

游戏材料：披萨玩具、动物模型、厨房玩具。

强化物：巧克力。

游戏情景：面对面与儿童坐着，在儿童熟悉的自然场景下进行活动。

活动内容：游戏开始时，将分散的披萨块放在孩子视线范围内，用期待的眼神并张开双臂对儿童说："我们一起玩吧！"观察儿童的反应。等待儿童是否会拿起分散的披萨块，若儿童拿起披萨块，干预者也跟着拿起披萨块以模仿儿童的行为，然后等待儿童的反应。若儿童没有将披萨块粘贴在一起，干预者可以示范这一行为，并看向儿童用手指着说："披萨。"将披萨拼接完成之后，干预者可以拿出事先准备好的动物模型和厨房餐具，等待儿童的反应。若儿童做出有意义的行为，干预者可以模仿儿童的行为，比如可以将披萨放进烤箱，假装烘烤披萨，干预过程中干预者要做出和儿童一样的行为，并且要随时关注儿童的情绪变化，避免儿童问题行为的产生，也可以用强化物适当给予儿童奖励。当披萨烘烤完成之后，等待观察儿童的反应。若儿童可以拿出盘子，将披萨装在盘子里，干预者可模仿儿童的行为，在需要示范的时候，干预者可以做出恰当的示范动作，比如将披萨放在嘴边，假装吃披萨。这时候，我们可以让待在一旁的动物模型也加入进来，当然要先等待儿童的反应，若儿童可以假装给动物模型吃披萨，干预者即可以模仿儿童的这一行为。在干预过程中，干预者要以儿童为主体，在儿童做出有意义行为的时候，模仿儿童的行为，在儿童需要帮助的时候，示范更高一级的行为。

游戏 3：主题游戏：去游乐园

游戏材料：家庭模拟玩具、游乐园模拟玩具、乐高、人物模型、小汽车等。

强化物：咪咪虾条。

游戏情景：面对面与儿童坐着，在儿童熟悉的自然场景下进行活动。

活动内容：游戏开始时，将分散的玩具放在孩子视线范围中，用期待的眼神并张开双臂对儿童说："我们一起玩吧！"观察儿童的反应。本次游戏包含两个活动场景，一个是家，另一个是游乐场。首先将一部分玩具放在儿童的视线范围之内，然后等待儿童的反应。如果儿童做出有意义的行为，干预者则模仿儿童的行为，跟儿童做出一样的动作。比如，首先，可以将家庭模具中的玩具拿出来，搭建房子。这一套玩具中有床、桌子、台灯等。干预者可以观察儿童的反应，并在儿童需要帮助的时候做出示范，和儿童一起完成房子的搭建。然后干预者在和儿童互动的过程中，可以使用简短的语言说"台灯""柜子"等，也可借助手势指着物体说。说完之后，干预者要停顿等待儿童做出反应，然后再继续下一步的游戏。房子搭建完成之后，可以开始游乐场的搭建，具体的操作同搭建房子一样。最后，可以拿起乐高积木，修建一条公路。这样的话，家、游乐场和公路场景就全部设置好了。这时就可以进行主题活动了，比如小玩偶从家里起床之后，吃了早饭，坐小汽车到游乐场玩，可以玩各种各样的娱乐项目，结束之后再回到家里。同样，干预者在干预过程中要注意儿童的情绪变化，尽量避免儿童问题行为的产生，也可适当用强化物给予儿童奖励。

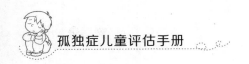

附录十四　Muni 测试共同注意行为

被试儿童由干预者和老师带入一个安静的房间，房间里可以摆放一些儿童喜欢的玩具，整个测试大概 10 分钟。

有两名测试员，一名负责数据记录，一名负责完成测验。

其中一个测试员拿着儿童喜欢的食物或玩具放在手上或孩子触及不到的桌子上（孩子可以看到，但是拿不到），测试员叫儿童的名字三次，记录儿童是否会跟随测试员的声音做出反应。然后测试员指着其中一个物品说："看，这是什么？"观察儿童的反应，记录儿童是否会看向测试员指向的物品，并且眼神是否可以在测试员和物品之间保持互动。

最后测试员与儿童进行 5 分钟自由游戏，儿童旁边摆放着喜欢的玩具。

在与儿童游戏的过程中，测试员要注意记录儿童是否会有主动与互动对象分享的兴趣，是否会吸引互动对象的注意，是否会主动把物品递给或者指向某一个物品与成人进行分享。若儿童没有主动递给或主动分享的行为，则成人可以给予手势或肢体语言的提示。Muni 测试现场如下图所示。

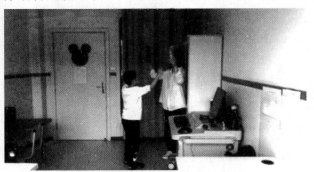

图 1　Muni 测试儿童共同注意行为

附录十五　儿童偏好物调查表

儿童偏好物调查表

为了深入了解您班级学生的喜好，请根据您对班级内儿童的了解，在方框内填写至少 2 项儿童近期非常喜欢、一般喜欢和不喜欢的物品或活动名称。感谢您的配合和参与！

儿童姓名：　　　　　　班级：　　　　　　　　您的姓名：

强化物类别	非常喜欢	一般喜欢	不喜欢
食物（含饮料）			
玩具（含图画、卡片、书等）			
互动游戏			
休闲活动 （含体育活动、娱乐活动等）			
故事			
其他独特的兴趣			

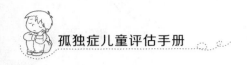
附录十六　回合式教学(DTT)结合关键反应训练(PRT)的具体干预方案

第一部分　回应性共同注意训练。

第一阶段：手放在物体上的反应。当儿童玩一个玩具时，实验者把儿童的手放在另一个玩具上。如果儿童对新呈现的玩具感兴趣（操纵或看玩具至少5秒），则回应就是正确的。如果儿童没有正确的回应，所有的玩具都被拿走5秒。然后，不同的玩具被呈现给儿童，儿童被允许选择一个新的玩具（而不是因为错误的反应而被移除的玩具）。如果儿童连续两次回应错误，就会使用肢体接触提示，让儿童的手在物体上停留5秒，并将其记录为提示下的回应。

第二阶段：对被轻敲的物体的回应。标准与第一阶段相同，第二阶段在儿童玩一个玩具的时候，研究者给儿童一个新玩具，然后轻敲新玩具。儿童被要求接触新玩具至少5秒，才能被记录为正确的回应。

第三阶段：对展示物品的回应。标准与前两级相同。不同的是研究者在儿童进行另一项活动时给儿童展示玩具。要求儿童玩被展示的玩具至少5秒，才能被记录为正确的回应。

第四阶段：视线接触。用标准的PRT程序训练视线接触（即儿童被要求与实验者进行眼神交流，获得强化物）。为了在第一部分的最后两个阶段做出正确的反应，儿童需要进行眼神交流。掌握标准与前三个阶段相同。

第五阶段：跟随手指指示。当儿童与一个物体接触时，实验者与儿童建立视线接触。一旦建立了视线接触，实验者就转过头，手指指向房间里的另一个物体。要求儿童把头转向与实验者指向的相同方向。如果儿童反应正确，他们可以玩新玩具或继续玩之前的玩具。若儿童未跟随实验者指示，所有的玩具都将被拿走5秒钟，而这个回应将被记录为错误。如果儿童连续两次回应错误，就会使用肢体接触提示，帮助儿童把头转向正确的方向。之后，对被提示的反应行为进行强化。

第六阶段：跟随视线指示。方法与第五阶段相同，只是实验人员使用眼神视线给予指示，而不是使用手指。

第二部分　主动性共同注意训练。

在训练主动性共同注意行为时，首先提供一个完整的肢体接触提示（例如，拿起儿童的手指并让它指向）和一个口头提示（例如，告诉儿童指向）。提示方式根据儿童表现，按以下顺序出现：①肢体接触+语言提示；②手势+言语提示；③仅提供口头提示；④不使用提示。这些提示应当在儿童出现连续两次错误反应或者没有反应时出现。

主动性共同注意训练的内容分为视线交替注视练习和手指指示练习。

视线交替注视练习：儿童玩玩具时，是一个较好的训练视线交替的时机。孤独症儿童被要求将他们的视线从玩具转移到实验者身上，目的是在获得玩具后的 10 秒内与实验者分享物品。如果儿童在 10 秒内没有转移视线，这个回答就会被认为是不正确的，玩具就会被拿走。在两次错误后，实验者给予儿童提示，通过将儿童的手放在物体上，并让他们向实验者的方向移动头部，直到建立眼神交流，来实现肢体接触的提示。如果使用手势提示则由实验者在儿童玩耍时指着自己的眼睛来帮助儿童建立视线交替。口头提示是使用词句帮助儿童完成目标行为。提示逐渐被淡化，直到儿童能够自发地将视线转移到实验者和物体之间。

手指指示练习：在这个阶段要不断呈现一个新的环境，每个环境都会展示新的玩具和墙上新的图片，以提供更多的指向机会。在每一阶段的开始，儿童被要求指向墙上的一张图片，目的是与实验者分享（为保证是分享性的指向，儿童在指向之后不会获得额外的奖励物件）。如果儿童在 10 秒内没有指向，他们就会被提示去做。肢体接触提示是通过把儿童的手指指向他们正在接触的物体或房间里的其他物体来实现的。手势提示通过指指点点和让儿童模仿来使用。口头提示"指一指"在全过程中一直使用，直到儿童在没有提示的情况下出现自发指向的能力。一旦儿童指向它们，就可以继续玩玩具（也就是说，玩具不会从儿童身边拿走）。儿童被要求在 10 秒内指出某样东西，否则回答就会被认为是错误的。5 分钟后，儿童在另一个房间使用新图片和新玩具进行另一个 5 分钟的治疗。

值得注意的是，在该项方案中，Whalen 为了训练的连续性，将视线接触归入回应性共同注意训练中。这与 Mundy 的分类标准略有不同。但是二者对视线接触功能的描述并无太大区别。本研究仍然使用 Mundy 的分类标准，并在训练中借鉴 Whalen 方案中视线接触的训练方法。根据 Whalen 的描述，视线接触技能会影响跟随手指指示与视线指示，因此我们将视线接触放在主动性共同注意中先行训练。

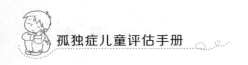

附录十七 基于机器人的共同注意训练课程

本研究中：

视线接触的定义：儿童必须在操作或触碰非活动的机械玩具时，与训练人员有视线接触。

手指指示的定义：儿童用手指指向远处的物体，这种指向是用来分享兴趣，而不是执意要得到该物体。

视线交替注视的定义：儿童将视线从玩具转移到训练者眼睛。

跟随手指指示的定义：儿童视线超越训练者手指末端，转动头或眼睛，朝向训练者手指指向的方向。

跟随视线指示的定义：儿童视线按照训练者双眼视线的指向，转动头或眼睛，朝向与训练者视线一致的方向。

孤独症儿童的学习特点：需要多线索的提示方式。在视觉提示方面，通过机器人的动作手势提供线索，同时可以使用 LED 灯吸引儿童的视觉注意。在语音提示方面，根据他们的特点，调整音量以区别环境噪声的刺激、减少语言复杂程度，使用简明的提示语。提示遵循最少到最多（least-to-most）的原则，即随着儿童目标行为出现的频率从少到多，提示的频率相应减少，直到不再提示。

在训练共同注意行为时，将使用一套完整的肢体提示和口头提示（例如，告诉儿童指向）。提示方式根据儿童表现，按以下顺序出现：①肢体接触+语言提示；②手势+语言提示；③仅提供口头提示；④不使用提示。类似于反应训练，这些提示应当在儿童连续两次出现错误反应，或者没有反应的时候给出。

1. 主动性共同注意训练方案

主动性共同注意训练的内容分为视线接触、视线交替注视和手指指示。当每项练习的正确率达到 80%，即每 5 个回合中，有 4 个回合正确，即可视为已经掌握该技能。儿童应在 10 秒内启动共同注意行为。

视线接触：用标准的 PRT 程序训练塑造儿童看机器人眼睛的行为。机器人语音提示儿童"小朋友看我的眼睛"，随后眼睛闪烁 LED 灯光 5 秒。儿童看向机器人，才能被记录为正确的回应，可获得机器人奖励（机器人鼓掌，说"小朋友你真棒！"）。该回合训练 5 次（图 1）。

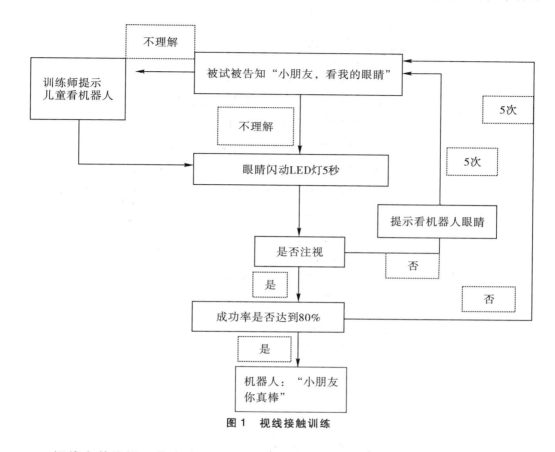

图1　视线接触训练

　　视线交替注视：儿童在玩玩具时被要求将他们的视线从玩具转移到机器人身上。训练者通过远程控制机器人的语音系统，描述该玩具或发出相应的音效，如果儿童在10秒内没有转移视线，这个回应就会被认为是不正确的，玩具就会被拿走。在两次错误后，实验者给予儿童提示，通过将儿童的手放在物体上，并帮助儿童看向机器人的眼睛，直到建立视线交替。如果使用手势提示则由实验者在儿童玩耍时指着机器人的眼睛来帮助儿童建立视线交替。口头提示是让机器人使用词句"小朋友，看我的眼睛"帮助儿童完成目标行为。提示逐渐减少，直到儿童能够自发地将视线转移到机器人和物体之间（图2）。

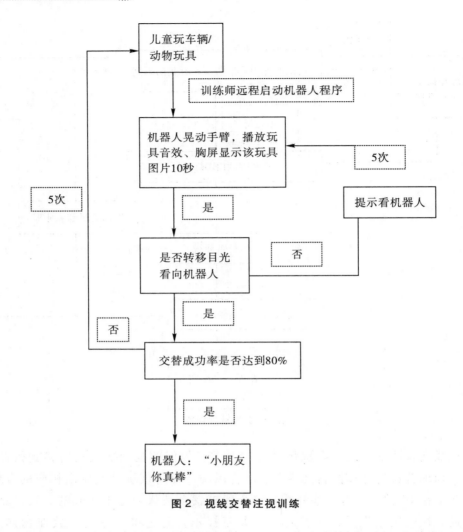

图2　视线交替注视训练

手指指示：在这个阶段，要不断呈现一个新的场景，每个环节机器人都会在胸屏上展示新的图片。在每一轮开始，儿童被要求指机器人胸屏上显示的一张图片。如果儿童在10秒内没有指向，他们就会被给予提示去做。全肢体提示是训练师通过把儿童的手指指向目标来实现的。手势提示是通过远程控制机器人指点自己胸屏的图片让儿童模仿。口头提示是机器人发出语音"小朋友，指一指这张图片"。直到儿童在没有提示的情况下出现自发指向的能力。一旦儿童指向它们，就可以继续玩玩具。儿童被要求在10秒内指出图片或玩具，否则回答就会被认为是错误的。5分钟后，儿童使用新图片开始再一回合的训练（图3）。

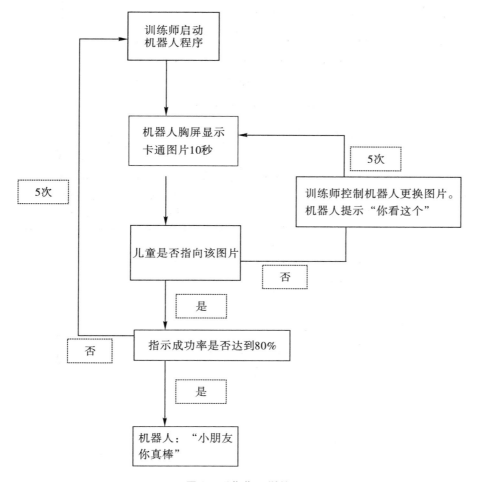

图3 手指指示训练

2. 回应性共同注意训练方案

第一阶段：对被轻敲物体的回应。当儿童玩一个玩具时，机器人用手臂拿着另一个玩具并用手轻敲玩具，发出语音"小朋友，给你这个"。如果儿童对新呈现的玩具感兴趣（玩或看玩具至少5秒），则回应就是正确的。如果儿童没有正确的回应，所有的玩具都被拿走5秒。然后，不同的玩具被呈现给儿童，儿童被允许选择一个新的玩具（而不是因为错误的反应而被移除的玩具）。如果儿童连续两次回应错误，就会由训练者使用肢体接触提示，让儿童的手在物体上停留5秒钟（图4）。

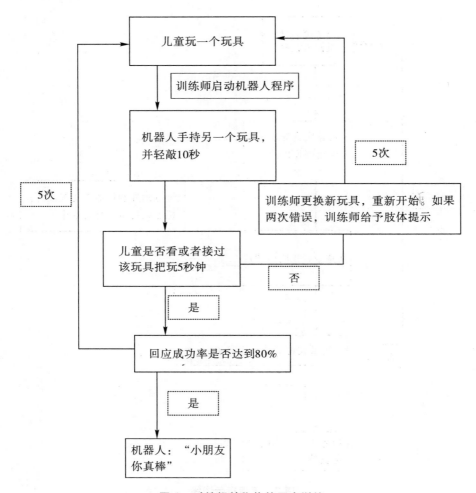

图4　对被轻敲物体的回应训练

第二阶段：对展示物品的回应。标准与前一级相同。机器人在儿童进行另一项活动（例如玩一辆小车）时向儿童展示玩具（例如玩具老虎）。要求儿童玩被展示的玩具至少5秒，才能被看作正确的回应（图5）。

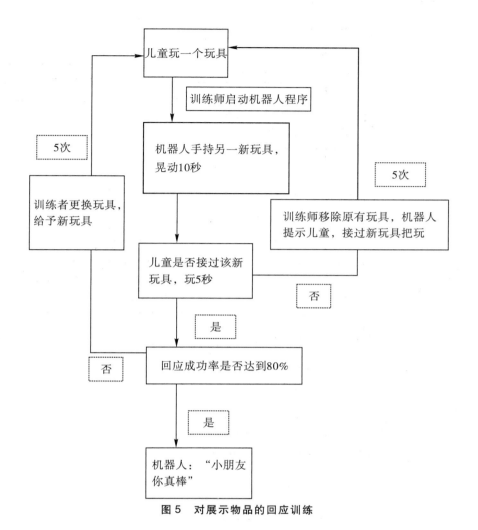

图5 对展示物品的回应训练

第三阶段：跟随手指指示。机器人使用声音吸引儿童注意，当儿童注意到机器人的眼睛时，就建立了视线接触，机器人用手臂指向房间里的另一个物体。儿童被要求把头转向该物体的方向。如果儿童反应正确，他们可以选择玩新玩具或继续玩他们在之前拥有的玩具。如果儿童没有跟随机器人的指示，所有的玩具都将被拿走5秒。如果儿童连续两次回应错误，训练者就会使用肢体接触提示，帮助儿童把头转向正确的方向。之后，对被提示的反应行为进行强化（得到机器人的赞扬回应和玩具）（图6）。

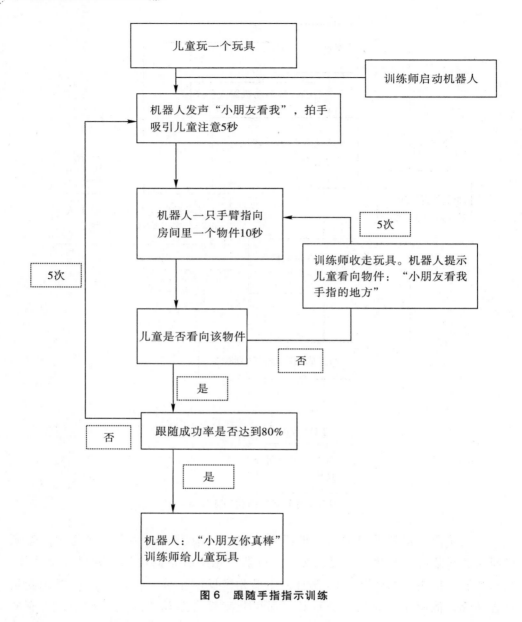

图6　跟随手指指示训练

　　第四阶段：跟随视线指示。方法与第三阶段相同，只是机器人使用视线（转动头部，让眼睛朝向目标物）给予指示，而不是使用手臂（图7）。

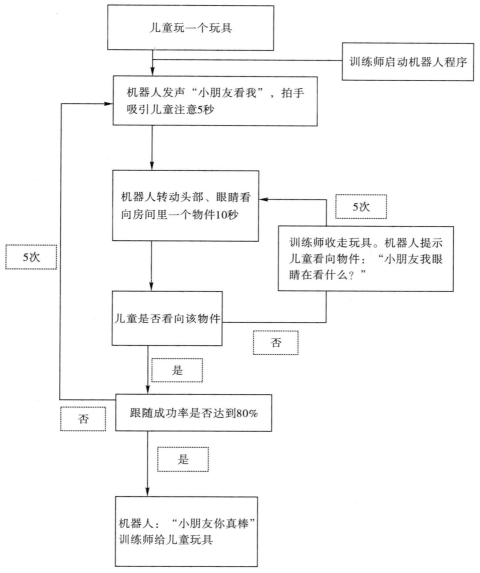

图7 跟随视线指示训练

参 考 文 献

[1] 李艳，张敏，葛翠萍．2017．儿童孤独症的临床表现回顾性研究与临床分析 [J]．中国医药导刊，19(07)，663-664．

[2] 刘漪，杜亚松，赵志民，等．2006．孤独症患儿家长心理健康状况调查 [J]．中国临床心理学杂志，14(6)：602-603．

[3] 林云强，张福娟．2012．自闭症儿童攻击行为功能评估及干预策略研究进展 [J]．中国特殊教育，(11)；47-52．

[4] 吕兰秋，钱莹莹，胡燕丽，等．2015．儿童孤独症谱系障碍早期筛查管理模式研究 [J]．中国儿童保健杂志，23(12)：1313-1315．

[5] 牟晓宇．2012．录像示范法对自闭症儿童扰乱行为干预研究（硕士学位论文，华东师范大学）．

[6] 莫书亮，苏彦捷．2003．孤独症的心理理论研究及其临床应用 [J]．中国特殊教育，(5)：77-82．

[7] 任爽，麻宠伟，胡曼等．2012．孤独症筛查量表 M-CHAT 与 CHAT-23 的临床应用研究 [J]．中国当代儿科杂志，14(12)：946-950．

[8] 孙立双，韦小满．2011．以功能性行为评估为基础的自闭症儿童自伤行为个案研究 [J]．中国特殊教育(12)，62-67+50．

[9] 石晓辉．2013．社交故事在自闭症儿童问题行为矫正中的应用 [J]．现代特殊教育(01)，58-59．

[10] 汪文鋆，徐云．弱智儿童的心理与教育 [M]．杭州：浙江少年儿童出版社，1989．

[11] 王佳，于聪，孙彩虹，等．2010．孤独症患儿 236 名家庭疾病负担状况调查 [J]．中国学校卫生，31(2)：138-140．

[12] 王艳娟，王文荣，闫冬梅，等．2014．孤独谱系障碍早期筛查模式在儿童保健服务系统中的应用研究 [J]．中国儿童保健杂志，22(09)：921-924．

[13] 吴晖．2011．自闭症儿童康复救助的现状和改革思路 [J]．长沙民政职业技术学院学报，18(02)：41-42．

[14] 肖环玉．2013．社会对自闭症者的认知度调查 [J]．价值工程，32(29)：302-304．

[15] 肖婷，沈继英，肖舟，等．2012．中文版《量化的婴幼儿孤独症筛查量表

（Q-CHAT)》的信、效度研究［C］．中华医学会第十次全国精神医学学术会议论文汇编，1：263.

[16]肖远军．教育评价原理及应用［M］．浙江：浙江大学出版社，2004.

[17]徐云，施毓英．弱智儿童教育经验精选［M］．杭州：浙江教育出版社，1990.

[18]徐云，梁伟军．弱智儿童的教育与教学［M］．杭州：杭州大学出版社，1995.

[19]徐云，马晓钦，俞蓉蓉等．2012．儿童孤独症早期筛查量表的初步编制［C］．Information Engineering Research，5(10)：38-42.

[20]徐云，杨健，季灵芝，等．2014．自闭症儿童康复困境分析［J］．残疾人研究，(2)：64-67.

[21]徐云，季灵芝．2016．体感游戏在孤独症儿童干预中的效用［J］．中国临床心理学杂志，24(4)：762-765+761.

[22]徐云，罗家涞．2017．儿童孤独症游戏治疗法研究［J］．中国学校卫生，(38)：210-213.

[23]徐云，王慧．自闭症儿童的疾病负担与社会保障［M］．北京：科学出版社，2017.

[24]徐云，杨健．2014．自闭症早期发现研究进展［J］．中国临床心理学杂志，22(6)：1023-1027.

[25]徐云，姚晶，杨健．2017．早期介入丹佛模式在孤独症儿童早期干预中的应用［J］．中国临床心理学杂志，25(1)：188-191.

[26]徐云，张宇慧．2017．基于"学会玩"项目的假装游戏对孤独症儿童的干预研究［J］．中国康复理论与实践，23(04)：460-464.

[27]徐云，朱旻芮．2016．我国自闭症儿童融合教育的"痛"与"难"［J］．现代特殊教育，(19)：24-27.

[28]杨晋梅．2016．浅谈精神病专科医院重视康复治疗训练设施建设的必要性［J］．甘肃科技，32(20)：136-137.

[29]杨昱，王曼．2014．学龄前孤独症儿童家庭的职业和经济负担调查［J］．中国临床心理学杂志，22(2)：295-297+361.

[30]乐国安．咨询心理学［M］．天津：南开大学出版社，2002.

[31]赵丽琴．2014．自闭症谱系障碍儿童的早期筛查与诊断［J］．中国特殊教育，(2)：49-55.

[32]张洋．2011．注意转移策略对自闭症儿童自伤性行为干预成效的研究(硕士学位论文，重庆师范大学).

[33]中华人民共和国国家卫生健康委员会．2016．2015中国卫生和计划生育事

业发展统计公报［EB/OL］． http：//www. nhc. gov. cn/guihuax xs/s10748/201607/da7575d64fa04670b5f375c87b6229b0. shtml.

［34］中华医学会儿科学分会发育行为学组，中国医师协会儿科分会儿童保健专业委员会，儿童孤独症诊断与防治技术和标准研究项目专家组，等. 2017. 孤独症谱系障碍儿童早期识别筛查和早期干预专家共识［J］．中华儿科杂志，55（12）：890-897.

［35］朱莎，朱燕，江淑娟，等. 2017. 孤独症行为量表和克氏孤独症行为量表在孤独症谱系障碍中的应用分析［J］．医学临床研究，34（5）：1026-1028.

［36］Section On Complementary And Integrative Medicine，Council on Children with Disabilities，American Academy of Pediatrics，Zimmer M，Desch L. 2012. Sensory integration therapies for children with developmental and behavioral disorders［J］. Pediatrics，129（6）：1186-1189.

［37］Atladottir H O，Thorsen P，Ostergaard L，et al. 2010. Maternal infection requiring hospitalization during pregnancy and autism spectrum disorders［J］. Journal of Autism and Developmental Disorders，40（12）：1423-1430.

［38］Baird G，Simonoff E，Pickles A，et al. 2006. Prevalence of disorders of the autism spectrum in a population cohort of children in South Thames：The Special Needs and Autism Project（SNAP）［J］. Child：Care，Health and Development，368（6）：210-215.

［39］BaronCohen S，Cox A，Baird G，et al. 1997. Psychological markers in the detection of autism in infancy in a large population［J］. Early Human Development，47：97-109.

［40］Birenbaum A，Guyot D，Cohen H J. 1990. Health care financing for severe developmental disabilities［J］. Monographs of the American Association on Mental Retardation，14（14）：1-150.

［41］Bryson S E，Zwaigenbaum L，McDermott C，et al. 2008. The Autism Observation Scale for Infants：Scale development and reliability data［J］. Journal of Autism and Developmental Disorders，38（4）：731-738.

［42］Carr E G，Durand V. 1985. Reducing behavior problems through functional communication training［J］. Journal of Applied Behavior Analysis，18：111-126.

［43］Chiang C H，Wu C C，Hou Y M，et al. 2013. Development of T-STAT for early autism screening［J］. Journal of Autism and Developmental Disorders，43（5）：1028-1037.

［44］Correction and Republication：prevalence and characteristics of autism spectrum disorder among children aged 8 years-autism and developmental disabilities monitoring network, 11 Sites, United States. 2018[J]. Morbidity and Mortality Weekly Report Surveillance Summaries, 2021, 70(11): 1-16.

[45]Dababnah S, Parish S L, Brown L T, et al. 2011. Early screening for autism spectrum disorders: A primer for social work practice[J]. Children and Youth Services Review, 33(2): 265-273.

[46]Durand V M, Crimmins D B. 1987. Assessment and treatment of psychotic speech in an autistic child[J]. Journal of Autism and Developmental Disorders, 17: 17-28.

[47]Eadie P A, Ukoumunne O, Skeat J, et al. 2010. Assessing early communication behaviors: Structure and validity of the Communication and Symbolic Behavior Scales-Developmental Profile(CSBS-DP) in 12-month-old infants[J]. International journal of language & communication disorders, 45(5): 572-585.

[48] Frankenburg William K, Dodds Josiah B. 1967. The Denver Developmental Screening Test. The Journal of Pediatrics, 71(2)181-191.

[49]Gesell Arnold, Castner Burton M., Thompson Helen & Amatruda Catherine S.. (1940). BIOGRAPHIES OF CHILD DEVELOPMENT. The Journal of Nervous and Mental Disease(4). doi: 10.1097/00005053-194004000-00076.

[50]Higgins D J, Bailey S R, Pearce J C. 2005. Factors associated with functioning style and coping strategies of families with a child with an autism spectrum disorder[J]. Autism: The International Journal of Research and Practice, 9(2): 125-137.

[51]Iwata B A, Dorsey M F, Slifer K J, et al. Toward a functional analysis of self-injury. Journal of Applied Behavior Analysis, 27, 197-209.

[52]Kawamura Y, Takahashi O, Ishii T. 2008. Reevaluating the incidence of pervasive developmental disorders: impact of elevated rates of detection through implementation of an integrated system of screening in Toyota. Japan[J]. Psychiatry and Clinical Neurosciences, 62(2), 152-159.

[53]Kim Y S, Leventhal B L, Koh Y J, et al. 2011. Prevalence of autism spectrum disorders in a total population sample[J]. American Journal of Psychiatry, 168(9): 904-912.

[54]Knapp M, Romeo R, Beecham J. 2007. The economic consequences of autism in the UK[M]. London: Foundation for People with Learning Disabilities.

[55]Krug D A, Arick J, Almond P. 1980. Behavior checklist for identifying severely handicapped individuals with high levels of autistic behavior[J]. Journal of Child Psychology and Psychiatry, (21): 221-229.

[56]Leigh J P, Du J. 2015. Brief report: Forecasting the economic burden of autism in 2015 and 2025 in the united states[J]. Journal of Autism and Developmental

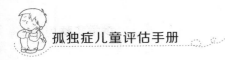

Disorders, 45(12), 4135-4139.

[57] Lin C S, Chang S H, Cheng S F, et al. 2015. The preliminary analysis of the reliability and validity of the Chinese Edition of the CSBS DP[J]. Research in Developmental Disabilities, 38: 309-318.

[58] Liptak G S, Stuart T, Auinger P. 2006. Health care utilization and expenditures for children with autism: Data from U. S. national samples[J]. Journal of Autism and Developmental Disorders, 36(7): 871-879.

[59] Zhen L, Xiao L, Jun-Tao Z, et al. 2016. Autism-like behaviors and germline transmission in transgenic monkeys overexpressing MeCP2[J]. Nature, 530 (7588): 98-102.

[60] Marteleto M R, Pedromônico M R. 2005. Validity of Autism Behavior Checklist (ABC): Preliminary study[J]. Revista Brasileira de Psiquiatria, 27(4): 295-301.

[61] Matson J L, Tureck K. 2012. Early diagnosis of autism: Current status of the Baby and Infant Screen for Children with autism Traits(BISCUIT-Parts 1, 2, and 3) [J]. Research in Autism Spectrum Disorders, 6(3): 1135-1141.

[62] Matson J L, Vollmer T R. 1995. User's guide: questions about behavioral function(QABF)[M]. Baton Rouge: Scientific Publishers Inc.

[63] Matson J L, Wilkins J, Fodstad J C. 2011. The validity of the Baby and Infant Screen for Children with Autism traits: Part 1(BISCUIT) [J]. Journal of Autism and Developmental Disorders, 41(9): 1139-1146.

[64] Matson J L, Wilkins J, González M. 2008. Early identification and diagnosis in autism spectrum disorders in young children and infants: How early is too early [J]. Research in Autism Spectrum Disorders, 2(1): 75-84.

[65] Matson J L, Wilkins J, Sevin J A. 2009. Reliability and item content of the baby and infant screen for children with autism traits(BISCUIT) [J]. Research in Autism Spectrum Disorders, 3(2): 336-344.

[66] Matson J L , Wilkins J , Sharp B , et al. 2009. Sensitivity and specificity of the Baby and Infant Screen for Children with autism Traits(BISCUIT): Validity and cut off scores for autism and PDD—NOS in toddlers[J]. Research in Autism Spectrum Disorders, (3): 924-930.

[67] Montes G, Cianca M. 2014. Family burden of raising a child with ASD[M]. New York: Springer.

[68] Montes G, Halterman J S. 2008. Association of childhood autism spectrum disorders and loss of family income[J]. Pediatrics. 121(4): 821-826.

[69] Noell G H, Gansel K A. 2009. Introduction to functional behavioral assessment

[M]. Washington DC: American Psychological Association.

[70] Peacock G, Amendah D, Ouyang L, et al. 2012. Autism spectrum disorders and health care expenditures: The effects of co-occurring conditions [J]. Journal of Developmental Behavioral Pediatrics, 33(1): 2-8.

[71] Reid R, Ron N J. 2002. The Utility, Acceptability, and Practicality of Functional Behavioral Assessment for Students with High-Incidence Problem Behaviors. Remedial and Special Education, 23(1), 15-23.

[72] Diana L R, Deborah F, Marianne L B, et al. 2001. The modified checklist for autism in toddlers: An initial study investigating the early detection of autism and pervasive developmental disorders [J]. Journal of Autism and Developmental Disorders, 31(2): 131-144.

[73] Ronald A, Happe F, Bolton P. 2006. Genetic heterogeneity between the three components of the autism spectrum: A twin study [J]. Journal of the American Academy of Child and Adolescent Psychiatry, 45(6): 691-699.

[74] Schopler E, Dalldorf J. 1980. Autism: definition, diagnosis, and management. Hospital practice, 15(6): 64-73.

[75] Schopler E, Reichler R J, DeVellis R F, et al. 1980. Toward objective classification of childhood autism: Childhood Autism Rating Scale (CARS). Journal of autism and developmental disorders, 10(1): 91-103.

[76] Stone W L, McMahon C R, Henderson L M. 2008. Use of the Screening Tool for Autism in Two-Year-Old (STAT) for children under 24 months: An exploratory study [J]. Autism, 12(5): 557-573.

[77] Sun X, Allison C. 2010. A review of the prevalence of autism spectrum disorder in Asia [J]. Research in Autism Spectrum Disorders, 4(2): 156-167.

[78] Turner-Brown L M, Baranek G T, Reznick J S, et al. 2012. The First Year Inventory: A longitudinal follow-up of 12-month-old to 3-year-old children [J]. Autism, 17(5): 527-540.

[79] Volk H E, Lurmann F, Penfold B, et al. 2013. Traffic-related air pollution, particulate matter, and autism [J]. Psychiatry, 70(1): 71-77.

[80] Vollmer T R, Sloman K N, Borrero C, et al. 2009. Behavioral assessment of self-injury [M]. New York: Springer.

[81] Wang J, Zhou X, Xia W, et al. 2012. Parent-reported health care expenditures associated with autism spectrum disorders in Heilongjiang province, China [J]. BMC Health Services Research, 12(1): 1-7.

[82] Wang L, Leslie D L. 2010. Health care expenditures for children with autism

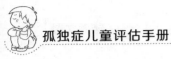

spectrum disorders in Medicaid[J]. Journal of American Academy of Child and Adolescent Psychiatry, 49(11): 1165-1171.

[83]Zwaigenbaum L , Bryson S , Rogers T, et al. 2005. Behavioral manifestations of autism in the first year of life[J]. International Journal of Developmental Neuroscience, 23(2-3): 143-152.

后　记

时光如梭，我已到退休年龄，回望过去我是满意的，自己在该拼搏的年纪拼搏过，在该奋斗的年华奋斗过。有人把退休当成人生结束的借口，可我觉得，退休也可以认为是一次重生，因为终于有更多的时间做自己最喜欢的事情了。在本书付印前，就简单回顾自己先前的工作，以此为记。

1978 年，我有幸被录取到位于杭州市延安路的浙江医科大学的医学专业，希望日后成为一名医生。但在毕业时，我认为只有将人的生理与心理，以及社会等学科结合在一起，这样的医学体系才是完善的。于是，我又报考了位于长沙市的湖南医科大学（原湘雅医学院，现中南大学）的硕士研究生，师从于心理测量大师龚耀先先生。1986 年毕业之际，应杭州大学名誉校长、心理学泰斗陈立先生邀请，我去到全国知名的杭州大学心理学系工作。让我未想到的是，在心理学系报到后的当天下午我们几人即被安排赶赴将全面启动的全国残疾人第一次抽样调查调查培训基地报到，开始了为期三个多月的专业调查人员培训和调查实施。自此，我便与特殊儿童发展和教育研究结下了终生缘分。

1987 年，全国残疾人抽样调查结果一出来，我有幸代表浙江省去北京作汇报，并向全球发布调查结果：全国有各类残疾人约 5164 万，0～14 周岁的残疾儿童约有 817 万人。中华人民共和国原国家教育委员会公布的残疾儿童入学率，聋童为 5.5%；盲童为 2.7%；弱智儿童为 0.33%。但是，抽样调查数据与此并不相同，听力语言残疾儿童入学率为 45%；视力残疾儿童入学率为 42.9%；智力残疾儿童入学率为 61.9%；肢残儿童入学率为 59.9%；精神病残疾儿童入学率为 41.2%；综合残疾儿童入学率为 17.6%。为什么两者差别这么大？主要因为前者是根据在特殊教育学校上学的残疾儿童人数计算的。而实际上还有大量轻残儿童在普通学校上学，如弱视、弱听、轻度智残和肢残儿童，这一部分在国家教委的数据中并未记录在内。我国 6～14 岁学龄残疾儿童有 625.26 万人，中华人民共和国原国家教育委员会公布的特教学校入学人数是 5.23 万，可以计算出特教学校平均入学率为 0.84%，而根据抽样调查结果，这个数字是 0.95%，二者是接近的，说明抽样调查数据与事实出入不大。

调查组实地调查后发现，除精神病残疾外，其他残疾中三、四级残疾儿童所占比例很大，这些孩子大都上了普通学校。很多轻残儿童，如一、二级重听者，一、二级低视力者在普通学校就读一般没有多大问题。分析北京、上海盲校学生状况的数据后可见，一、二级低视力者占比45%，二级盲以上者占61%（视力>0．02），研究认为对二级盲以上者都可进行普通教育，并做了成功的试验。研究还调查了普通小学1~6年级学生，耳聋患者占被调查人数的7．3%。轻度弱智儿童占智残儿童的54.5%，他们中的多数都上了普通小学。当然这绝不是说，特殊教育和残疾儿童的入学问题不重要了。从他们的学习能力状况分析，应进普通班学习的占42.81%，但实际上在普通班学习的占54%，比能上普通班的多出11.49%，这说明有些不适宜上普通班的残疾儿童因无法进入特教学校或特教班只得勉强上了普通班。应上特教学校或特教班的占比46.87%，而实际进入特教学校学习的儿童仅占0.95%，比能上特教学校或特教班的少了45.92%。不能上学的残疾儿童占10.33%，实际上却有44.57%的残疾儿童未能上学，比不能上学的儿童多出34.42%。当时，我还赶赴广西省百色市进行实地调查，整理了一份报告并提交给中华人民共和国原国家教育委员会。

当时，在陈立校长的争取下，杭州大学承担了与联合国儿童基金会有关特殊儿童教育的国际合作项目。1989年，根据第一次残疾人抽样调查的数据，为使近千万残疾儿童能上学，接受义务教育，我有幸参加了由中华人民共和国国家教育委员会牵头，国务院办公厅转发的《关于发展特殊教育的若干意见》重要文件的起草工作。1990年开始，与汪文鋆先生等出版了一套《特殊教育丛书》。其中，吕静先生的《儿童行为矫正》一书目前还在印刷发行。我参与出版的《弱智教育经验精选》《弱智儿童教育与教学》《特殊教育丛书》等著作和一些智力评估、社会适应性评定量表等，均有一定的学术和社会影响，还获得了中华人民共和国原国家教育委员会的科技进步奖。1993年初，我有幸与朴永馨、陈云英教授一起参加了联合国教科文组织在哈尔滨召开的亚太地区特殊教育研讨会，参与了《哈尔滨宣言》的发布，首次在全球提出了"全纳教育"的思想。此外，我还参与了国家残疾人事业发展"八五"和"九五"计划的制订，《幼儿园工作规程》等重要法规的起草。1998年，我去了美国留学深造，一个特殊的机会，有幸与美国总统克林顿、副总统戈尔先生等一起讨论家庭问题，并参加了戈尔先生的家庭政策"智库"。同时，还参与了联合国经济合作与发展组织（OECD）关于特殊儿童权利保护文件的起草和多个重要学术活动。2004年，返回国内，由于内心深处的"特殊儿童情结"，我又向联合国儿童基金会、美国福特基金会申请了经费，联合国家教育部、卫生部，在广西等部分地区开展了"儿童早期综合发展"（IECD）项目。研究小组在广西历时45天，跑遍大部分区域，提升家长的育儿知识，促进儿童健康发展。2012年，国家哲学社会科学规划办公室发布了有关孤独症研究的重大项目招标公告。那时，我已来到浙江工业大学工作，创建和发展浙江工业大学心理学科，在同事的支持和鼓励下，牵头组织团队撰写了申请书，并有幸获得立项，于是，又一次吹响了"攻坚战"的号角。可以说，特殊儿童心理与教育的研究陪伴我终身。

2007 年，党的十七大报告修改讨论会在杭州新侨饭店召开，我有幸参加讨论，并提出修改有关特殊教育表述的建议，受到与会领导、专家的肯定，并予以采纳。党的十九大报告要求"办好特殊教育"。习近平总书记还指出："残疾人是一个特殊困难的群体，需要格外关心、格外关注。让广大残疾人安居乐业、衣食无忧，过上幸福美好的生活，是我们党全心全意为人民服务宗旨的重要体现，是我国社会主义制度的必然要求。"作者还在北京人民大会堂亲耳聆听领导人的话语，"全面建成小康社会，不能让残疾人掉队。要让残疾人的生活更加殷实、更有尊严"。可以说，办好特殊教育，就是党和政府为全面小康，改善残疾人民生而做出的重大战略抉择和重要措施，是新时代中国特色社会主义以人民为中心的本质要求和具体体现。办好特殊教育，就是让每一个残疾孩子都能接受公平而有质量的教育。特殊教育可以促进残疾人全面发展，为残疾人追求幸福生活赋权增能，从而确保他们能与全国人民一起平等共享全面小康和现代化的美好生活。要改善残疾人的民生，办好特殊教育是排在民生工程之首的重要内容，也是改变残疾人民生的重要手段和根本途径。

现阶段，全国共有特殊教育学校 2288 所，特殊教育学校共有专任教师 6.94 万人，招收各种形式的特殊教育学生 14.91 万人；在校生 91.98 万人，比上年增长 4.42%。2021 年初的报告显示，随班就读在校生 43.58 万人，占特殊教育在校生的比例为 49.47%；送教上门在校生 20.26 万人，占特殊教育在校生的比例为 23.00%。尽管我国特殊教育事业发展迅速，已经实现了从"有学上"开始走向"上好学"转变，但又遇到了极具挑战的疾病——孤独症，其发生率呈爆发性上升。

近几年，我完全聚焦于孤独症研究，走遍了大半个中国，接触了近万名孤独症儿童与他们的家庭成员，还与美国著名孤独症人士、美国科学院院士 Temple Grandin；英国国家科学院及医学科学院两院院士、英国剑桥大学的 Barbara J. Sahakian、Francesca Happe、Simon Baren-Cohen；美国"孤独症之声"副主席 Andy Shih、首席科学家 Geraldine Dawson，美国医学科学院院士、孤独症"金标准诊断工具"的制定者 Catherine Lord；日本的孤独症泰斗小林重雄、圆山繁树；中国科学院院士杨雄里、韩济生、杨焕明等著名专家经常联系，共同探讨。经过八年多的艰苦努力，主编出版了《孤独症诊疗学》《孤独症儿童心智解读能力训练》《自闭症儿童的早期发现、干预、教育研究进展》《自闭症儿童的疾病负担与社会保障》《自闭症儿童的早期发现、干预、教育》5 部著作，发表国内外核心期刊论文 40 多篇，整理文献资料 10 本超过 100 万字。

项目组的研究结果显示：在与孤独症发病相关的可能环境危险因素方面，母亲职业性接触毒物、孕期疾病等可能是与孤独症特异关联的危险因素，而孕

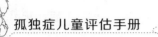

期被动吸烟、与同龄儿童交流机会少等是儿童孤独症的非特异性环境危险因素。孤独症的发生发展可能受基因与环境因素交互作用的影响，作者及其项目组同人对已有研究进行了理论和实证的补充，为儿童孤独症的早期预防及病因学研究提在孤独症儿童的神经心理研究方面，本书采用自主生理反应和眼动轨迹等客观指标对孤独症儿童的共情能力进行研究，并试图分析他们对面部区域的注视时间与共情之间的关系。结果发现孤独症儿童对表情的自动模仿及情绪感知能力显著低于智力障碍儿童与普通儿童；对面孔的总注视时间、总注视点数均显著少于智力障碍儿童与普通儿童；对眼部、嘴部的注视时间比及注视点数比均显著低于普通儿童；对高兴和悲伤表情的注意较多而对恐惧表情的注意较少。以上结果证实了孤独症儿童的共情能力及情绪理解能力严重缺损、对表情的注意方式异常。这为孤独症儿童的情绪理解和共情研究提供了理论和实证补充，在一定程度上为孤独症儿童的早在孤独症早期发现、早期干预与教育提供了科学依据，意义重大。项目组首次大规模、系统地针对父母对孤独症的知晓率进行调查。项目组在杭州市内抽取 5 263 名 1~3 岁儿童的父母作为调查对象，开展了孤独症相关科学信息知晓率实际状况调查。结果发现，父母对儿童孤独症相关核心症状的了解主要表现在：认为孤独症就是性格孤僻的有 3 004 名（57.1%）；认为孤独症是一种严重的婴幼儿广泛发育障碍的有 2 578 名（49.0%）；认为孤独症是语言发育障碍的有 1 800 名（34.2%）。了解孤独症的渠道依次是报纸，杂志，电视/电影，孤独症患者家属、医生或者专家的介绍及其他。社会公众对孤独症的误解实在太多。大部分父母对于孤独症的特征和表现并没有系统与正确的认识。父母的孤独症低知晓率造成孤独症儿童早期发现难，为了更好地实现早期识别与诊断，让公众正确理解孤独症人士的特征和表现，鼓励相关机构及社区卫生服务部门根据需要进行社区宣传教育或者开展家长课堂还是非常有必要的。

在孤独症儿童的早期干预与教育训练方面，项目组研究使用子女教育心理控制源量表、家庭亲密度和适应性量表和 Conners 儿童行为量表对 420 名孤独症儿童家长进行问卷调查，探究了家庭亲密度和适应性、子女教育心理控制源与孤独症儿童问题行为的关系。结果发现，孤独症儿童家庭亲密度和适应性可以显著负向预测孤独症儿童的问题行为；子女教育心理控制源可以显著正向预测孤独症儿童的问题行为；子女教育心理控制源是家庭亲密度和适应性与儿童问题行为的中介变量。由此可知，处于亲密度和适应性良好家庭中的孤独症儿童受到的来自家庭的刺激（如父母冲突等）较少，孤独症儿童的情绪会更加稳定，其问题行为被诱发的可能性也会降低。所以，关注孤独症儿童家庭，提供针对家庭的干预和帮助，会使家长做出更积极的教育行为，减少孤独症儿童的问题行为。另外，研究还发现训练家长比训练孤独症儿童更有价值，家长在专业人员的指导下，在家训练孤独症儿童的效果并不会比在机构单独训练孤独症儿童的效果差。这对如何在我国家庭中开展孤独症儿童的早期干预提出了一个"多、快、好、省"的思路，这一思路获得了世界卫生组织相关专家的高度肯定。可见，立足家庭，以家庭为基础的干预值得推荐。项目组为了向广大孤独症儿童家庭提供更加有效、多元化的干预手段，针对目前国内外众多治疗方法对孤独症儿童的早期干预进行了研究，对体感游戏、辅助沟通系统、社交故事法等孤独症儿童干预方法进行了系统的科学研究，研究结果表明借助科技进行干预的效果良好。

在孤独症儿童社会政策研究方面，项目组从新的视角出发研究孤独症群体社会救助政策。从非政府组织的志愿性与专业性抉择视角出发，如果想要平衡非政府组织的慈善性与专业性，首先要针对不同服务对象制定差异化的政策，为了维护弱势群体家庭孤独症儿童平等享有的康复训练权利，必须确保政府公共开支与社会慈善捐助资源分配的社会公正性，从政策层面加大对非政府组织的支持力度，调动和协调不同部门，确保孤独症儿童"抢救性康复"的实现。从家庭经济负担与家长压力因素视角出发，调查发现超过半数的家长存在焦虑和抑郁症状，解决家长的压力问题，最有效的办法是心理干预，将"创伤后成长"引入孤独症儿童家长的心理干预模式构建，改善其心理状况。同时，政府应当加大经费投入，给予孤独症家庭生活上的支持，完善残疾人教育立法，根据孤独症的特殊性建立相应的法律，让更多的孤独症儿童能够有机会获得更好的教育，融入社会。调查数据还显示，社会人群对孤独症儿童及其家庭给予的社会支持是很低的，这启示我们应当呼吁社会各界人士共同关注孤独症儿童这一特殊群体，关心和帮助孤独症儿童，而不能只依靠政府、学校和孤独症儿童家庭。这都为完善孤独症儿童社会救助政策提供了新的思路与建议。项目组在各种新闻媒体广泛宣传孤独症知识与项目研究动态近百条。这些知识与动态的转发率较高，产生了比较良好的社会效益。2013年，项目组完成的《孤独症儿童心智解读能力训练方法的研发与实验》，荣获浙江省第十三届"挑战杯"大学生课外学术科技作品竞赛一等奖，全国大学生课外学术科技作品竞赛二等奖。2017年，项目组调查了近500个孤独症儿童家庭，在全国各主流媒体发表了一系列研究成果。共享发展成果是我国国情本质决定的，小康社会的全面建成离不开孤独症人士的参与，2017年和2018年，我们以"联合国2030可持续发展目标和孤独症人士""让孤独症儿童享受公平而且有质量的教育"为主题，呼吁全社会要尊重、理解、关爱孤独症人士。人民网、新华社、中央电视台、光明日报、中国新闻社、人民政协网、中国青年网等多个政府部门和主要媒体网站、电视台、报纸多次进行宣传报道，产生了比较好的社会效益。项目组撰写的咨询报告，获得了国家领导人的肯定和批示。同时，项目组还主办或受邀出席国内外相关学术

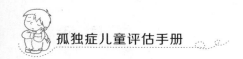

大会，还向中国、德国两国领导人和海内外人士展示研发的孤独症教育教学产品并做大会报告。

国家哲学社会科学基金办公室在 2019 年初对项目组这项国家重大项目以少有的"免鉴定"审核予以结题验收，接近完美。但在项目研究过程中发现的许多问题，一直让我处于思考之中。我们的社会发展速度很快，科技发展速度更为迅猛，但我们的社会保障体系与服务体系在社会快速转型的过程中出现了很多不适应、不配套的"短板"问题。中国进入了新时代，"中国脑计划"已经启动，民生、民权和社会保障问题得到政府的高度重视。尽管我们不一定能很快地解密孤独症的发生机理，但对孤独症人士的包容、关心、支持、理解、接纳可以在我国早些实现。我们的社会保障体系在政府的重视下已经发生了重大变化，与国际上的差距日益缩小，应该可以尽快补充完善。为此，我又申请了国家社科基金项目：残障儿童社会支持制度创新与路径优化研究（项目号：20BSH157），进一步深入研究。从 2015 年开始，世界卫生组织，联合国儿童基金会以及《孤独症之声》联合开发的一个旨在为 2～9 岁残障儿童的家庭照料者提供技能帮助，帮助他们学会在家提高残障儿童参与活动、交流、积极行为和生活技能的能力，同时帮助照料者本人改善生活状态的公益项目。他们与我们一起在杭州、北京、广州、厦门等 15 个城市进行试点，通过研讨论证、技术培训，让家长培训技术在中国初步得到实践和应用，显著提升和改善孤独症儿童的教育和康复效果。通过广泛深入的调研和严谨的科学研究，研发了一套简化的发育障碍儿童综合干预方法，特别是针对孤独症儿童开展以家庭（自然环境）为基础的干预，可显著改善儿童的不良预后。该项目是世卫组织"全球精神健康差距追赶行动"新计划的重要内容之一。世界卫生组织选取 2018 年，世界卫生组织精神卫生和物质滥用司主管 Chiara Servili 博士、美国《孤独症之声》副主席 Andy Shih 博士以及来自中国、美国、英国、南非、韩国、秘鲁、印度、智利、巴基斯坦、波兰、罗马尼亚、俄罗斯、叙利亚、伊朗、阿根廷、越南等 22 个国家的世界卫生组织 CST 项目专家代表在厦门进行了充分的交流，项目组获得了大量研究资料。

我坚信，在解除人民生活后顾之忧的同时，不断提高人民的生活质量并增进人民的幸福感，切实维护任何一个公民的自由、平等与尊严，一个"人人参与、人人尽力、人人享有"的社会保障体系，一个具有"公平、普惠、可持续发展"的社会福利制度，一个"富强、民主、文明、和谐"的社会主义现代化国家肯定会屹立在世界东方。党中央"办好特殊教育"的重点在于"好"字，尤其要注重特殊教育的内涵建设，提高特殊教育科学管理水平，提高教师专业化水平，提高特殊教育质量，根据"德智体美劳全面发展"的要求和残疾儿童身心特点，深化课程与教学改革，促进残疾学生的潜能开发与全面发展。如习近平总书记提出的，"生活在我们伟大祖国和伟大时代的中国人民，共同享有人生出彩的机会，共同享有梦想成真的机会，共同享有同祖国和时代一起成长和进步的机会"。特殊教育的发展与质量提升还有非常巨大的空间。

"东风夜放花千树，更吹落，星如雨。宝马雕车香满路，凤箫声动，玉壶光转，一夜鱼龙舞。"中国已经进入特色社会主义新时代，我们的特殊教育在祖国大地同样进入了春天，百花齐放，五彩缤纷。中国的特殊教育同样要从"站起来、富起来"到"强起来"。中国的特殊教育同样是中国特色社会主义道路、理论、制度、文化走向现代化，并给人类提供"中国智慧、中国方案"的必不可少的内容，是全面建成小康社会、全面建设社会主义现代化强国、实现中华民族伟大复兴中国梦这个伟大时代的组成部分。

回顾亲历的我国近四十年特殊儿童教育发展的历程，我们完全有理由相信，我国的一线老师们经过艰苦奋斗、善于思考、正向探索、大胆实践，中国特色的特殊教育理论和实践体系正在实现。在实践中，大家还在进一步丰富和完善相关的特殊儿童教育理论，努力创新，提供中国理论、中国案例、中国样本，真正造福特殊儿童，使他们同样成为我们国家的建设者，共享社会发展成果，实现"共同富裕"。

本书是全国研究合作单位共同努力获得的部分研究成果汇总，撰写过程中还得到了马杰、张潘、周青、丁嘉欣、朱圣雯、曹秀爱、郑璞等学生的帮助，他们协助修改了大量的研究材料，在此一并感谢各位的辛苦付出。

国家社会科学基金孤独症重大招标项目首席专家

浙江工业大学　健行特聘教授

南京特殊教育师范学院　特聘教授

2022 年 10 月